Allen Carr

Endlich Nichtraucher für alle!

GOLDMANN

Buch

Seit Jahrzehnten hilft »Allen Carr's Easyway« Millionen von Menschen weltweit dabei, Süchte hinter sich zu lassen. Der Klassiker *Endlich Nichtraucher!* wurde nun umfassend überarbeitet und um Vaping, E-Zigaretten und Co. ergänzt.
Die »Easyway«-Methode ist der sensationell erfolgreiche Weg, ohne übermenschliche Willensanstrengung oder Selbstgeißelung die körperliche und psychische Sucht zu überwinden, indem die Abhängigkeit kritisch hinterfragt wird und ihr so schließlich aus Überzeugung der Rücken gekehrt wird.
Der einfache Weg, endgültig mit dem Rauchen Schluss zu machen!

Autoren

Allen Carr hat mit seinen Büchern weltweit Millionen Menschen von Nikotinsucht, Übergewicht und Alkoholabhängigkeit befreit. Durch den großen Erfolg seiner Selbsthilfe-Methode erlangte Carr internationales Ansehen. John Dicey ist der dienstälteste Suchttherapeut und internationale Direktor des Allen-Carr's-Easyway-Instituts.

Außerdem von Allen Carr im Programm

Endlich Nichtraucher! (17402)
Endlich Nichtraucher! Für Lesemuffel (16964)
Endlich Nichtraucher! Für Frauen (16542)
Endlich Nichtraucher! Für Lesemuffel – für Frauen (17076)
Endlich Nichtraucher! Für Eltern (13893, nur als E-Book)
Endlich Nichtraucher! Ohne Gewichtszunahme + CD (17319)
Für immer Nichtraucher! (16293)
Endlich Nichtraucher! Quick & Easy (17439)
Endlich Nichtraucher! Weg mit dem Aschenbecher (15675, nur als E-Book)
Endlich Nichtraucher! Der Erfolgsplan (17633)
Endlich Wunschgewicht! (17380)
Endlich Wunschgewicht! + CD (17553)
Endlich Wunschgewicht! Für Frauen (17732)
Endlich ohne Alkohol! (17391)
Endlich ohne Alkohol! Frei und unabhängig + CD (17634)
Endlich frei von Flugangst! (13892, nur als E-Book)
Endlich ohne Zucker! (17711)
Endlich ohne Zucker! Für Lesemuffel (17807)
Endlich handyfrei (17886)
Endlich Schluss mit Frustessen (17902)

Allen Carr

Endlich Nichtraucher für alle!

Der einfache Weg mit Zigaretten, Vapes und Co. Schluss zu machen

Aus dem Englischen von Annika Tschöpe

GOLDMANN

Die englische Originalausgabe erschien 2020 unter dem Titel
»Allen Carr's Easyway to Quit Smoking Without Willpower« bei Arcturus, London.
Der Inhalt basiert zu einem großen Teil auf dem 2020 erschienenen Werk
»Endlich Nichtraucher! Das Boot-Camp.«

Alle Ratschläge in diesem Buch wurden von den Autoren und vom Verlag sorgfältig erwogen und geprüft. Eine Garantie kann dennoch nicht übernommen werden. Eine Haftung der Autoren beziehungsweise des Verlags und seiner Beauftragten für Personen-, Sach- und Vermögensschäden ist daher ausgeschlossen.

Sollte diese Publikation Links auf Webseiten Dritter enthalten, so übernehmen wir für deren Inhalte keine Haftung, da wir uns diese nicht zu eigen machen, sondern lediglich auf deren Stand zum Zeitpunkt der Erstveröffentlichung verweisen.

FSC www.fsc.org MIX Papier | Fördert gute Waldnutzung FSC® C014496

Penguin Random House Verlagsgruppe FSC® N001967

1. Auflage
Deutsche Erstausgabe Dezember 2025

Neumarkter Straße 28, 81673 München
produktsicherheit@penguinrandomhouse.de
(Vorstehende Angaben sind zugleich Pflichtinformationen nach GPSR.)
Umschlag: Uno Werbeagentur, München Umschlagmotiv: Fine Pic®, München
Redaktion: Antonia Zauner
Satz: Uhl + Massopust, Aalen
Druck und Bindung: GGP Media GmbH, Pößneck
Printed in Germany
GS · CB
ISBN 978-3-442-18054-7
www.goldmann-verlag.de

Für Jackie, Emily, Harry und Sid

aber vor allem für die wunderbare Joyce Carr.

Inhalt

Einführung

Von John Dicey, weltweiter Geschäftsführer und leitender Therapeut von Allen Carr's Easyway

Wie um alles in der Welt geht man vor, wenn das erfolgreichste Rauchstopp-Buch aller Zeiten aktualisiert werden soll? Kurze Antwort: sehr behutsam. Die ausführlichere Antwort lautet, dass man sämtliche Erkenntnisse und Erfahrungen berücksichtigt, die in den letzten 35 Jahren bei der Behandlung von schätzungsweise 30 Millionen Raucherinnen und Rauchern in den USA und der ganzen Welt zusammengekommen sind – 30 Millionen Menschen wurden bereits von ihrer Sucht befreit, und auch wenn Sie es sich im Augenblick noch nicht richtig vorstellen können, sind Sie auf dem besten Weg, Nummer 30 000 001 zu werden.

Das Buch in Ihren Händen ist die aktuellste, hochmoderne und praxisbewährte Version von Allen Carrs Easyway-Methode. Mit ihrer Hilfe werden Sie nicht nur vom Rauchen oder Vapen/Dampfen, vom Kautabak, »Dip«, »Snus« sowie von jeglichen anderen Nikotinprodukten loskommen, sondern noch dazu feststellen, dass der Weg aus der Sucht einfach und sogar angenehm ist. Als Allen Carr bei der ersten Veröffentlichung seiner Easyway-Methode dieses Versprechen gab, erntete er noch große Skepsis, während diese aktualisierte Version seiner Methode auf die erstaunlichen Erfolge verweisen kann, die ich eingangs erwähnt habe.

Aber kann man wirklich einfach über Nacht mit dem Rauchen aufhören? Manche Menschen sind monate- oder gar jahrelang damit beschäftigt und scheinen das Verlangen nach Zigaretten oder Vapes dennoch niemals richtig loszuwerden. Als ich noch Kettenraucher war, dachte ich in etwa: »Klar, es wäre schon schön, damit aufzuhören, aber dazu fehlt mir jetzt die Zeit. Außerdem habe ich schon alle erdenklichen Rauchstopp-Methoden ausprobiert, aber nichts hat geholfen – wozu soll ich es überhaupt noch einmal versuchen?« Damals war ich beruflich sehr erfolgreich und hatte viel zu tun, sodass ich ständig unter Druck stand. Zigaretten, so glaubte ich, würden meine Leistungsfähigkeit steigern, Stress abbauen, mir Entspannung verschaffen und die Konzentration fördern. Außerdem sah ich sie als kleine Belohnung, die ich mir im Laufe des Tages immer mal wieder gönnte (da ich Kette rauchte, war das im Prinzip alle zehn Minuten!). Ich war fest davon überzeugt, dass ich trotz der unübersehbaren Nachteile des Rauchens nicht ohne Zigaretten leben konnte. Wie so viele andere Raucher, die sich für »hoffnungslose Fälle« halten, hatte auch ich beschlossen, lieber ein kurzes, glückliches Leben als Raucher zu führen, statt länger, in meinen Augen aber freudloser als

Nichtraucher zu leben. Mein Standpunkt lautete: »Selbst wenn ich aufhören könnte – wozu? Ich will doch nicht für den Rest des Lebens unglücklich sein!«

Zu meinem großen Glück gab es jemanden, der mir schließlich die Wahrheit vor Augen führte. Vor rund 20 Jahren besuchte ich das Allen-Carr-Zentrum in London, obwohl ich hartnäckig daran zweifelte, dass mich das davon abbringen würde, weiterhin 80 Zigaretten am Tag zu rauchen. Der Besuch erfolgte nicht aus freien Stücken – meine Frau hatte mich dazu überredet und mir im Gegenzug versprochen, mich mindestens zwölf Monate lang nicht zum nächsten Aufhörversuch zu drängen, wenn ich anschließend immer noch überzeugter Raucher wäre. Ich hätte nie geglaubt, dass Allen Carrs Easyway mich tatsächlich von der Sucht befreien würde (und meine Frau vermutlich noch weniger).

Wenn ich aufgeschlossener gewesen wäre, hätte mich der Erfolg allerdings nicht so überrascht. Schließlich hatte Allen damals mit seinen Seminaren und Büchern bereits Millionen von Menschen zum Aufhören verholfen. Dass die Methode wirkte, lag auf der Hand, doch als Kettenraucher, dessen gesamte Existenz sich nur um »die nächste Zigarette« drehte, als schlimmster Nikotinsüchtiger weit und breit, konnte ich das nicht erkennen. Im Nachhinein muss ich zugeben, dass ein Teil von mir die Wahrheit gar nicht sehen wollte. Erst die persönliche Erfahrung, die mein Leben veränderte, konnte mich überzeugen.

Allen selbst hatte über 30 Jahre lang 60 bis 100 Zigaretten pro Tag geraucht. Mit Ausnahme von Akupunktur hatte er alle üblichen und unüblichen Aufhörmethoden ausprobiert, doch stets ohne Erfolg. Deshalb kam er irgendwann genau wie ich zu der Überzeugung »Einmal Raucher – immer Raucher« und gab sämtliche Bemühungen auf. Dann jedoch machte er eine Entdeckung, die ihn dazu veranlasste, es noch einmal zu versuchen.

Allen beschrieb das so: »Von einem Tag auf den anderen rauchte ich statt 100 Zigaretten keine einzige mehr – ganz ohne schlechte Laune, Entzugssymptome, Verzicht oder Niedergeschlagenheit. Ganz im Gegenteil, ich fühlte mich unendlich wohl dabei. Schon bevor ich meine letzte Zigarette ausdrückte, war mir klar, dass ich endlich Nichtraucher geworden war. Seitdem habe ich nie wieder den Drang verspürt, mir eine Zigarette anzustecken.«

Das war für Allen eine Offenbarung, und er erkannte sofort, dass er eine Methode entdeckt hatte, mit der jeder Mensch mit dem Rauchen aufhören kann, und zwar:

GANZ LEICHT, SOFORT UND MÜHELOS
OHNE WILLENSKRAFT, HILFSMITTEL,
ERSATZSTOFFE ODER TRICKS
OHNE ANGSTZUSTÄNDE, NIEDERGESCHLAGENHEIT ODER ENTZUGSSYMPTOME
OHNE GEWICHTSZUNAHME

Nachdem sich seine Methode auch bei den Raucherinnen und Rauchern unter seinen Verwandten und Bekannten bewährt hatte, gab Allen seine gut bezahlte Buchhalterstelle auf und gründete ein Zentrum, um möglichst vielen Menschen beim Aufhören helfen zu können. Seine Methode, die er »EASYWAY« nannte, war so erfolgreich, dass Allen Carrs Easyway-Zentren mittlerweile in über 150 Städten in 50 Ländern der Welt zu finden sind. Die Bücher zu seiner Methode sind Verkaufsschlager und wurden bislang in mehr als 40 Sprachen übersetzt; jedes Jahr kommen neue hinzu.

Allen wurde schnell klar, dass seine Methode auch bei vielen anderen Problemen Erfolg versprach. Mittlerweile haben damit zig Millionen Menschen ihre Sucht nach Zigaretten und Alkohol, nach Kokain oder anderen illegalen Drogen, nach Zucker, übermäßigem Essen und Glückspiel, nach digitalen Geräten, Internet oder Social Media sowie Verschwendungssucht oder Flugangst überwunden.

Ich war von Allen und seiner unglaublichen Methode so begeistert, dass ich ihn und Robin Hayley (mittlerweile der Vorsitzende von Allen Carrs Easyway) inständig bat, sie in ihrem Kampf gegen das Rauchen unterstützen zu dürfen. Zu meiner großen Freude gelang es mir tatsächlich, die beiden davon zu überzeugen. Dass ich von Allen und Robin lernen durfte, hat mein Leben unendlich bereichert, und ich schätze mich glücklich, dass Allen nicht nur mein Ausbilder und Mentor, sondern sogar mein Freund wurde.

In den letzten 20 Jahren habe ich persönlich in Allens erstem Zentrum in London mehr als 30 000 Personen behandelt, dazu Raucherinnen und Raucher in den USA und in allen Ecken der Welt. Ich hatte die Ehre, das Team leiten zu dürfen, das Allens Methode von New York bis Mexiko-Stadt, von Los Angeles bis Moskau, von Milwaukee bis Singapur, in Sydney, Santiago und überall sonst auf der Welt bekannt macht.

Getreu Allens Wunsch, mit seinem Vermächtnis die größtmögliche Wirkung zu erzielen, verbreiten wir die Easyway-Methode mittlerweile auf Video und DVD, in Live-Seminaren und Apps, über Computerspiele und Hörbücher sowie in Online-Programmen, und setzen stets alles daran, die Methode in sämtlichen aktuellen digitalen Formaten zur Verfügung zu stellen.

Hinter diesem phänomenalen Erfolg steckt eine einfache Wahrheit – eine Wahrheit, die Allen zufällig entdeckt und an viele Millionen Menschen wie mich weitergegeben hat. Wir alle haben etwas gemeinsam: Keiner von uns hätte je damit gerechnet, eine derartige Veränderung zu erleben. Wir alle waren skeptisch, glaubten alle den gleichen Illusionen. Ganze Heerscharen von Süchtigen leben immer noch ihren persönlichen Albtraum und meinen, dass sie gerne rauchen oder dampfen, dass ihnen das irgendeinen Vorteil bringt und dass das Aufhören deshalb schwer ist.

Die meisten Raucherinnen und Raucher – und auch viele, die bereits aufgehört haben – durchschauen nicht, was wirklich hinter dem Rauchen, Dampfen oder anderen Arten der Nikotinsucht steckt. Wer mit bloßer Willenskraft aufhört, verspürt deshalb oft noch immer Verlangen nach Zigaretten, obwohl die letzte schon vor langer Zeit ausgedrückt wurde. Diese Leute glauben weiterhin, dass sie ein Opfer bringen und auf etwas verzichten müssen, das ihnen Genuss oder einen Vorteil verschafft, beim Abnehmen hilft, die Entspannung fördert, gesellig ist und Stress lindert. Um der Nikotinfalle zu entkommen und dauerhaft frei zu bleiben, müssen Sie die einfache Wahrheit begreifen und erkennen, dass sie auch in Ihrem Fall gilt. Das gelingt jedoch nur mit der richtigen Methode.

DIE EASYWAY-METHODE VON ALLEN CARR FUNKTIONIERT.

Dieses Buch wird Ihnen wie alle anderen Easyway-Bücher helfen, die einfache Wahrheit zu erkennen. Es richtet sich speziell an Raucherinnen und Raucher, die im hektischen Alltag des modernen Lebens keine Zeit zu verschwenden haben und klare, eindeutige Anweisungen zu schätzen wissen. Schuldgefühle, Mobbing, Angst oder Abschreckung haben hier keinen Platz, denn all das macht das Aufhören unnötig schwer, wie Sie noch erfahren werden. Allen Carrs Easyway ist eine klar strukturierte, leicht verständliche Methode, mit der Sie schnell, mühelos und dauerhaft aufhören können.

Wenn Sie vapen oder dampfen, verbrennungsfreie Nikotinerzeugnisse nutzen oder klassischen Kautabak, »Snus«, »Dip« oder ein anderes bereits erwähntes Nikotinprodukt verwenden, wird Ihnen dieses Buch ebenfalls helfen.

Damit sich der Text flüssig liest, wird in diesem Buch hauptsächlich vom Rauchen gesprochen. Wer dampft oder vapt, Dip oder Snus nutzt, sollte sich deshalb nicht daran stören, dass ständig von Zigaretten und Rauchen die Rede ist – so gut wie alle Aspekte gelten für sämtliche Nikotinprodukte.

Sie müssen nur eines tun: Rauchen Sie ganz normal weiter, während Sie dieses Buch lesen, oder nutzen Sie weiter Ihre Nikotinprodukte. Die Easyway-Methode zeichnet sich dadurch aus, dass Sie erst aufhören, wenn Sie uneingeschränkt bereit sind, Ihre letzte Zigarette oder E-Zigarette zu rauchen.

Meine Aufgabe ist es, dafür zu sorgen, dass unsere Bücher der ursprünglichen Methode von Allen Carr treu bleiben. Man hat mir nahegelegt, als Verfasser der Bücher aufzutreten, die wir seit Allens Tod veröffentlicht haben, doch das halte ich für falsch. Jedes neue Buch hält sich nämlich strikt an Allen Carrs brillante Easyway-Methode. Für unsere neuen Bücher wurde lediglich das Format ein wenig geändert und aktualisiert, damit sie auf dem neuesten Stand sind und all jenen helfen, die sich heute von der Sucht befreien wollen. So müssen wir neuerdings beispielsweise auch auf E-Zigaretten oder Nikotinkonsum eingehen, der nicht über Zigaretten, Zigarren oder Pfeifen erfolgt. Die Nikotinsucht hat in den letzten 35 Jahren besorgniserregende Ausmaße angenommen.

Außerdem müssen wir Aspekte berücksichtigen, die vermutlich weniger akut oder weniger bekannt waren, als Allen die erste Version seines Buches verfasste.

Themen wie

- selbstverletzendes Verhalten,
- die Wirkung des Rauchens auf den Stoffwechsel,
- Depressionen und Angstzustände als Folge der Nikotinsucht,

- der Zusammenhang zwischen Rauchen und Cannabis,
- der Einfluss von Social Media, Gaming- und Streaming-Kanälen

werden in dieser aktuellen Version der Methode erstmals behandelt.

Weitere Themen wie
- Appetit und Gewichtszunahme,
- Stress,
- Rauchen/Nikotinkonsum als Gewohnheit,
- der ständige Einfluss von Fernsehen und Filmen

werden hier ebenfalls in einen aktuelleren Kontext gerückt und ausführlicher erörtert als im ursprünglichen Buch.

Grundsätzlich ist die Methode immer noch so klar, anschaulich, vielfältig einsetzbar und wirkungsvoll wie eh und je, sodass wir damit nicht nur gegen das Rauchen, sondern gegen eine breite Palette an anderen Süchten und Problemen vorgehen können. Ob Alkohol- oder Zuckersucht, Spiel- oder Verschwendungssucht, Flugangst, Achtsamkeit, Internet- oder Social-Media-Sucht oder gar eine Sucht nach »harten Drogen« – die Methode eignet sich für alle, die einfache, leicht verständliche und plausible Hilfestellung benötigen.

In unseren Büchern findet sich kein einziges Wort, das Allen nicht selbst geschrieben hat oder nicht so schreiben würde, wenn er heute noch unter uns weilte. Alle Aktualisierungen, Anekdoten und Analogien, die nicht von ihm selbst stammen, sondern von mir auf den neuesten Stand gebracht oder hinzugefügt wurden, sind genau in Allens Stil abgefasst, damit sie den ursprünglichen Text und die ursprüngliche Methode nahtlos ergänzen.

Ich betrachte es als große Ehre, dass ich zu Allens Lebzeiten eng mit ihm an den Easyway-Büchern arbeiten durfte und erfahren konnte, wie sich die Methode auf jede erdenkliche Sucht oder jedes erdenkliche Problem anwenden lässt.

Gemeinsam haben wir die Weiterentwicklung der Methode erkundet und geplant. Nur zu gerne habe ich die Verantwortung für die Fortsetzung dieser lebenswichtigen Mission übernommen, die mir Allen selbst anvertraut hat. Diese Verantwortung habe ich voller Demut auf mich genommen, und sie ist mir äußerst wichtig.

Ich muss zugeben, dass mir die Problematik der Sucht vollkommen unbekannt war, als ich das Glück hatte, Allen Carr kennenzulernen. Er befreite mich nicht nur vom Rauchen, das mich sonst schon längst getötet hätte, sondern vermittelte mir auch alles, was ich nun über die Heilung von Süchten weiß: Wie die Sucht funktioniert und wie sie mit der Easyway-Methode behoben werden kann, sodass das Aufhören leicht, mühelos und ohne Willenskraft möglich ist.

Obwohl ich schon fast 20 Jahre lang an Allens Büchern arbeite, gebe ich Lob und Anerkennung nach wie vor nur zu gerne an den großen Mann selbst weiter: Sie gebühren ausschließlich Allen Carr.

Ich weiß aus meiner eigenen wunderbaren Erfahrung,

dass die Methode lebensverändernde Wirkung zeigen kann. Und jetzt darf ich Sie in die allerbesten Hände geben – die Hände von Allen Carr und seiner Easyway-Methode.

John Dicey

Weltweiter Geschäftsführer und leitender Therapeut, Allen Carr's Easyway, Mitautor von Allen Carr's Easy Way to Quit Smoking

Vorwort

Ich war der schlimmste Raucher auf dem Planeten. Raucher sind dafür bekannt, dass sie den Kopf in den Sand stecken. Etwas, von dem man weiß, dass es schädlich und erniedrigend ist, kann man nur dann weiter tun, wenn man sich das nicht eingesteht.
Daher ist die Nikotinsucht eine einsame Angelegenheit. Und obwohl Rauchen und Dampfen doch angeblich gesellig sind, vermitteln sie den Konsumenten das Gefühl, dass nur sie allein unter diesem Problem leiden.

Doch eines kann ich Ihnen verraten:

SIE SIND NICHT ALLEIN.

Während Sie dieses Buch lesen, geht es Tausenden von anderen Rauchern ganz genauso – sie suchen ein Mittel gegen ihr Rauchproblem.

Sie selbst haben bereits den entscheidenden ersten Schritt getan und sich eingestanden, dass Sie mit dem Rauchen aufhören wollen. Sie haben zugegeben, dass Rauchen oder Nikotinkonsum Sie irgendwie unglücklich macht – vielleicht ist Ihnen noch nicht ganz klar, warum das so ist, aber Sie nehmen es ernst und wollen eine Lösung finden.

Deshalb sollten Sie sich als Teil einer großen Gruppe sehen, in der alle das gleiche Problem haben, weil alle verzweifelt der Tyrannei der Nikotinsucht entkommen wollen.

Manche Menschen versuchen ihr Leben lang immer wieder erfolglos, mit dem Rauchen aufzuhören. Andere hören von jetzt auf gleich damit auf. Das lässt vermuten, dass es eben unterschiedliche Rauchertypen gibt. Aber überlegen Sie bitte einmal genau: Alle Raucher sitzen in der gleichen Falle. Ich selbst habe mehrere vergebliche Aufhörversuche durchgemacht, bis ich die Methode entdeckte, mit der ich dauerhaft aufhören konnte.

Was hatte sich geändert? Meine persönliche Sicht auf das Problem.

Wie die meisten Raucher habe ich geglaubt, dass Zigaretten in gewisser Weise Genuss oder einen Vorteil bedeuten. Davon ließ ich mich nicht abbringen, obwohl das Rauchen für mich kein Genuss war, sondern mich unglücklich machte. Ich begriff nicht, dass man mich hinters Licht führte, dass ich in die gemeinste und subtilste Falle geraten war, die Mensch und Natur je gemeinsam ersonnen haben. Eine Mischung aus Gehirnwäsche und Sucht hatte dazu geführt, dass ich das Rauchen als vorteilhaft oder angenehm wahrnahm.

Sobald ich die Illusion durchschaut hatte, verschwand mein Verlangen nach Zigaretten, und ich konnte anderen

Nikotinsüchtigen dabei helfen, leicht, schnell und mühelos ohne Willenskraft oder Ersatzstoffe und ohne unangenehme Entzugserscheinungen aufzuhören. Am Ende dieser Phase werden Sie durchschauen, weshalb Sie wirklich rauchen, warum Sie bisher nicht aufhören konnten, wie das Rauchen Ihr Verhalten verzerrt und beeinträchtigt und was Sie tun müssen, um erfolgreich in die Freiheit zu starten.

Alles, was Sie tun müssen, ist, den Anweisungen zu folgen.

Bis Sie das Ende des Buches erreicht haben, können Sie weiterrauchen, -dampfen oder ein anderes Nikotinprodukt konsumieren. Dass Sie wie gewohnt weiterrauchen oder -dampfen, ist sogar ganz wichtig. Bitte machen Sie sich keine Gedanken, falls Sie sich darüber freuen, dass Sie vorerst weiterhin rauchen dürfen, oder falls Sie die Vorstellung, zum Ende der Lektüre aufzuhören, nervös, ängstlich oder unglücklich stimmt. Vertrauen Sie darauf, dass dieses Buch jede einzelne Frage und alle erdenklichen Zweifel ausräumen wird.

Im Moment rauchen Sie noch, also geben Sie dem Verlangen nach einer Zigarette ruhig nach. Sie dürfen in keiner Weise das Gefühl haben, Sie müssten Verzicht üben. Warum das so wichtig ist, werde ich später erläutern. Wenn Sie bereits seit mehr als einem Tag nicht geraucht haben, aber weiterhin E-Zigaretten, Nikotinkaugummi oder -pflaster oder andere Nikotinprodukte konsumieren, verwenden Sie dieses Produkt weiter wie bisher und versuchen Sie nicht, Ihren Konsum zu reduzieren oder einzuschränken.

Vorerst müssen Sie nur wissen, dass dieses Buch keine

Quälerei bedeutet – mit Easyway hört man ganz mühelos auf. Sie brauchen keine Willenskraft, sondern müssen lediglich die Anweisungen befolgen. Befolgen Sie die Anweisungen, dann werden Sie feststellen, wie einfach es ist, sich vom Nikotin zu befreien und, was noch wichtiger ist, frei zu bleiben.

Wenn Sie bereit sind, dann geht es jetzt los!

Kapitel eins

Weshalb rauchen Sie?

AUF DIE FRAGE, WESHALB SIE RAUCHEN, NENNEN RAUCHER DIE VERSCHIEDENSTEN GRÜNDE. ALLERDINGS IST DIE ANTWORT NUR SELTEN RICHTIG. DESHALB WERDEN WIR NUN ZUALLERERST DAFÜR SORGEN, DASS SIE ERKENNEN, WARUM SIE WIRKLICH RAUCHEN.

Grundlegendes zum Thema Nikotin

Wenn Sie eine Zigarette rauchen, atmen Sie eine Droge namens Nikotin ein. Statt von »Droge« könnte man genauso gut von »Gift« sprechen.

In seiner reinen Form ist Nikotin eine farblose, ölige Substanz, die für den Menschen in größeren Dosen tödlich sein kann. Nikotin wirkt schneller als alle anderen bekannten Suchtdrogen, sogar schneller als Heroin. Jeder Zug an einer Zigarette versorgt das Gehirn in nur sieben Sekunden über die Lunge mit einer Dosis Nikotin – so unmittelbar wirkt nicht einmal Heroin, das direkt in den Blutkreislauf gespritzt wird.

Wenn Sie 20-mal an einer Zigarette ziehen, nehmen Sie 20 Dosen pro gerauchter Zigarette zu sich ... es wird also eine regelrechte Salve Nikotin in den Körper gefeuert.

Nikotin gelangt schnell ins System, verschwindet aber auch schnell wieder. Kaum haben Sie die Zigarette ausgedrückt, sinkt der Nikotinpegel rasch ab, und die Droge weicht aus Ihrem Körper. Würden Sie den Nikotingehalt in Ihrem Blutkreislauf nach einer Zigarette messen, würden Sie feststellen, dass er nach 30 Minuten etwa um die Hälfte und nach einer Stunde auf etwa ein Viertel gesunken ist. So lässt sich erklären, warum eine Standardschachtel 20 Zigaretten enthält und die meisten Raucher durchschnittlich ein Päckchen pro Tag rauchen. Nach einer Stunde weckt der Entzug das Verlangen nach Nachschub. Wenn es Ihnen genauso geht wie mir früher und Sie drei oder vier Schachteln am Tag brauchen, sind Sie deshalb allerdings nicht stärker süchtig als andere, und das Aufhören wird Ihnen folglich nicht schwerer fallen.

Was verstehen Sie unter Entzug?

Mit diesem Begriff verbinden die meisten Raucher »schreckliche Qualen und großes Verlangen«, die sich einstellen, wenn sie aufhören wollen. In Wirklichkeit jedoch sind die körperlichen Symptome des Entzugs so gering, dass man sie kaum wahrnimmt. Verstehen Sie mich nicht falsch: Die unangenehmen körperlichen Symptome, die Sie vielleicht von einem früheren Aufhörversuch kennen, sind durchaus real. Allerdings werden sie nicht durch den Nikotinentzug verursacht, sondern sind eine körperliche Reaktion auf einen psychischen Vorgang, denn Sie »wollen eine Zigarette«, dürfen aber keine rauchen.

Das werde ich später noch genauer erklären, doch wenn Sie das grundsätzlich akzeptieren können, haben Sie bereits einen großen Schritt in Richtung Freiheit geschafft. Falls Sie meine Aussage auch ganz grundsätzlich nicht so ohne Weiteres akzeptieren können, ist das nicht weiter schlimm. Ich werde sie nun etwas genauer erläutern.

DIE UNANGENEHMEN GEFÜHLE SIND TATSÄCHLICH VORHANDEN, WERDEN JEDOCH DURCH EINEN PSYCHISCHEN VORGANG HERVORGERUFEN – SIE HABEN DAS VERLANGEN NACH EINER ZIGARETTE, DÜRFEN ABER NICHT RAUCHEN.

Das ist in etwa so, als würde man einem Kind sein Lieblingsspielzeug wegnehmen. Auch ein Kind zeigt dann ganz reale und messbare körperliche Symptome: ein rotes Gesicht, hervorquellende Augen, Wut, Zorn, Angst, Verkrampfung und Unsicherheit.

Kommt Ihnen das bekannt vor? Haben Sie bei Ihrem letzten vergeblichen Aufhörversuch nicht genau das Gleiche erlebt? Dabei leidet das Kind unbestritten nicht unter einem körperlichen Drogenentzug. Für die verschiedenen körperlichen Symptome ist ein psychischer Prozess verantwortlich: »ICH WILL! ABER ICH DARF NICHT! HILFE!«

Wenn Sie versuchen, sich von der Nikotinsucht zu befreien, entstehen die wirklich unangenehmen Symptome nicht durch den körperlichen Nikotinentzug, sondern durch das Verlangen nach einer Zigarette oder E-Zigarette:

»ICH WILL EINE ZIGARETTE!
ICH DARF NICHT RAUCHEN! HILFE!«

Auf diesen Gedanken reagiert Ihr Körper mit Anspannung, Unruhe, Rastlosigkeit und Verärgerung, was Sie wiederum als Entzugssymptome deuten.

Die Zigarette wollen Sie nur aus einem einzigen Grund, nämlich weil Sie glauben, dass sie eine positive Wirkung haben wird.

Wenn ich also erklären kann, dass Ihnen Rauchen oder eine andere Form von Nikotin rein gar keinen Vorteil bringt, und außerdem erläutere, wie diese Überzeugung überhaupt zustande gekommen ist, dann werden Sie kein Verlangen mehr nach Zigaretten haben, stimmt's?

Gehen wir noch einen Schritt weiter. Wenn Sie keine Zigarette wollen, dann verschwindet auch das Gefühl »ICH WILL EINE ZIGARETTE! ICH DARF NICHT RAUCHEN! HILFE!«

Zugegeben, das ist auf Anhieb etwas schwer zu verdauen, deshalb lesen Sie den Text ab der Überschrift »Was verstehen Sie unter Entzug?« bitte noch einmal bis zu dieser Stelle. Vorerst ist es nicht nötig, dass Sie mir voll und ganz zustimmen. Sie sollen lediglich die Möglichkeit in Betracht ziehen, dass ich recht haben könnte, damit Sie meine Sichtweise zumindest nachvollziehen können.

Keine Willenskraft erforderlich

Wenn Raucher bei einem Aufhörversuch echtes Unbehagen verspüren, dann hat das fast ausschließlich psychische Ursachen, weil sie etwas wollen, das sie nicht haben dürfen, und meinen, sie müssten gegen die Versuchung, wieder zu rauchen, ankämpfen.

Das lässt sich an so manchen ehemaligen Rauchern beobachten – denjenigen, die schon seit Monaten oder gar Jahren nicht mehr rauchen, aber noch immer darunter leiden. Sie haben keine Spur von Nikotin mehr im Körper, sodass ein körperlicher Entzug ausgeschlossen ist, und trauern der Droge trotzdem noch nach. Die körperlichen Empfindungen entstehen durch dieses »Nachtrauern«, nicht durch den Nikotinentzug.

Wenn Sie mit Easyway aufhören, werden Sie kein solches Unbehagen verspüren. Mit dieser Methode gibt es keinen inneren Kampf, deshalb brauchen Sie keine Willenskraft.

Die körperlichen Symptome eines Nikotinentzugs sind so schwach, dass den meisten Rauchern überhaupt nicht klar ist, dass sie diese Symptome jeden Tag und jede Nacht erleben. Sie werden meist gar nicht wahrgenommen. Es handelt sich dabei um ein schwaches Gefühl der Leere und Unsicherheit – vergleichbar mit Hunger –, das Ihnen den Eindruck vermittelt, Ihnen würde »etwas fehlen«.

Nikotin macht sehr schnell süchtig – dazu reicht schon eine einzige Zigarette –, doch zum Glück ist es genauso einfach, wieder davon loszukommen. Die Droge verschwindet innerhalb weniger Tage vollständig aus Ihrem System. Warum fällt Rauchern das Aufhören dann so schwer? Und warum sehnen sich Raucher, die seit Monaten oder gar Jahren nicht mehr geraucht haben, immer noch nach einer Zigarette?

DIE SUCHT IST NUR ZU EINEM PROZENT KÖRPERLICH UND ZU 99 PROZENT PSYCHISCH BEDINGT!

Das zeigt, weshalb es sinnlos ist, die Sucht mithilfe von Nikotinprodukten besiegen zu wollen.

E-Zigaretten, Nikotinpflaster und -kaugummi, Nikotininhalatoren und Lutschtabletten gehen lediglich ein Prozent des Problems an, während die anderen 99 Prozent – die psychische Seite – Ihnen weiter zusetzen. Kein Wunder, dass Sie bislang keinen Erfolg hatten. Haben Sie dagegen die psychische Seite im Griff, ist die körperliche Sucht, die nur ein Prozent ausmacht, ein Kinderspiel.

Zu Beginn meiner Tätigkeit für Allen Carr war es gar nicht so leicht, Rauchern ihre Sucht klarzumachen.

Mittlerweile hat sich die Sichtweise auf das Rauchen insgesamt gewandelt, sodass die meisten Raucher und Dampfer bereitwilliger einsehen, dass sie süchtig sind.

Allerdings hält sich hartnäckig die Überzeugung, dass man nur dann nach etwas süchtig ist, wenn man diese

Sache genießt, wenn sie Vergnügen bereitet oder einen Vorteil verschafft.

Wenn Sie die Easyway-Methode angewandt haben, werden Sie genau durchschauen, wie eine Sucht wirklich funktioniert. Und glauben Sie mir, ob Sie die Droge »mögen« oder »genießen« oder ob sie »Genuss« oder »Vorteile« verschafft, spielt dabei keine Rolle.

Falls Sie noch nicht wussten, dass Sie süchtig sind, als Sie dieses Buch zur Hand nahmen, oder sich Ihre Sucht nur ungern eingestanden haben, werden Sie heute Abend unumwunden zugeben, dass Sie süchtig nach Nikotin sind und damit in der gleichen Lage stecken wie jemand, der süchtig nach Heroin oder einer anderen Droge ist.

Viele Nikotinsüchtige können das nur schwer akzeptieren. Rauchen wird von der Gesellschaft viel bereitwilliger akzeptiert als Heroin und gilt bei den meisten Rauchern als bloße »Angewohnheit«, die sie irgendwie nicht wieder loswerden. Als Drogensüchtige sehen sie sich nicht. Dabei ist das Eingeständnis, dass Sie süchtig nach Nikotin sind, der Schlüssel aus dem Gefängnis der Sucht. Wenn Sie sich nicht als drogensüchtig betrachten, verkennen Sie, weshalb Sie wirklich rauchen und was Ihnen das Rauchen bringt, und diese Fehleinschätzung sorgt dafür, dass Raucher in der Falle bleiben.

Nur wenn Sie Ihre Sucht erkennen, können Sie sich wieder davon befreien.

Eine Suchtdroge wie Nikotin wirkt teuflisch genial. Sobald Sie sich eine Zigarette angesteckt haben, dauert es nur sieben Sekunden, bis die neue Dosis Nikotin das Gehirn erreicht und das leicht angespannte Entzugsgefühl, das sich seit der vorherigen Zigarette eingestellt hat, nachlässt. Dadurch fühlt sich der Raucher zufriedener, entspannter und selbstsicherer, was er natürlich der Zigarette zuschreibt.

Denken Sie bitte kurz darüber nach. Immer, wenn Sie sich eine Zigarette angezündet haben, an jedem einzelnen Tag Ihres Raucherlebens, haben Sie sich etwas besser gefühlt als kurz zuvor. Dabei hat die Zigarette jedes Mal lediglich das unangenehme Gefühl abgestellt, das die vorherige ausgelöst hatte. Das ist das sehr schwache, sehr harmlose Gefühl des Nikotinentzugs. Es ist so schwach, dass Sie es zumeist gar nicht wahrgenommen haben.

Würden Sie nämlich auf die Zigarette achten und genau registrieren, wie Sie sich fühlen, während Sie sich eine anstecken (das macht so gut wie kein Raucher), dann würden Sie feststellen, dass die Anspannung sich bereits in dem Moment legt, in dem Sie die Zigarette aus der Schachtel nehmen und an die Lippen führen. Es dauert keine sieben Sekunden. Sie müssen die Zigarette nicht einmal anstecken. Die Entzugserscheinungen verschwinden schon ohne die Droge, Sie brauchen lediglich die Gewissheit, dass Sie gleich die nächste Dosis bekommen werden. Das zeigt, dass die Sucht kein körperlicher Zustand ist, sondern in erster Linie ein psychischer.

DIE SUCHT IST NUR ZU EINEM PROZENT
KÖRPERLICH UND ZU 99 PROZENT
PSYCHISCH BEDINGT.

Heute befassen wir uns mit der psychischen Seite und werden dafür sorgen, dass Sie die Veränderungen, die Sie vom Rauchen und von der Sucht befreien werden, uneingeschränkt akzeptieren können.

Wenn wir mit dem Rauchen anfangen, ist uns dieser Zusammenhang zwischen Entzug und Erleichterung nicht bewusst, da die Beschwerden so leicht sind, dass wir sie gar nicht wahrnehmen. Ist das Rauchen dann fester Bestandteil unseres Lebens geworden, gehen wir davon aus, dass wir es genießen oder dass es uns eben zur »Gewohnheit« geworden ist. Es kommt uns nicht in den Sinn, dass wir süchtig sind. Wenn Sie jedoch verstehen, wie eine Sucht funktioniert, können Sie mühelos akzeptieren, dass Sie süchtig nach Nikotin sind und dass die Sucht weder durch echten Genuss noch durch echte Erleichterung zustande gekommen ist, sondern durch einen einfachen Trick.

Stellen Sie sich vor, dass Ihnen jemand, den Sie für Ihren Freund halten, heimlich 100 Euro von Ihrem Bankkonto stiehlt. Anschließend schenkt Ihnen dieser angebliche Freund zehn Euro, die Sie nach Lust und Laune ausgeben können. Damit würde er großzügig und freundlich erscheinen – aber wäre er das wirklich?

Sind die zehn Euro echt? Natürlich. Wieso sollten Sie jemanden, der Ihnen zehn Euro schenkt, nicht freundlich und großzügig finden? Erst wenn Ihnen sämtliche Informationen bekannt sind, erst wenn Sie herausfinden, dass die zehn Euro von Anfang an Ihnen gehörten und dass der Dieb darüber hinaus weitere 90 Euro für sich behalten hat, durchschauen Sie den »geschenkten« Zehner und den angeblichen Freund. Das Ganze war eine Täuschung. Ein Betrug. Ein Nepp!

Falls Sie denken: »Na ja, immerhin habe ich zehn von den 100 Euro zurückbekommen – er hätte auch alles für sich behalten können«, dann sollten Sie nicht vergessen, dass dieser Dieb Sie schon seit Jahren so bestiehlt. Er verdient nicht das kleinste bisschen Dankbarkeit.

Das kleine Monster

Mit der ersten Zigarette gelangt zum ersten Mal Nikotin in Ihr System. Nachdem Sie sie ausgedrückt haben, erleben Sie zum ersten Mal den körperlichen Entzug vom Nikotin. Somit lässt die erste Zigarette eine Art kleines Nikotinmonster im Körper entstehen, wie ein Bandwurm, der sich von Nikotin ernährt.

Wenn das Nikotin aus Ihrem Körper weicht, macht das kleine Nikotinmonster deutlich, dass ihm das nicht gefällt. Ein leichtes Gefühl der Leere und Unsicherheit stellt sich ein, so leicht, dass es kaum wahrnehmbar ist. Wenn Sie sich die nächste Zigarette anzünden, verschwindet dieses leichte Gefühl der Leere und Unsicherheit (denn Sie haben das kleine Monster gut versorgt), und Sie fühlen sich etwas besser als kurz zuvor. Damit hat ein lebenslanger Kreislauf seinen Anfang genommen.

Welche Gründe Sie auch für das Weiterrauchen sehen, es gibt nur einen wahren Grund: Das kleine Monster verlangt nach Nachschub.

Haben Sie schon einmal erlebt, dass in der Nachbarschaft stundenlang die Alarmanlage schrillt? Irgendwie gelingt es Ihnen, das Geräusch auszublenden, damit Sie Ihre Arbeiten erledigen können, doch wenn der Alarm plötzlich verstummt, verspüren Sie ein wunderbares Gefühl der Erleichterung. Die Ruhe erscheint himmlisch, dabei genießen Sie lediglich das Ende eines schlimmen Zustands. Genauso ist es, wenn sich Raucher eine Zigarette anzünden und das kleine Monster füttern. Damit wird lediglich das unangenehme Gefühl des Nikotinentzugs abgestellt, das Gefühl der Leere und Unsicherheit, das sich nur schwer auf den Punkt bringen lässt, Sie aber irgendwie unleidlich macht.

Nichtraucher kennen dieses Gefühl nicht, und bevor Sie mit dem Rauchen angefangen haben, war es Ihnen ebenfalls unbekannt. Warum also rauchen Sie?

DAMIT SIE SICH WIE EIN NICHTRAUCHER FÜHLEN.

Viele Raucher werden steif und fest behaupten, dass Rauchen für sie ein Genuss ist. Doch der einzige Genuss, den das Rauchen verspricht, ist das Gefühl der Erleichterung, wenn die Beeinträchtigung durch das kleine Monster nachlässt und Sie sich wieder so ruhig und selbstsicher fühlen wie vor Ihrer Sucht. Die Ruhe und das Selbstvertrauen eines Nichtrauchers kann man durch das Rauchen allerdings niemals erreichen.

WIE EIN NICHTRAUCHER KANN MAN SICH NUR FÜHLEN, WENN MAN NICHT RAUCHT.

Die gute Nachricht lautet, dass das kleine Monster eigentlich sehr schwach ist – man kann es leicht besiegen. Allerdings weckt das kleine Monster ein größeres Monster, einen psychischen Prozess, der dadurch entsteht, dass Sie sich nach einer Zigarette immer ein wenig besser fühlen. Dieser Prozess, der an jedem Tag Ihres Raucherlebens immer wieder abläuft, verleitet Ihr Gehirn zu der Überzeugung, dass die Zigarette einen gewissen Genuss oder einen Vorteil bringt. Das ist genauso, als würden Sie auf den Betrüger hereinfallen, der Ihnen 100 Euro vom Konto stiehlt und dann zehn davon schenkt. Bevor Sie mit dem Rauchen anfingen, ging es Ihnen bestens. Dann gelangte Nikotin in Ihren Körper, und als es wieder verschwand, erlebten Sie die etwas unangenehmen Entzugserscheinungen. Das war kein körperlicher Schmerz, sondern ein so schwaches Gefühl, dass Sie es wahrscheinlich gar nicht bewusst registriert haben. Allerdings reagierten Sie darauf, indem Sie sich eine weitere Zigarette anzündeten.

So geht es immer weiter. Ihr Bewusstsein durchschaut weder die Gefühle noch Ihre Reaktion darauf, sondern Sie wissen lediglich, dass Sie noch eine Zigarette wollen. Wenn Sie diese rauchen, verschwindet das leichte Gefühl der Leere. Auch dabei nehmen Sie wieder nicht richtig wahr, dass das Gefühl verschwindet, sondern fühlen sich einfach ein wenig besser, ein wenig selbstsicherer und wohler als kurz zuvor. Genau genommen so, wie Sie sich vor der ersten Zigarette fühlten. Sie haben nur die Beeinträchtigung behoben, die durch diese erste Zigarette entstanden ist.

Damit geht der Kreislauf seinen Gang, mit jeder Zigarette wird das Verlangen nach der nächsten geweckt. Dieser Teufelskreis lässt Sie nie wieder los – es sei denn, es gelingt Ihnen, ihn zu durchbrechen.

Übung: AUFMERKSAM SEIN

Raucher sagen, dass sie gerne rauchen. Sie behaupten, dass sie den Geschmack, den Geruch und das Gefühl der Zigarette in ihrer Hand mögen. In Wahrheit wird die überwiegende Mehrheit aller Zigaretten geraucht, ohne dass die Raucher Geschmack, Geruch, Gefühl oder irgendeinen anderen Aspekt des Rauchens überhaupt richtig wahrnehmen.

Ihre nächste Zigarette oder E-Zigarette rauchen Sie bitte ganz bewusst. Konzentrieren Sie sich auf die Schachtel oder das Gerät – wie sieht sie/es aus? Wie sehen die Zigaretten darin aus? Wie wirkt die Zigarette und wie fühlt sie sich an, wenn sie aus der Schachtel genommen wird? Und wie fühlen Sie sich dabei?

Halten Sie sich die Zigarette unter die Nase und achten Sie darauf, wie Sie sich fühlen, wenn Sie am Tabak riechen. Wie geht Ihr Puls?

Bleiben Sie genauso aufmerksam, während Sie wie gewohnt vorgehen, die Zigarette zwischen die Lippen legen, sie anzünden, den ersten Zug einatmen und den Rauch von Gesicht und Augen wegpusten. Wie riecht die Zigarette, während sie abbrennt? Wie schmeckt sie? Welches Gefühl entsteht auf Ihrer Zunge? In Ihrem Hals? In Ihrer Nase? In Ihrer Lunge? Wie sieht die Zigarette zwischen den Fingern aus? Wie wirkt sie im Aschenbecher, wenn sie als Stummel ausgedrückt wurde? Welchen Geschmack hat sie in Ihrem Mund hinterlassen? Und wie fühlen Sie sich innerlich?

Diese Übung soll Sie nicht vom Rauchen abbringen. Darum geht es nicht. Wichtig ist, dass Sie deutlich wahrnehmen, was Sie persönlich beim Rauchen erleben. Im Augenblick ist Ihre Wahrnehmung des Rauchens durch die Gehirnwäsche verklärt. Wie alle Raucher gehen Sie davon aus, dass es etwas Wunderbares an der Zigarette geben muss, das Sie dazu bringt, immer mehr zu wollen.

Lassen Sie sich nicht täuschen, Sie rauchen nur deshalb, weil das kleine Monster gefüttert werden will.

Diese Stelle ist sehr wichtig – als Raucher rauchen Sie bitte eine Zigarette wie oben beschrieben und schließen die Übung ab, bevor Sie weiterlesen. Wenn Sie dampfen, Dip oder ein anderes Nikotinprodukt oder -gerät verwenden, wandeln Sie die Übung entsprechend ab. Erst dann sind Sie bereit für den nächsten Schritt. Sie müssen aus der Übung keinerlei Schlussfolgerungen ziehen, jedes Gefühl, das Sie verspüren, ist vollkommen in Ordnung.

Eine logische Schlussfolgerung

Wenn Rauchen nur eine Sucht ist, dann folgt daraus, dass es keinen Genuss und keinen Vorteil bringt und weder Konzentration noch Selbstbewusstsein fördert.

Spritzt ein Heroinsüchtiger sich die Droge, weil er sich damit besser konzentrieren kann? Natürlich nicht. Dass ein Heroinsüchtiger die Droge weiterhin nimmt, weil er sich sonst schrecklich fühlt, ist für jedermann offensichtlich. Fallen Sie nicht auf Hollywoods Verherrlichung von Drogen als Auslöser wunderbarer Hochgefühle herein. Wer zum ersten Mal Heroin nimmt, fühlt sich in den allermeisten Fällen keineswegs großartig oder berauscht oder ganz toll, sondern empfindet meist das genaue Gegenteil.

Somit sollte es also nicht schwer sein, diese Sichtweise auf das Rauchen zu übertragen. Man raucht, um Nikotin zu bekommen. Das Nikotin will man nur deshalb, weil man danach süchtig ist – ohne Nikotin bewirkt das kleine Monster, dass Sie unruhig sind und sich leer fühlen.

Und wenn einzig und allein die Nikotinsucht dazu führt, dass Raucher rauchen oder Dampfer dampfen, dann spielt die individuelle Persönlichkeit keine Rolle. Es gibt keinen genetischen Unterschied zwischen Rauchern und Nichtrauchern und auch nicht zwischen verschiedenen Arten von Rauchern. Rauchen ist eine Falle, in die jeder Mensch geraten kann, wenn er eine Zigarette ausprobiert. Denn sobald einmal Nikotin in den Körper gelangt ist, fehlt nur noch die zweite Zigarette, die das kleine Monster füttert, und eine lebenslange Reise in die Nikotinfalle nimmt ihren Anfang.

Tolle Neuigkeiten

Wenn Sie nur deshalb rauchen, weil Sie nikotinsüchtig sind, können Sie ganz einfach aufhören, indem Sie die Sucht abstellen. Sie müssen nichts »aufgeben«, kein Opfer bringen, keinen Verzicht üben. Sie müssen nicht all Ihre Willenskraft aufwenden, um der Versuchung zu widerstehen, weil es gar keine Versuchung gibt, ebenso wenig wie persönliche Eigenschaften, die Sie am Erfolg hindern. Es gibt nur einen allmählichen Abstieg in die Sucht, der glücklicherweise leicht rückgängig zu machen ist.

WENN SIE DEN KREISLAUF STOPPEN,
SIND SIE FREI.

Der wahre Trick, mit dem Sie nicht nur aufhören, sondern auch rauchfrei bleiben – nicht nur Nichtraucher werden, sondern ein glücklicher Nichtraucher –, besteht darin, dass Sie genau durchschauen, wieso Sie diese Droge als Genuss, Freude und Vorteil gesehen haben.

Mit dem Prinzip und dem Ablauf der Sucht, also dem kleinen Monster, haben wir uns bereits befasst, später werden wir auf die Gehirnwäsche eingehen, das große Monster. Dieses große Monster hat dafür gesorgt, dass Ihre früheren Aufhörversuche so qualvoll und unerträglich waren, und ein Gefühl von Verzicht hervorgerufen.

Gehirnwäsche

Obwohl Easyway so erfolgreich ist, bleibt Rauchen weltweit die Todesursache Nummer eins. Gegen uns arbeitet eine äußerst mächtige Maschine, die nach wie vor auf Gehirnwäsche setzt, um Menschen weiszumachen, dass sie aus freien Stücken rauchen, weil es ihnen Genuss bereitet oder einen Vorteil verschafft.

Damit meine ich nicht nur die Tabakindustrie. Auch Fernsehen und Filme spielen nach wie vor eine wichtige Rolle, weil sie Rauchen als Zeichen von Coolness, Lässigkeit und Individualität darstellen.

Jeder Star, der sich mit einer Zigarette im Mund zeigt, trägt dazu bei, dass Hunderte oder gar Tausende von Fans, die sich leicht beeindrucken lassen, mit dem Rauchen anfangen.

Wie soll ein Raucher angesichts dieser mächtigen Propaganda die einfache Wahrheit erkennen?

Rauchen ist keine bewusste Entscheidung.

Überlegen Sie einmal – wenn Sie frei entscheiden könnten, ob Sie rauchen oder nicht, würden Sie dieses Buch nicht lesen. Sie rauchen, weil Sie in einer Falle sitzen und weil etwaige frühere Aufhörversuche fehlgeschlagen sind. Doch diesmal wird es anders sein.

Rauchern, die diese einfache Wahrheit nicht sehen und verstehen können, fällt das Aufhören schwer. Warum? Weil sie es falsch angehen. Mit der richtigen Methode ist das Aufhören ganz einfach. Entscheidend ist dabei, dass Sie sich klarmachen, warum Sie rauchen.

Kapitel zwei

Die Nikotinfalle

WIR WISSEN NUN, WESHALB SIE WIRKLICH RAUCHEN – WEIL SIE IN EINER FALLE NAMENS NIKOTINSUCHT SITZEN. NUN MÜSSEN WIR DIESE FALLE GENAUER UNTERSUCHEN, UM HERAUSZUFINDEN, WIE GENAU SIE FUNKTIONIERT UND WIE SIE DARAUS ENTKOMMEN KÖNNEN.

Die Kannenpflanze

Je subtiler eine Falle ist, desto besser lassen sich darin ahnungslose Opfer fangen. Die Nikotinfalle ist besonders genial, weil sie ihre Opfer nicht nur vollkommen unerwartet erwischt, sondern diese noch nicht einmal merken, dass sie gefangen sind. Das dämmert ihnen erst, wenn die Sucht sie fest im Griff hat und nicht mehr loslässt.

Das erinnert an die Kannenpflanze, ein fleischfressendes Wunder der Natur, das sich von Fliegen ernährt. Die Kannenpflanze trägt ihren Namen wegen ihrer markanten kannenartigen Form. Ihr Nektar zieht Fliegen an, die sich am oberen Rand der Pflanze niederlassen und sich daran laben. Die Fliege hat keine Angst vor der Pflanze. Warum sollte sie auch? Schließlich kann sie jederzeit wegfliegen. Doch im Moment schmeckt der Nektar köstlich, also gibt es keinen Anlass zum Wegfliegen. Die Fliege trinkt immer mehr Nektar und gerät dabei immer tiefer in die Pflanze hinein. Die Seitenwände sind steil und rutschig vom süßen Nektar.

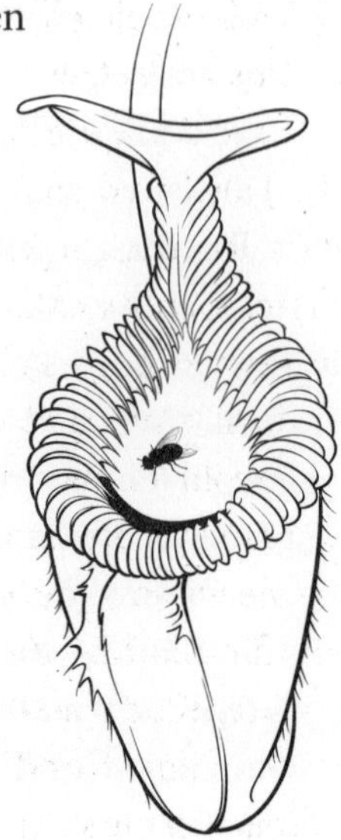

Die Kannenpflanze hat die Form einer Kanne mit einer Öffnung oben. Darin befindet sich süßer Nektar, auf dem sich die Fliegen niederlassen.

Ab und an verliert die Fliege den Halt und orientiert sich wieder nach oben, doch der Nektar ist unwiderstehlich, und der Instinkt zum Wegfliegen regt sich erst, wenn es bereits zu spät ist. Wenn der Fliege klar wird, dass mit dieser Pflanze etwas nicht stimmt, hat sie schon komplett den Halt verloren und ist in die Verdauungssäfte am Boden der Kanne gefallen. Jetzt verschlingt die Pflanze die Fliege und nicht umgekehrt.

Die Nikotinfalle lockt ihre Opfer nicht mit süßem Nektar. Der Köder ist rein psychologisch. Die erste Zigarette unseres Lebens stecken wir uns aus den verschiedensten dummen Gründen an. Wir sind von Geburt an einer Gehirnwäsche ausgesetzt, die uns glauben lässt, mit Zigaretten könnten wir dazugehören, erwachsener erscheinen, weltmännisch oder rebellisch wirken ... Die Liste ließe sich endlos fortsetzen. Obwohl die erste Zigarette widerlich schmeckt und riecht, gerät der Rauch-Neuling dennoch in die Falle, weil sich tief im Kopf der Gedanke verankert, dass Rauchen irgendwie Genuss verschafft. Auch wenn dieser Genuss anfangs nicht genau zu erkennen ist – und die ersten Züge sicherlich keine Erklärung liefern –, gibt es doch genug andere, die ebenfalls rauchen. Also muss es sich wohl lohnen.

Manche, die zum ersten Mal eine Zigarette probieren, werden vom widerwärtigen Geschmack und Geruch zwar ein für alle Mal abgeschreckt und damit niemals süchtig, andere jedoch lassen sich gerade davon in die Falle locken. Geschmack und Geruch machen ihnen weis: »Danach könnte ich nie süchtig werden.« Deshalb rauchen sie weiter, in der festen Überzeugung, dass sie jederzeit aufhören können. Diese Zuversicht ist jedoch genau wie bei der Fliege ein großer Trugschluss.

Die Sicherheit des Gefängnisses

Genial ist nicht nur die Art und Weise, wie die Nikotinfalle ihre Opfer fängt. Wenn sie merken, dass sie süchtig sind, und unbedingt entkommen möchten, schnappt die Falle noch fester zu und bewirkt, dass der Gedanke an die Flucht furchteinflößender erscheint als die Aussicht, in der Falle zu bleiben.

Ein ähnliches Phänomen ist bei Langzeithäftlingen zu

beobachten, die endlich aus dem Gefängnis entlassen werden. Anstatt sich über ihre neu gewonnene Freiheit zu freuen, wird ein großer Teil der ehemaligen Häftlinge kurz nach der Entlassung wieder straffällig. Das geschieht nicht, weil sie glauben, das Verbrechen sei lohnenswert und man werde sie nicht erwischen, sondern weil sie geschnappt und wieder eingesperrt werden wollen. Sie sehnen sich nach dem, was sie mittlerweile als Sicherheit des Gefängnisses empfinden.

Das Gefängnisleben mag hart, unfrei und jämmerlich sein, doch Langzeithäftlingen ist es angenehm vertraut. Die Welt außerhalb der Gefängnismauern erscheint Furcht einflößend und voller Ungewissheiten: Kann ich für mich selbst sorgen? Was muss ich alles bedenken? Werde ich mit den vielen Veränderungen zurechtkommen? Wird jemand etwas mit mir zu tun haben wollen? Das gleiche Gefühl von »Sicherheit« empfinden Raucher in der Nikotinfalle. Es hält sie im Griff und macht das Entkommen so schwer. Sie wissen zwar, dass Rauchen tödlich ist, dass es der Gesundheit und den Finanzen schadet, versuchen aber gar nicht erst, damit aufzuhören, weil sie die Aussicht auf ein Leben ohne Zigaretten fürchten, sich das Aufhören sehr qualvoll vorstellen und davon ausgehen, dass sie selbst im Erfolgsfall für den Rest des Lebens unglücklich sein und Verzicht empfinden werden.

Sie betrachten die Nikotinfalle nicht als teuflisches Gefängnis, dem sie so schnell wie möglich entkommen wollen, sondern sehen sich in einer Zwickmühle.

Das Tauziehen der Angst

Wenn Langzeithäftlinge kurz nach der Entlassung wieder straffällig werden, geschieht das aus ANGST. Aus dem gleichen Grund verschließen Raucher die Augen vor den verheerenden Auswirkungen des Rauchens. Wenn sie sich eingestehen würden, was es mit dem Rauchen wirklich auf sich hat, müssten sie aufhören – und das macht ihnen noch mehr Angst. So lässt sich erklären, warum Raucher ihr Leben lang die vielen überzeugenden Gründe für das Aufhören verdrängen und nach fadenscheinigen Ausreden suchen, um »nur noch eine« Zigarette zu rauchen.

Raucher sind einem ständigen Tauziehen ausgesetzt, das in ihrem Kopf stattfindet. Auf der einen Seite steht die Stimme, die sagt: »Rauchen wird mich umbringen und kostet mich ein Vermögen. Es ist schmutzig, ekelhaft und bestimmt mein ganzes Leben.«

Die Stimme auf der anderen Seite fragt sich: »Wie soll ich ohne meinen kleinen Genuss oder meine kleine Stütze das Leben genießen und mit Stress zurechtkommen? Das Aufhören wird nicht einfach sein. Habe ich die Willenskraft, es überhaupt zu versuchen? Und werde ich jemals vollkommen frei sein?«

An beiden Enden dieses Tauziehens steht also das Gleiche: ANGST. Die überwältigende Angst, die alle Raucher gefangen hält. Auf der einen Seite die Angst vor den Folgen des Weiterrauchens und auf der anderen Seite die Angst davor, was bei einem Aufhörversuch geschehen wird, wie man das Leben bewältigen soll.

Die Easyway-Methode wird beide Ängste beseitigen. Keine Sorge, ich werde Ihnen ganz sicher keine Vorträge darüber halten, wieso Rauchen so schlecht ist. Das wissen Sie selbst gut genug. Öffentliche Gesundheitskampagnen begehen einen großen Fehler, wenn sie versuchen, Raucher von den Zigaretten abzubringen, indem sie ihnen Angst einjagen.

Zum einen ignorieren Raucher diese Informationen sowieso. Sobald im Radio oder Fernsehen von den verheerenden Folgen des Rauchens die Rede ist, schalten wir einfach um. Und wenn wir uns doch einmal damit befassen, was das Rauchen Schlimmes anrichtet, was machen wir dann zuallererst? Wir zünden uns eine Zigarette an. Denn so reagieren Raucher in jeder Stresssituation: Sie stecken sich eine Zigarette an. Versucht man einen Raucher zu kurieren, indem man ihm die schädlichen Folgen vorhält, beleidigt man damit nicht nur seine Intelligenz, sondern es ist auch reine Zeitverschwendung. Dieser Ansatz ist vollkommen kontraproduktiv, so als wollte man ein Feuer mit einem Eimer Benzin löschen. Sobald Sie ein glücklicher Nichtraucher sind, verschwindet die Angst vor dem Rauchen. Das ist ein wunderbares Gefühl der Freiheit, auf das Sie sich uneingeschränkt freuen können. Mit diesem Buch werden Sie die Angst auf beiden Seiten des Tauziehens los, die Befürchtung, Sie könnten ohne Zigaretten nicht zurechtkommen, Stress nicht bewältigen, nicht entspannen, Ihr Gewicht nicht halten, sich in geselliger Runde nicht wohlfühlen und den Alltag nicht meistern.

Der Genuss beim Rauchen

Die letzte Übung hat gezeigt, dass man zumeist vollkommen unbewusst raucht. Man nimmt es nur dann wirklich wahr, wenn man dabei hustet, keucht und sich wünscht, man hätte niemals damit angefangen, oder wenn man einem Nichtraucher Qualm ins Gesicht pustet und sich dafür schämt oder wenn einem die Zigaretten ausgehen und man in Panik gerät oder wenn man gerade nicht rauchen darf und das als Verzicht empfindet.

Was ist das für ein Genuss? Ein »Genuss«, den man entweder nicht richtig wahrnimmt oder den man bereut und der nur dann erstrebenswert erscheint, wenn er gerade nicht erlaubt ist! Trotzdem jagt die Vorstellung, ein Leben lang ohne auskommen zu müssen, allen Rauchern Angst ein.

Das große Monster

Die Verlockung der Nikotinfalle ist rein psychologisch. Niemand fängt an zu rauchen, weil Geschmack oder Geruch so verführerisch sind. Anziehend wirkt lediglich die Überzeugung, dass Rauchen ein wenig verrufen oder genussvoll ist oder irgendeinen Vorteil bringt.

Genau diese Überzeugung hält Raucher gefangen. Das innere Tauziehen der Angst ist auf die Überzeugung zurückzuführen, dass Rauchen eine Art Genuss oder einen Vorteil verschafft. Wenn diese Überzeugung verschwindet, lösen sich sämtliche Argumente für das Rauchen einfach in Luft auf, sodass man erkennt, was es wirklich ist: sinnlos. Und wenn etwas wirklich keinen Sinn hat, warum sollte man dann Willenskraft brauchen, um damit aufzuhören? Man braucht keine. Sie werden sich künftig genauso wenig eine Zigarette in den Mund stecken wollen wie ins Ohr.

Sie kennen mittlerweile das kleine Monster, das sich von dem Nikotin in jeder Zigarette ernährt und sich beschwert, wenn das Nikotin aus Ihrem Körper verschwindet. Rauchen Sie dann die nächste Zigarette, ist das kleine Monster wieder zufrieden, und Sie spüren, wie Sie ein Gefühl der Erleichterung überkommt. Bald jedoch lässt es wieder nach, während das kleine Monster erneut anfängt zu jammern. Das ist der Kreislauf der Sucht. Raucher glauben, dass Zigaretten ihnen gegen Stress helfen und die Entspannung und Konzentration fördern. Dabei übersehen sie, dass das Rauchen diese Probleme überhaupt erst verursacht.

WENN DAS KLEINE MONSTER STIRBT,
IST DIE SUCHT VORBEI.

Um das kleine Monster zu töten, müssen Sie ihm lediglich Nikotin vorenthalten – dann stirbt es nach wenigen Tagen. So lange dauert es, bis sämtliches Nikotin Ihr System verlassen hat. Der größte Teil ist bereits nach 24 Stunden verschwunden, und etwaige Entzugserscheinungen sind so schwach, dass Sie diese kaum wahrnehmen werden.

Wieso war das Aufhören dann bisher so schwierig?

Millionen von Rauchern haben schon einmal versucht, mit bloßer Willenskraft oder aber mit Willenskraft in Verbindung mit Nikotinpflastern oder -kaugummi oder E-Zigaretten aufzuhören. Allerdings mussten sie feststellen, dass sie sich auch Wochen, Monate oder gar Jahre nach dem Tod des kleinen Monsters noch nach einer Zigarette sehnten. Sie haben all ihre Willenskraft aufgewendet, um dem Verlangen zu widerstehen, aber wenn ihnen auf einer Party eine Zigarette angeboten wird, wenn sie eine belastende Situation wie einen Verkehrsunfall oder einen medizinischen Notfall erleben, oder auch in so simplen Situationen wie einem Streit mit dem Partner schnappt die Falle wieder zu, und es ist um sie geschehen.

Wenn das Aufhören so simpel wäre, dass man sich einfach keine Zigarette mehr ansteckt und auf den Tod des kleinen Monsters wartet, würde es ausnahmslos jeder tun. Doch es gibt noch ein zweites Monster, das ich bereits erwähnt habe, nämlich das große Monster, das im Kopf lebt und dafür sorgt, dass Raucher auch lange nach dem Aufhören noch Verlangen nach Zigaretten haben. Das große Monster ist die Tatsache, dass Sie das Rauchen als Genuss oder Vorteil sehen. Das ist die Folge der Gehirnwäsche durch die Tabakindustrie, die Unterhaltungsbranche, andere Vorbilder und sogar durch Rauchgegner, die Rauchern unablässig Ratschläge geben, die sie fast zwangsläufig weiterrauchen lassen, statt sie davon abzubringen.

Diese wohlmeinenden, aber schlecht informierten Menschen zementieren den Mythos, dass Rauchen eine Angewohnheit, ein Genuss, ein Hilfsmittel ist, dass Raucher sich bewusst für das Rauchen entscheiden und es genießen und – der größte Mythos von allen – dass es schwer ist, mit dem Rauchen aufzuhören. Wenn das kleine Monster anfängt, nach Nikotin zu verlangen, wird das große Monster schon von der leisesten körperlichen Empfindung geweckt. Ohne das große Monster könnte man die Schreie des kleinen Monsters ohne Weiteres ignorieren, einfach keine Zigarette mehr rauchen und sich nicht weiter darum scheren. Das große Monster deutet dieses schwache Gefühl der Leere jedoch als »Ich will eine Zigarette« und überzeugt Sie davon, dass sich das Verlangen nur stillen lässt, wenn Sie rauchen oder dampfen.

Das ist das Geniale an der Nikotinfalle. Jede Zigarette weckt das Verlangen nach der nächsten. Und die Überzeugung, dass Rauchen Genuss oder einen Vorteil verschafft, wird durch die Erleichterung verstärkt, die sich einstellt, wenn eine Zigarette oder E-Zigarette die Leere füllt, die durch die vorherige entstanden ist.

Ihr Ziel

Mittlerweile sollten Sie allmählich erkennen, wieso Sie unbedingt die richtige Sichtweise entwickeln müssen, bevor es weitergeht und wir Ihre Nikotinsucht beseitigen können. Gegenwärtig herrscht in Ihrem Kopf ein großes Monster, das Sie immer wieder davon überzeugt, dass die Droge die Lösung für all Ihre Unsicherheiten und Beschwerden ist. Daran glauben Sie, weil Sie beim Rauchen stets ein Gefühl der Erleichterung verspüren, das Sie als Genuss deuten. Dieser »Genuss« ist jedoch lediglich die teilweise Linderung des Unbehagens, das durch den Entzug von der vorherigen Zigarette ausgelöst wird. Mit anderen Worten:

DER EINZIGE GENUSS AM RAUCHEN ODER DAMPFEN IST DIE TEILWEISE LINDERUNG DES UNBEHAGENS, DAS DURCH DAS RAUCHEN ODER DAMPFEN ENTSTANDEN IST.

Das ist, als würde man den ganzen Tag über zu enge Schuhe tragen, weil es so schön ist, wenn man sie abends wieder auszieht. Warum setzen Sie sich diesem Schmerz überhaupt aus?

Wenn ein Raucher allmählich durchschaut, wie die Nikotinfalle funktioniert, leuchtet sein Blick förmlich auf. Das ist eine Offenbarung. Die meisten Raucher sind sich ein Leben lang gar nicht darüber im Klaren, dass sie in einer Falle sitzen. Sie denken, sie hätten sich bewusst für das Rauchen entschieden (obwohl sie sich das nicht erklären können) oder könnten damit besonders gut entspannen (obwohl es eigentlich zusätzlichen Stress verursacht) oder es würde die Konzentration fördern (obwohl es sie ständig ablenkt).

Bis ihnen die Nikotinfalle erläutert wird, sehen sich Raucher und Dampfer einer Flut von widersprüchlichen Einflüssen ausgesetzt, die sie in entgegengesetzte Richtungen ziehen: das Tauziehen der Angst. »Ich weiß, dass es mich das Leben kostet« gegen »Wie soll ich das Leben ohne bewältigen?« Die Lösung ist ganz einfach:

TÖTEN SIE DAS GROSSE MONSTER!

Dazu müssen wir die gesamte Gehirnwäsche rückgängig machen, durch die das große Monster überhaupt erst entstanden ist.

Entkommen ist ganz leicht

Ein Raucher ist wie eine Fliege in einer Kannenpflanze, allerdings mit einem entscheidenden Unterschied. Wenn die Fliege die Gefahr erkennt, kann sie nicht mehr entkommen. Der Raucher hingegen hat jederzeit die Möglichkeit, sein Gefängnis zu verlassen. Die Genialität der Nikotinfalle ist auch ihr Schwachpunkt. Sie haben Ihr Schicksal selbst in der Hand und können sich jederzeit befreien, denn …

SIE SIND IHR EIGENER GEFÄNGNISWÄRTER.

Niemand zwingt Sie mit vorgehaltener Waffe zum Rauchen. Sie werden lediglich durch die Sucht gefangen gehalten. Sobald Sie diese einfache Tatsache durchschaut haben, können Sie die Sucht überwinden und das Gefängnis verlassen.

Ich möchte Ihnen eines ankündigen: In nur vier Tagen werden Sie ein glücklicher Nichtraucher sein. Sie werden die Nikotinfalle hinter sich gelassen haben, und das wird Ihnen unglaublich leichtgefallen sein. Gut möglich, dass Sie das im Augenblick kaum glauben können.

Das ist vollkommen in Ordnung. Sie müssen keine schwierige Aufgabe meistern, sondern ich werde Ihnen das Leben so einfach wie möglich machen, indem ich Ihnen einige simple Anweisungen gebe.

Sie müssen lediglich die Anweisungen befolgen, dann werden Sie leicht, mühelos und dauerhaft mit dem Rauchen aufhören.

ERSTE ANWEISUNG:
BEFOLGEN SIE SÄMTLICHE ANWEISUNGEN!

Vier Tage sind nichts, wenn man damit so einschneidende Veränderungen erreichen kann, aber vielleicht können Sie es kaum erwarten, endlich Nichtraucher zu werden. Vielleicht scharren Sie schon förmlich mit den Hufen, weil Sie unbedingt loslegen wollen, oder vielleicht ist es auch genau andersherum – Sie überlegen, ob Sie einen Rückzieher machen sollen, weil alles zu gut klingt, um wahr zu sein.

Wenn Sie in die erste Kategorie fallen, halten Sie sich bitte zurück und widerstehen Sie der Versuchung, vorzublättern und Teile des Programms auszulassen. Wenn Sie zur zweiten Gruppe gehören, sollten Sie sich eines klarmachen: In vier Tagen wird nichts Schlimmes passieren. Entweder fällt es Ihnen ganz leicht, mit dem Rauchen aufzuhören, oder nicht. Wenn Sie scheitern, sind Sie nicht schlechter dran als jetzt. Sie haben wirklich nichts zu verlieren, also können Sie getrost weiterlesen und dabei weiterrauchen und die Anweisungen befolgen, auch wenn es lediglich aus Neugier ist oder sogar nur, um meine Behauptungen zu widerlegen.

Wir müssen sicherstellen, dass die gesamte Gehirnwäsche rückgängig gemacht wird und dass das große Monster wirklich und wahrhaftig tot ist, wenn Sie Ihre letzte Zigarette rauchen oder Ihre letzte Dosis Nikotin zu sich nehmen. Das können wir nur erreichen, wenn Sie alle Anweisungen befolgen. Die Methode funktioniert so ähnlich wie die Kombination, mit der sich ein Safe öffnen lässt. Ich könnte Ihnen alle Zahlen verraten, aber wenn Sie eine auslassen oder sie nicht in der richtigen Reihenfolge eingeben, bleibt der Safe fest verschlossen. Bei dieser Anweisung gibt es nur eine einzige Ausnahme: Ob Sie die Easyway-Methode in vier, drei, zwei oder sogar nur einem Tag absolvieren möchten, können Sie selbst entscheiden. Solange Sie das Buch wirklich komplett durchlesen und sämtliche Anweisungen befolgen, werden Sie Erfolg haben.

Kapitel drei

Der Mythos

MITTLERWEILE SOLLTEN SIE ERKANNT HABEN, DASS SIE NUR RAUCHEN, UM DAS KLEINE MONSTER ZUFRIEDENZUSTELLEN, DAS ENTSTANDEN IST, ALS SIE IHRE ERSTE ZIGARETTE RAUCHTEN. NUR WEIL EIN GROSSES MONSTER IN IHREM KOPF DIE SCHREIE DES KLEINEN MONSTERS ALS »ICH WILL EINE ZIGARETTE« DEUTET, MEINEN SIE, DAS RAUCHEN KÖNNE IHR VERLANGEN STILLEN. IM NÄCHSTEN SCHRITT WERDEN SIE ERKENNEN, DASS SIE EINER GEHIRNWÄSCHE AUSGESETZT WAREN.

Die Gehirnwäsche betrifft uns alle

Sowohl Raucher als auch Nichtraucher werden durch Gehirnwäsche dazu gebracht, an einen Mythos zu glauben. Diese Gehirnwäsche ist unerbittlich und wirkt ab dem Tag unserer Geburt auf uns ein. Sie wird in unterschiedlicher Weise von vielen Stellen ausgeübt und kaum jemals infrage gestellt. Durch diese Gehirnwäsche entsteht der Mythos, dass Rauchen ein Genuss ist oder einen Vorteil bietet.

Die Gehirnwäsche ist so allgegenwärtig, dass selbst Nichtraucher daran glauben. Auch wer noch nie geraucht hat und kein Interesse daran zeigt, ist meist überzeugt davon, dass Rauchen irgendwie entspannend oder stresslindernd wirkt. Das kann man diesen Nichtrauchern nicht verdenken, denn sie fragen sich zu Recht:

»Wieso sollten Raucher die Gefahren und Nachteile des Rauchens auf sich nehmen, wenn es keinerlei Vorteil bringt?«

Selbst Raucher, die angeblich nur zum Vergnügen rauchen, sind leicht zu durchschauen. Damit meine ich Raucher, die nur ein paar Zigaretten am Tag rauchen. Es scheint, als hätten sie alles im Griff und könnten frei entscheiden, wo und wann sie rauchen – im Gegensatz zu Kettenrauchern, die sich sofort die nächste anstecken, wenn sie eine Zigarette ausgedrückt haben.

Diese Gelegenheitsraucher stecken jedoch in genau der gleichen Falle, das wissen sie selbst am besten. Sie behaupten nur zu gerne, sie könnten, wenn es sein müsse, tagelang ohne Zigarette auskommen. Doch wieso sollten sie das tun, wenn sie Rauchen für echten Genuss oder einen echten Vorteil halten?

Viele Menschen treiben gerne Sport. Allerdings würden sie sich niemals damit brüsten, wie lange sie es ohne Sport aushalten können.

Im Gegenteil, sie würden am liebsten ständig aktiv sein, weil Sport ihnen Vergnügen bereitet und sie sich dabei gut fühlen. Bewegung ist für sie ein echter Genuss. Raucher versuchen dagegen stets, das Verlangen nach Zigaretten zu unterdrücken. Was ist das für ein Genuss? Solange Sie das Rauchen als Genuss oder Vorteil betrachten, wird Ihnen das Aufhören unweigerlich schwerfallen. Sobald Sie jedoch erkennen, dass jeglicher vermeintliche Genuss oder Vorteil nur eine Illusion ist, die durch das Zusammenwirken von Gehirnwäsche und Sucht entsteht, wird das Aufhören ganz einfach und angenehm.

Die Illusion von Genuss

Wir alle kennen die Fallstricke des Rauchens. Von klein auf predigt man uns neben der Gehirnwäsche auch, welche gesundheitlichen Gefahren es mit sich bringt, doch das hindert uns nicht daran, eine Zigarette zu probieren. Die negative Darstellung verstärkt den Mythos zusätzlich. Dass Rauchen riskant ist, ein Tabu, rebellisch … genau das veranlasst uns dazu, die gefährliche erste Zigarette zu rauchen. Mit dem Geschmack oder Geruch der Zigarette hat das rein gar nichts zu tun.

Fragt man jedoch einen Jugendlichen, warum er mit dem Rauchen angefangen hat, wird er behaupten, dass er es gerne tut. Danach sieht es allerdings gar nicht aus, wenn die jungen Leute husten, spucken und fast würgen müssen, weil der Qualm ihnen versehentlich in die Lunge gerät.

Nach ein paar Wochen, wenn sie wie alte Hasen inhalieren, werden sie dann beteuern, dass sie Geschmack und Geruch mögen. Diesmal entspricht das der Wahrheit. Sie glauben tatsächlich, dass sie Geschmack am Rauchen gefunden haben. In Wirklichkeit jedoch haben sie sich lediglich an den abscheulichen Geschmack, Geruch und die Wirkung auf die Lunge gewöhnt.

Wiederum wenige Wochen später werden sie auf die gleiche Frage antworten, dass Rauchen sie entspannt, ihre Konzentration fördert und ihnen Selbstvertrauen gibt. In sehr kurzer Zeit hat sich ihre Sicht auf das Rauchen entscheidend verändert: Anfangs schmeckte und roch es ekelhaft, jetzt schmeckt und riecht es gut und bietet ihnen einen Vorteil. Der Mythos ist fest in ihrem Kopf verankert, und sie sind stolz darauf, als Raucher zu gelten.

Doch auch das ist nicht von Dauer. Würde man diese jungen Leute ein paar Jahre später noch einmal befragen, würden sie eher abwiegeln und behaupten, Rauchen sei für sie einfach eine Angewohnheit. Diese Antwort verrät, dass sie sich schämen und hilflos fühlen. Sie wissen mittlerweile, dass Rauchen nichts Gutes an sich hat, nichts, auf das man stolz sein könnte. Es kostet sie eine Menge Geld, und sie merken allmählich, wie es ihrer Gesundheit und ihren zwischenmenschlichen Beziehungen schadet, doch sie haben auch festgestellt, dass sie damit einfach nicht aufhören können. Immer, wenn sie die Willenskraft aufbrachten, einen Aufhörversuch zu starten, fühlten sie sich elend und unglücklich und rauchten schließlich doch wieder.

Könnte die Fliege die Falle erkennen, bevor sie in die Kannenpflanze hinabrutscht, würde sie wegfliegen. Sie selbst haben diese Möglichkeit. Nutzen Sie sie!

Die Ausreden für das Rauchen mögen sich ändern, doch der wahre Grund bleibt immer gleich. Auch in der Phase, in der Rauchen ganz offensichtlich keinen Genuss oder Vorteil verschafft, rauchen Sie weiter, um das Gefühl der Leere und Unsicherheit aufzuheben, das die erste Zigarette ausgelöst hat. Doch dieses Gefühl werden Sie nicht los, es wird mit jeder Zigarette nur noch stärker.

JEDE ZIGARETTE ENTFACHT DAS VERLANGEN ERNEUT UND SORGT DAFÜR, DASS SIE ES ZEIT IHRES LEBENS NICHT MEHR LOSWERDEN.

Sie können das Verlangen nur stoppen, wenn Sie das kleine Monster nicht mehr füttern. Dann stirbt es sehr bald, und das körperliche Unbehagen nimmt ein Ende. Es gibt zwei Möglichkeiten, das kleine Monster zu töten, eine einfache und eine schwierige. Wenn Sie zuerst das große Monster töten, ist das Aufhören ganz leicht.

Ihre Überlebensausrüstung

Denken Sie einmal zurück an die erste Zigarette, die Sie jemals geraucht haben. Sicher wurden Sie damals von sämtlichen Instinkten davor gewarnt, doch irgendetwas in Ihrem Kopf hat Sie dazu gebracht, dennoch zu rauchen. Hätten Sie auf Ihre Instinkte gehört, wären Sie jetzt nicht in dieser misslichen Lage.

Der menschliche Körper ist eine unglaubliche Maschine. Er ist außerordentlich belastbar. Wir setzen unseren Körper allen möglichen Giften aus – Nikotin, Alkohol, Zucker und so weiter –, doch er arbeitet tapfer weiter, und wenn Sie irgendwann beschließen, besser auf sich zu achten und ein gesünderes Leben zu führen, erholt er sich außerordentlich schnell. Dann geht es übrigens nicht nur dem Körper besser. Die Lebensweise wirkt sich auch auf die Psyche aus. Wenn Sie gesund essen und sich regelmäßig bewegen, fühlen Sie sich sowohl körperlich als auch psychisch besser. Im Umkehrschluss gilt: Behandeln Sie den Körper schlecht, leidet auch der Geist. Die Natur hat Ihnen eine bemerkenswerte Überlebensausrüstung mitgegeben, nämlich eine Vielzahl von Reflexen wie Angst, Schmerz, Müdigkeit und so weiter, die allesamt dazu beitragen, dass Sie am Leben bleiben. Paradoxerweise betrachten wir diese Empfindungen häufig als Schwäche. Dabei könnten wir ohne sie nicht sehr lange bestehen.

So wird Angst beispielsweise oft mit Feigheit gleichgesetzt – obwohl man ohne Angst blindlings in tödliche Gefahren wie Feuer, große Höhe oder tiefe Gewässer geraten würde. Instinktive Angst trägt dazu bei, dass wir Gefahren aus dem Weg gehen. Wenn wir bedroht werden, versetzt uns unsere Angst in den Überlebensmodus: Kampf, Flucht oder Erstarren. Ohne diesen Instinkt hätten unsere Vorfahren nicht überlebt.

Raucher behaupten oft, sie bräuchten Zigaretten, um ihre Nerven zu beruhigen. Dabei übersehen sie nicht nur, dass das Rauchen die Nervosität noch verschlimmert, sondern auch die Tatsache, dass die Nerven zur Überlebensausrüstung gehören. Wenn Sie zusammenschrecken, weil eine Tür zuknallt, reagieren Sie damit genauso instinktiv wie Vögel, die von den Bäumen aufsteigen, wenn ein Schuss ertönt. Vielleicht haben Sie den Eindruck, dass Sie auf unverhoffte Geräusche übertrieben stark reagieren. Wenn Sie mit dem Rauchen aufgehört haben, werden Sie feststellen, dass Ihre Nerven weitaus belastbarer sind. Andere Instinkte wie Müdigkeit und Schmerzen werden von uns oft mit Koffein und Schmerzmitteln unterdrückt. Damit missachten wir Warnhinweise. Mit Müdigkeit zeigt Ihnen der Körper, dass Sie Ruhe brauchen. Schmerz soll Ihnen deutlich machen, dass Ihr Körper angegriffen wird und Sie die Ursache bekämpfen müssen, statt Arzneimittel gegen die Symptome einzunehmen.

In der modernen Medizin werden leider oft nur die Symptome und nicht die Ursachen angegangen. Damit kann nicht nur die Ursache weiterhin bestehen, sodass die Schmerzen immer schlimmer werden, sondern wir entwickeln auch eine Toleranz gegenüber den Medikamenten und brauchen folglich immer höhere Dosen, um die gewünschte Wirkung zu erzielen. Diese Abwärtsspirale gilt bei jedem Medikament und jeder Droge, auch bei Nikotin.

Ihre Sinne sind ein wichtiger Teil Ihrer Überlebensausrüstung, und bei dieser allerersten Zigarette hat Ihr Geschmacks- und Geruchsempfinden förmlich darum gefleht, dass Sie damit aufhören. Ihre Sinne haben Gift wahrgenommen und Ihnen durch die starke Abscheu signalisiert: »FINGER WEG!«

Mit diesen lebensrettenden Hilfsmitteln ist nicht nur der Mensch, sondern das gesamte Tierreich ausgestattet, doch während alle anderen Tiere die Warnhinweise beachten, setzen wir uns darüber hinweg. Was meinen Sie, warum das so ist?

Wer hat das Kommando?

Ein Merkmal unterscheidet den Menschen vom Rest des Tierreichs: der Intellekt. Auch dieser ist ein wunderbares Werkzeug. Mit unserem Verstand können wir Urteile fällen, die sich nicht nur auf das Hier und Jetzt stützen, sondern auch auf Erfahrungen aus der Vergangenheit und sogar auf Erfahrungen anderer. Außerdem können wir damit Zukünftiges vorhersagen, indem wir unsere Erfahrung auf hypothetische Situationen übertragen und uns diese bildlich vorstellen.

Durch dieses unglaubliche Werkzeug ist es uns gelungen, hoch entwickelte Zivilisationen mit bemerkenswerter Architektur, Kunst, Literatur, Musik, Philosophie, Sport und Wissenschaft zu erschaffen. Wir müssen nicht mehr nach Nahrung suchen, mühsam Brennstoff zum Heizen sammeln oder uns gegen Raubtiere zur Wehr setzen. Wir können unser Wissen an die folgenden Generationen weitergeben, sodass sich Technologien und Ideen ständig weiterentwickeln.

Allerdings hat uns unser Verstand auch in die Katastrophe geführt. Kriege, Waffen, Drogen, Sklaverei, Vorurteile und Mord sind Produkte des menschlichen Verstands. Den Stolz auf unseren Intellekt und den Glauben an die Kraft der menschlichen Vernunft hat das jedoch nicht geschwächt. Und wenn sich Intellekt und Instinkte widersprechen, hören wir auf unseren Intellekt.

Das Problem beginnt schon bei der Geburt, die wir als großen Schock erleben, sodass wir uns an unsere Mutter klammern, um uns geborgen zu fühlen. In der Kindheit trösten uns die Eltern mit Märchen und anderen Fantasiegestalten: der Zahnfee, dem Osterhasen, dem Weihnachtsmann …

Eines Tages stellen wir jedoch fest, dass diese Fantasiegeschöpfe gar nicht existieren. Wir sehen unsere Eltern mit anderen Augen. Uns dämmert allmählich, dass sie nicht so unendlich stark sind, wie wir immer dachten, sondern fehlbar, mit Schwächen und Ängsten genau wie wir selbst.

Diese Desillusionierung hinterlässt eine Lücke, ein Gefühl der Leere und Unsicherheit, das wir instinktiv beheben wollen. Um die Lücke zu füllen, lassen wir andere Menschen in unser Leben, und diese bringen neue Einflüsse mit sich. Wir suchen nach Menschen, die das Selbstvertrauen ausstrahlen, nach dem wir uns sehnen: Rockstars, Filmstars, Sportstars, Fernsehstars, Models. Wir nehmen uns diese Menschen zum Vorbild und kopieren ihr Verhalten in der Hoffnung, so zu werden wie sie – oder so, wie wir sie wahrnehmen. Wenn unsere Vorbilder sich die Haare färben, färben wir die unseren ebenfalls. Wenn sie in Clubs gehen, gehen wir in die gleichen Clubs. Wenn sie trinken, trinken wir auch. Wenn sie rauchen, rauchen auch wir.

Das hat zur Folge, dass wir selbst keine eigenständigen, starken, selbstsicheren und individuellen Personen werden, sondern Fans, die sich leicht beeindrucken und beeinflussen lassen. Unsere Unsicherheit soll man uns allerdings nicht anmerken, wir wollen selbstbewusst, beherrscht, erwachsen, reif und selbstsicher wirken. Also kopieren wir die Angewohnheiten anderer Leute, die uns selbstbewusst erscheinen. Wir finden, dass sie cool wirken, wenn sie rauchen und trinken, und wissen, dass Rauchen und Trinken »erwachsen« sind, weil die gesetzlichen Vorschriften das nahelegen und man uns das schon immer vermittelt hat.

Deshalb ist Rauchen für uns ein schneller Weg zum Erwachsenwerden. Alles, was wir jemals darüber gehört haben, auch die vielen Warnungen, lässt keinen Zweifel daran, dass Rauchen ein Initiationsritus ist.

Der Wunsch nach Sicherheit ist ein Instinkt. Die Überzeugung, dass Rauchen Sicherheit bietet, hat der Intellekt geschaffen. Sie ist ein Mythos, der durch eine lebenslange Gehirnwäsche entstanden ist. Wir Menschen haben nicht nur die unglaubliche Fähigkeit, Informationen zu übermitteln und aufzunehmen, sondern können genauso gut Fehlinformationen übermitteln und aufnehmen.

Wenn Sie die allererste Zigarette rauchen, bemühen sich Ihre Instinkte nach Kräften, Sie daran zu hindern. Ihre Geschmacks- und Geruchssinne schreien: »GIFT! NICHT ANRÜHREN!!!«

Wenn Sie trotzdem rauchen, kommen andere Reflexe ins Spiel. Sie husten und müssen vielleicht sogar erbrechen, weil Ihr Körper versucht, das Gift wieder von sich zu geben. Sofern Sie dennoch weiterrauchen, setzt das einen weiteren ausgeklügelten Prozess in Gang: Sie entwickeln eine Toleranz gegenüber dem Gift, damit Ihre Sinne nicht mehr so heftig auf Geschmack und Geruch reagieren. Während Raucher davon ausgehen, dass sie sich an den Geschmack gewöhnt haben, haben sie sich in Wirklichkeit Geschmack abgewöhnt, indem sie ihr natürliches Warnsystem ausschalteten.

Diesen traumatischen Vorgang haben Sie selbst ausgelöst, weil Sie meinten, dass Rauchen es wert sei. Die Gehirnwäsche hat Sie zu der Überzeugung verleitet, dass Coolness und Selbstvertrauen winken. Wenn Sie meinen, Sie hätten sich an den Geschmack gewöhnt, hängen Sie bereits fest am Haken und werden durch den Kreislauf der Sucht immer tiefer in die Falle gezogen. Ihnen winkt lediglich das elende Leben eines Rauchers.

Der Unterschied zwischen Instinkt und Intellekt

Hätten Sie nicht auf Ihren Intellekt, sondern auf Ihren Instinkt vertraut, dann hätten Sie diese erste Zigarette nie geraucht. Wie so viele Menschen haben Sie sich anders entschieden, doch es ist noch nicht zu spät.

Ich habe bereits erwähnt, dass die meisten Zigaretten vollkommen unbewusst geraucht werden. Somit könnte man das Rauchen für einen instinktiven Reflex halten, doch es ist keineswegs ein natürlicher Instinkt, der zu Ihrer Überlebensausrüstung gehört. Dieser Reflex ist durch die Gehirnwäsche entstanden. Wenn wir etwas oft genug tun, wird das Gehirn neu verdrahtet.

Wie also können wir natürliche Überlebensinstinkte von

der unnatürlichen Reaktion auf eine Gehirnwäsche unterscheiden? Hier kommt es darauf an, Fakten von Fiktion zu trennen.

Durch die Gehirnwäsche entsteht in Ihrem Kopf die Überzeugung, dass das Rauchen Genuss oder einen Vorteil bringt. Der Kreislauf der Sucht, in dem jede Zigarette das Verlangen, das die vorherige ausgelöst hat, ein wenig lindert, macht Ihnen weis, dass Sie beim Rauchen Freude oder ein angenehmes Gefühl verspüren. Doch Sie wissen ja bereits, dass das auch nicht angenehmer ist als die Erleichterung, wenn man endlich zu enge Schuhe ausziehen kann. Sie könnten natürlich einwenden, dass es schließlich keine Rolle spielt, ob der Genuss beim Rauchen tatsächlich vorhanden oder nur Einbildung ist. Aber würden Sie dem Dieb, der Ihnen zehn von den heimlich gestohlenen 100 Euro schenkt, immer noch dankbar sein, wenn Sie herausgefunden haben, wie er Sie hereingelegt hat? Natürlich nicht.

Der Unterschied ist deshalb wichtig, weil das Rauchen das genaue Gegenteil von dem bewirkt, was Sie glauben.

RAUCHEN MACHT ALLE RAUCHER
UNGLÜCKLICH. WIE UNGLÜCKLICH,
MERKEN SIE ALLERDINGS ERST,
WENN SIE AUFGEHÖRT HABEN.

Wenn die Täuschung Sie wirklich glücklich machen würde, könnten Sie einwenden, dass sie Ihnen das viele Geld und die Gefahren für die Gesundheit wert ist. Aber Rauchen macht nicht glücklich. Es führt zu Reizbarkeit, Selbsthass und Angst. Und je mehr Sie rauchen, desto schlechter fühlen Sie sich.

Wird ein echter Instinkt wie Hunger oder Durst befriedigt, empfindet man echten Genuss und ein dauerhaftes Gefühl von Zufriedenheit und Wohlbefinden. Rauchen dagegen verschafft nur vorübergehend ein wenig Erleichterung, auf die schon bald Unsicherheit und Leere folgen. Diese Leere wird durch genau das hervorgerufen, was eigentlich dagegen helfen sollte. Trotzdem greifen Sie immer wieder zur Zigarette, weil Sie dem Mythos Glauben schenken. Diese künstlich geschaffene Lücke verschwindet nur dann, wenn die Sucht verschwindet.

Dabei ist es im Grunde unglaublich einfach, die Gehirnwäsche zu durchschauen, damit Sie echte, instinktive Fakten von intellektuellen Fiktionen unterscheiden können, die durch die Gehirnwäsche entstanden sind. Dazu müssen Sie lediglich Ihren Intellekt in die richtige Richtung lenken und mit seiner Hilfe falsche Antworten durch richtige ersetzen.

Die Wahrnehmung ändern

Sie können den Mythos leichter durchschauen, wenn Sie Ihre Sucht mit den Augen eines Nichtrauchers betrachten. Sie bekommen eine Vorstellung davon, wie Sie auf andere wirken, wenn Sie sich vor Augen führen, wie Sie selbst einen Heroinsüchtigen sehen. Mit Ausnahme der wenigen Raucher, die gleichzeitig auch heroinsüchtig sind, erkennen Raucher ohne Weiteres, dass Heroin den Junkies rein gar nichts bringt und dass sie die Droge weder brauchen noch wollen. Davon müssen sie sich nicht immer wieder selbst überzeugen.

Übung: MAN SIEHT, WAS MAN GLAUBT

Diese einfache Übung zeigt, wie leicht sich Ihr Gehirn neu programmieren lässt, wenn Sie den Intellekt richtig einsetzen. Betrachten Sie das folgende Bild ganz unvoreingenommen – was erkennen Sie?

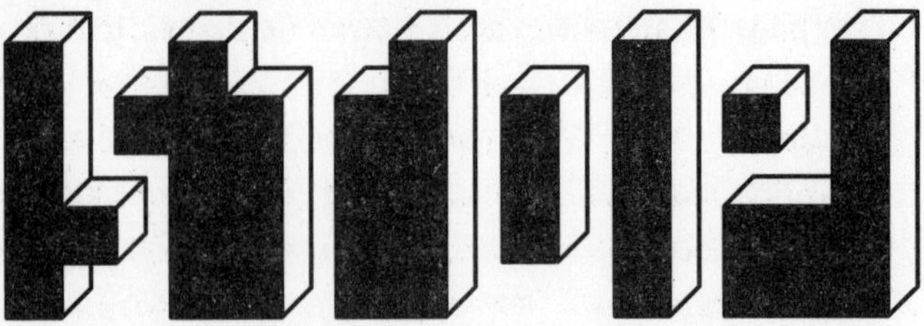

Auf den ersten Blick sieht man nur sieben schwarze Klötze mit Ausbuchtungen und Einkerbungen. Konzentriert man sich jedoch auf die weißen Zwischenräume, erkennt man das Wort STOP.

Auf den ersten Blick nehmen Sie vielleicht nur ein paar willkürlich angeordnete schwarze Klötze wahr. Schieben Sie das Buch nun langsam immer weiter weg und konzentrieren Sie sich auf die weißen Zwischenräume zwischen den Formen. Erkennen Sie etwas? Wenn nicht, kneifen Sie die Augen ein wenig zusammen.

Sie sollten das Wort »STOP« wahrnehmen. Halten Sie

das Buch jetzt wieder dichter vor die Augen. Nun müsste das Wort immer noch zu sehen sein. Es ist ganz offensichtlich, oder etwa nicht? Weshalb sieht man es dann nicht auf den ersten Blick?

Ihr Intellekt hat gelernt, dass wichtiger Text in einem Buch schwarz auf weiß abgedruckt ist, deshalb achten Sie anfangs instinktiv auf die Anordnung der schwarzen Formen. Sie müssen Ihren Intellekt lediglich so umprogrammieren, dass er auf die weißen Formen achtet, dann können Sie die Botschaft schnell entschlüsseln.

Sobald Sie »STOP« einmal entziffert haben, werden Sie dieses Wort in der Abbildung immer wieder erkennen. Ihr Gehirn weiß genau, dass es dort steht, und Sie können ihm nicht weismachen, dass es nicht da ist. Genauso verhält es sich, wenn Sie den Mythos durchschauen und die Wahrheit über das Rauchen erkennen – nämlich dass es Ihnen keinerlei Vorteil bringt. Sobald Sie die Wahrheit kennen, können Sie Ihr Gehirn nicht mehr dazu bringen, den Mythos zu glauben.

Warum also haben Heroinsüchtige wohl so ein großes Verlangen nach der Droge? Beneiden Sie sie darum? Oder danken Sie dem Himmel, dass Sie nicht die gleiche Hölle durchmachen müssen? Würden Sie nicht jedem Junkie dazu raten, seine Sucht zu beenden? Warum nur sehen die Heroinsüchtigen ihre missliche Lage nicht genauso wie Sie? Könnte es daran liegen, dass die Droge ihre Wahrnehmung verzerrt hat?

Nun sollten Sie sich eines klarmachen: Genauso denken

Nichtraucher über Sie und Ihre missliche Lage, denn sie wissen, dass es keinen Genuss gibt, sondern dass Rauchen nur noch unsicherer, unentspannter und unkonzentrierter macht. Bei Nichtrauchern ist die Wahrnehmung nicht durch eine Droge verzerrt, deshalb sehen sie die Fakten so klar, wie Sie selbst gerade das Wort STOP gesehen haben.

Wenn Sie sich immer noch an den Mythos klammern, dass das Rauchen Ihnen Genuss oder einen Vorteil verschafft, ist es höchste Zeit, Ihre Wahrnehmung zu ändern. Der erste Tag neigt sich dem Ende zu, und mittlerweile sollten Sie Ihre Sucht bereits in einem anderen Licht sehen. Allerdings reicht es nicht, dass Ihnen alles, was ich bisher erläutert habe, logisch erscheint.

SIE MÜSSEN ES AKZEPTIEREN.

Das bedeutet, dass Sie alles infrage stellen, was Sie für wahr halten, auch das, was Sie von mir gehört haben, und es sorgfältig prüfen, bis Sie die Wahrheit genauso deutlich sehen wie das Wort STOP in der Abbildung. Damit kommen wir zur zweiten Anweisung.

ZWEITE ANWEISUNG: BLEIBEN SIE AUFGESCHLOSSEN!

Vielleicht halten Sie sich für aufgeschlossen. Doch das Gehirn lässt sich leicht dazu verleiten, etwas Falsches zu glauben. Sobald wir von etwas überzeugt sind, blenden wir meist alles aus, was dieser Überzeugung widerspricht.

Diese Eigenschaft des menschlichen Intellekts macht sich die Nikotinfalle zunutze. Fakten und Fiktion können Sie nur dann unterscheiden, wenn Sie Ihre Überzeugungen unvoreingenommen infrage stellen.

In der letzten Sitzung des Tages werden wir alle restlichen Zweifel ausräumen, damit Sie heute nicht nur verstehen, sondern uneingeschränkt davon überzeugt sind, dass der Mythos falsch ist und die Wahrheit eindeutig lautet:

RAUCHEN BRINGT IHNEN KEINERLEI VORTEIL.

Übung: EINE KLASSISCHE OPTISCHE TÄUSCHUNG

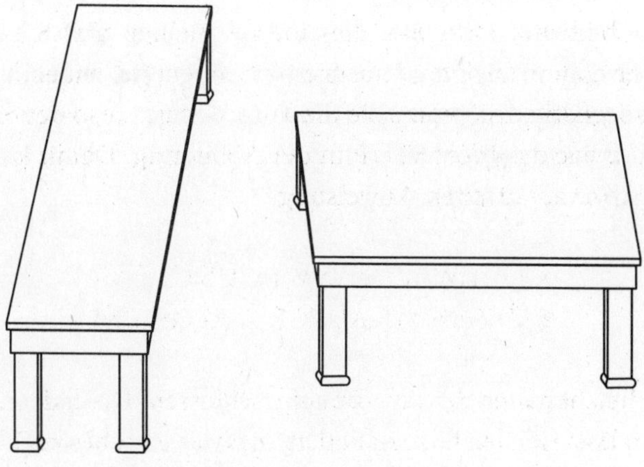

Ein schmaler Tisch wirkt länger als ein nahezu quadratischer Tisch, dabei sind beide Tische exakt gleich lang.

Optische Täuschungen können Spaß machen, es sei denn, sie halten Sie in einer Falle gefangen. Schauen Sie sich die beiden Tische an. Welcher ist länger, A oder B?

Tisch A

Tisch B

Messen Sie die Tische nun mit einem Lineal nach. Erstaunlich, nicht wahr?

Es handelt sich um eine berühmte optische Täuschung, bei der die Tische so gezeichnet werden, dass ihre Maße sehr unterschiedlich wirken, obwohl sie identisch sind. Hätte ich Sie nicht zum Nachmessen aufgefordert, wären Sie weiter davon ausgegangen, dass sie unterschiedlich groß sind.

Probieren Sie jetzt Folgendes: Schauen Sie sich die Tische noch einmal an und versuchen Sie, sich einzureden, dass sie unterschiedlich groß sind.

Unmöglich, nicht wahr?

Kapitel vier

Erste Schritte Richtung Freiheit

SIE FRAGEN SICH VIELLEICHT, WIE SIE DIE GEHIRNWÄSCHE, DER SIE SCHON EIN LEBEN LANG AUSGESETZT SIND, IN NUR VIER TAGEN RÜCKGÄNGIG MACHEN SOLLEN. KEINE SORGE, IN UNSEREN LIVE-SEMINAREN GELINGT UNS DAS IN DER REGEL IN ETWA FÜNF STUNDEN. DA SIE KEIN SOLIDES FUNDAMENT HAT, FÄLLT DIE GEHIRNWÄSCHE IM HANDUMDREHEN IN SICH ZUSAMMEN WIE EIN KARTENHAUS. SIE MÜSSEN IHR LEDIGLICH EINEN STOSS VERSETZEN.

Schluss mit dem Hin und Her

Damit das Verlangen nach Zigaretten verschwindet, müssen Sie nur umdenken. Wir werden jetzt einige einfache Schritte durchführen.

1. Ermitteln, was an Ihrer aktuellen Sichtweise falsch ist.
2. Ihre fehlerhafte Sichtweise korrigieren.
3. Mithilfe von Logik und Verstand die Gehirnwäsche rückgängig machen.

Logik und Verstand sind Ihr Dynamit. Wenn Sie damit gegen Ihre Gründe für das Rauchen vorgehen, bricht die gesamte Argumentation zusammen, und jegliches Verlangen nach Zigaretten erlischt. Leider setzen Raucher nicht auf Logik und Verstand, weil die Sucht ihre Wahrnehmung der Realität verzerrt.

Diese Methode hilft Ihnen, Logik und Verstand anzuwenden. Es ist ganz einfach. Easyway hilft Ihnen, die Lunte anzuzünden und die Gehirnwäsche zum Einsturz zu bringen.

Wir wollen Ihnen dabei helfen, DAUERHAFT aufzuhören. Wie oft haben Sie sich schon geschworen, mit dem Rauchen Schluss zu machen, sind dann jedoch wieder in die Falle geraten?

Fast alle Raucher starten immer wieder einen Aufhörversuch und fangen irgendwann doch wieder an. Nichtraucher können das nicht nachvollziehen. Wenn jemand gerne raucht, wieso versucht er dann ständig, damit aufzuhören? Und wenn er nicht gerne raucht, warum fängt er dann immer wieder damit an?

Die Falle, in die Sie immer wieder geraten, ist nicht mit einer sichtbaren Falle zu vergleichen. Wenn Sie schon einmal in eine Grube mit abgestandenem Wasser gestürzt wären, würden Sie sich in Zukunft von dieser Grube fernhalten, oder etwa nicht? Die Nikotinfalle ist eine rein psychische Falle, die auf Illusionen beruht.

Raucher, die aufhören und dann wieder anfangen, haben die Illusion nicht durchschaut.

Alle Raucher würden liebend gerne aufhören. Deshalb

versuchen sie es immer wieder. Sie kennen nicht nur die vielen logischen Gründe, die gegen das Rauchen sprechen – Gesundheitsrisiken, Kosten, Geruch und so weiter –, sondern wissen auch, dass es nicht glücklich macht. Im Gegenteil, es vermittelt das Gefühl, ein jämmerlicher Sklave zu sein.

Dennoch werden die Raucher, die aufhören und wieder anfangen, das Verlangen nach Zigaretten niemals los. Sie haben den Mythos nicht durchschaut, sondern lassen sich nach wie vor von der Illusion täuschen, wie jemand, der das Wort STOP nicht erkennt, weil er nur auf die schwarzen Formen achtet. Das ist genauso unlogisch, als würde man einen Vorteil darin sehen, sich in eine Grube mit abgestandenem Wasser zu stürzen. Doch die Sucht ist stärker als die Logik.

Möchten Sie Nichtraucher werden? Dann müssen Sie den einen entscheidenden Unterschied zwischen Rauchern und Nichtrauchern erkennen. Schließlich sind auch Nichtraucher nicht von der Gehirnwäsche verschont geblieben – ganz im Gegenteil.

Dass sie nicht süchtig sind, haben sie nicht ihrer Willenskraft zu verdanken – als Nichtraucher braucht man keine Willenskraft. Auch sind sie nicht anders veranlagt – die Gene spielen beim Rauchen keine Rolle. Der einzige Unterschied besteht darin, dass Nichtraucher nie das Verlangen nach Zigaretten haben.

Wer nach dem Aufhören immer noch rauchen möchte, verspürt Verzicht, weil er es nicht darf. Das Gefühl des Verzichts muss mit Willenskraft bekämpft werden, und wenn die Willenskraft nachlässt, besteht zeitlebens die Gefahr, wieder in die Falle zu geraten.

Verschwindet jedoch das Verlangen nach Zigaretten, werden Sie

EINFACH, SCHNELL UND MÜHELOS

ein glücklicher Nichtraucher.

Dazu brauchen Sie keine Willenskraft.

Wer noch nie geraucht hat, verspürt kein Verlangen danach, könnte jedoch durchaus versucht sein, es einmal auszuprobieren. Schließlich sind auch Nichtraucher der unablässigen Gehirnwäsche ausgesetzt und glauben deshalb oft, dass Rauchen irgendwie Genuss oder einen Vorteil bringen muss. Da ihr Verstand jedoch nicht von der Nikotinsucht kontrolliert wird, können sie sich aus logischen Gründen gegen den größten Killer der Welt entscheiden.

Wer mit Easyway ein glücklicher Nichtraucher wird, hat ebenfalls kein Verlangen nach Zigaretten mehr. Allerdings haben Ex-Raucher einen Vorteil gegenüber all jenen, die noch nie geraucht haben, denn sie wissen, dass Rauchen keinerlei Genuss oder Vorteil bringt, und mussten nicht ihren Verstand einsetzen, um der Versuchung zu widerstehen.

EASYWAY STELLT DIE VERSUCHUNG DES RAUCHENS VOLLSTÄNDIG AB.

Wenn Sie ganz genau wissen, dass das Rauchen Ihnen rein gar nichts bringt, verschwindet jegliches Verlangen. Sobald Sie den Mythos durchschauen, besteht keine Gefahr mehr, dass Sie wieder in die Falle geraten. Wenn Sie frei sind, werden Sie eher wieder an den Weihnachtsmann glauben, als wieder in die Falle zu tappen. Dazu müssen Sie lediglich die Anweisungen befolgen.

Harte Drogen

Obwohl Zigaretten für weitaus mehr Todesfälle verantwortlich sind als Heroin, gilt Heroin als harte Droge und Nikotin als Genussmittel. Damit will ich Ihnen nicht raten, Heroin zu nehmen, und selbst wenn ich das täte, würden Sie meinen Ratschlag sicherlich nicht befolgen. Höchstwahrscheinlich würden Sie das Buch wegwerfen und mich als verrückt bezeichnen.

Wir reden hier von einer äußerst gefährlichen Droge, mit der ein Vermögen verdient wird, und damit die Einnahmen stetig fließen, wird die Sucht der Kunden gezielt gefördert. Die Droge macht sehr schnell süchtig, und wer sie einmal ausprobiert, hängt meist sofort am Haken und kommt für den Rest des Lebens nicht mehr davon los.

Außerdem ist diese Droge sehr teuer: Süchtige geben dafür im Laufe ihres Lebens durchschnittlich mehr als 100 000 Euro aus. Die Kosten schrecken sie jedoch nicht ab – selbst wenn sie dafür andere Einschränkungen in Kauf nehmen müssen, ist für die Droge immer genug Geld da.

Der Konsum der Droge macht Sie immer träger, kurzatmiger und anfälliger für die verschiedensten Krankheiten, weil Ihr Immunsystem geschwächt wird. Noch dazu werden unbemerkt Ihr Nervensystem, Ihr Mut, Ihr Selbstvertrauen und Ihr Konzentrationsvermögen zerstört. Sie verachten sich dafür, dass Sie von so etwas Abscheulichem versklavt werden, doch je schlechter es Ihnen geht, desto mehr sind Sie auf die Droge angewiesen.

Und was bringt Ihnen diese Droge? Rein gar nichts.

Nicht das Geringste.

Noch ein paar Fakten: Die Droge schmeckt schrecklich, verursacht Mundgeruch, gelbe Zähne, Keuchen, Husten, Scham- und Schuldgefühle und tötet weltweit sieben Millionen Menschen pro Jahr.

Ganz richtig, die Rede ist nicht von Heroin, sondern von Nikotin. Würden Sie mir eine Droge mit dieser Beschreibung abkaufen? Oder würden Sie mir genauso schnell die Tür vor der Nase zuschlagen, wie wenn ich Ihnen Heroin andrehen wollte? Wer gibt schon freiwillig ein Vermögen aus, um dieses Elend zu erleben?

Wie abscheulich, erbärmlich und todbringend die Heroinsucht ist, erkennen wir ohne Weiteres, doch unser Bild vom Rauchen oder Dampfen ist verzerrt. Deshalb müssen wir dafür sorgen, dass Sie Ihre Sucht genauso realistisch sehen können wie die Lage des Heroinsüchtigen. Das gelingt nur, wenn Sie sich von der gängigen Sichtweise lösen. Heroin verbinden Sie auf Anhieb mit Sucht, Sklaverei, Armut, Elend, Unglück, Schmutz und Tod, weil man niemals mit Bildern von glücklichen, lachenden Heroinsüchtigen bombardiert wird. Raucher hingegen werden als cool, beherrscht, stylish und attraktiv dargestellt. Das impliziert, dass diese Raucher glücklich sind, weil sie rauchen.

Diese Illusion müssen Sie unbedingt durchschauen. Es reicht nicht, wenn Sie sich einreden, dass sie falsch ist; Sie wissen, dass sie falsch ist, weil Sie wissen, wie das Rauchen auf Sie wirkt. Lassen Sie sich nicht von der gängigen Darstellung des Rauchens in die Irre führen, sondern halten Sie sich an Ihre eigenen Beweise. Schauen Sie sich die Raucher an, die Sie im wirklichen Leben kennen. Wie viel Ähnlichkeit haben sie mit Filmstars?

Und vergessen Sie bitte nicht: Die Personen auf der Leinwand spielen nur eine Rolle. Im wahren Leben sind Schauspieler, die tatsächlich rauchen, genauso unglücklich wie Sie. Und diejenigen, die eigentlich Nichtraucher sind, greifen schnell zum Mundwasser, sobald die Rauchszene abgedreht ist.

Angst vor dem Erfolg

Morgen werden wir damit anfangen, mit den Illusionen aufzuräumen, die Sie bislang in der Nikotinfalle festgehalten haben. Dann schwinden alle Zweifel daran, dass Sie wirklich aufhören wollen. Diese Zweifel werden durch den wichtigsten Verbündeten der Sucht geschürt:

ANGST

Zahlreiche Ängste hindern Raucher daran, einen Aufhörversuch zu starten:

- Angst davor, Mahlzeiten, Getränke oder gesellschaftliche Anlässe nicht genießen zu können.
- Angst davor, Stress nicht bewältigen zu können.
- Angst vor Konzentrationsstörungen.
- Angst davor, dass der Weg in die Freiheit schrecklich traumatisch sein wird.
- Angst davor, für den Rest des Lebens der Versuchung widerstehen zu müssen.

Raucher befürchten, dass sie diesen Herausforderungen nicht gewachsen sind, deshalb scheitert auch jeder Aufhörversuch kläglich. In Wirklichkeit haben sie jedoch Angst vor dem Erfolg.

Versagensängste sind ein Ansporn. Sie tragen dazu bei, dass Schauspieler ihre Texte lernen, dass Sportler fleißig trainieren, dass Piloten die Instrumente überprüfen und so weiter und so fort. Es widerspricht jeder Logik, nur aus Angst vor dem Scheitern keinen Aufhörversuch zu wagen. Die Katastrophe, vor der Sie sich fürchten, ist schließlich bereits eingetreten.

SIE SIND RAUCHER!

Wenn Sie gar nicht erst versuchen, mit dem Rauchen aufzuhören, tritt das Undenkbare hundertprozentig ein. Sie bleiben Raucher. Malen Sie sich lieber aus, welche Vorteile

Sie sich sichern können. Wie stolz werden Angehörige und Freunde sein? Und vor allen Dingen: Wie stolz werden Sie selbst sein?

Hinter den oben genannten Ängsten steckt im Grunde nur die Angst vor dem Erfolg. »Wenn ich aufhöre, wird das Leben schwer.« Raucher wurden zu dem Irrglauben verleitet, dass Zigaretten ihnen in Stresssituationen helfen und dass sie ohne Nikotin keinen Genuss mehr erleben werden. Der Gedanke, nie wieder eine Zigarette zu rauchen, ist deshalb Furcht einflößend.

Auch Nichtraucher können das Leben genießen und Stresssituationen meistern. Tatsächlich kommen sie besser zurecht und genießen das Leben mehr. Falls Sie glauben, ohne Zigaretten werde das Leben schlechter sein, liegt das nur daran, dass Ihre Sucht Sie unglücklich macht, wenn Sie nicht rauchen. Solange Sie das kleine Monster weiterhin füttern, wird sich daran nichts ändern. Sobald Sie sich von den Zigaretten verabschieden, verschwindet auch die Angst.

Dies ist erst der erste Teil der Easyway-Methode, deshalb können Sie sich vielleicht nur schwer vorstellen, wie schön das Leben ohne Rauchen sein wird. Glauben Sie mir, schon bald werden Sie bei der Erinnerung an diesen Augenblick denken: »Ich kann gar nicht glauben, wie gut es mir geht.«

Sie werden sich nicht nur gesünder und energiegeladener fühlen, sondern auch merken, dass Sie deutlich mehr Selbstvertrauen, Mut und Konzentrationsvermögen haben.

Ein positiver Ansatz

Bisher haben wir uns darauf konzentriert, Ihre innere Einstellung so zu verändern, dass Sie die Gehirnwäsche rückgängig machen und mit allen Illusionen aufräumen können, die Sie gefangen halten. Zum Abschluss des Tages bekommen Sie noch zwei weitere Anweisungen und können sich schon auf Ihre baldige Freiheit freuen.

DRITTE ANWEISUNG: DENKEN SIE POSITIV!

Wenn Ihnen die Angst vor dem Erfolg zu schaffen macht, sehen Sie das, was Ihnen bevorsteht, möglicherweise kritisch. Raucher, die davon ausgehen, dass sie ein Opfer bringen müssen, gehen den Aufhörversuch in düsterer, niedergeschlagener Stimmung an. Dabei gibt es gar keinen Grund, sich schlecht zu fühlen.

SIE GEBEN NICHTS AUF.

Ganz im Gegenteil, Sie sichern sich etwas Wunderbares. Jeder Raucher träumt davon, eines Morgens mit dem Gefühl der Freiheit aufzuwachen, das Sie verspüren werden, wenn Sie dieses Programm absolviert haben. Wenn Sie heute Abend ins Bett gehen, malen Sie sich aus, wie schön das Leben sein wird, und freuen Sie sich auf den unvergesslichen Augenblick, den Sie schon bald erleben werden.

VIERTE ANWEISUNG: STARTEN SIE IHREN AUFHÖRVERSUCH NICHT NIEDERGESCHLAGEN, SONDERN VOLLER VORFREUDE UND BEGEISTERUNG!

Sie wissen ja: Wenn Sie sämtliche Anweisungen befolgen, kann Sie nichts an der Flucht hindern. Verbannen Sie die Angst und befreien Sie sich.

Checkliste

Mir ist klar:

- Ich rauche nur deshalb, damit das kleine Monster – die Sucht – gefüttert wird.
- Ich stecke in einer genialen Falle, die mir weismacht, dass Rauchen einen Genuss oder einen Vorteil bedeutet, obwohl in Wirklichkeit das genaue Gegenteil zutrifft.
- Wenn das kleine Monster nach Nikotin verlangt, sind die körperlichen Symptome so schwach, dass man sie kaum wahrnimmt. Ich erlebe sie schon, solange ich rauche.
- Das große Monster deutet dieses Verlangen als »Ich will eine Zigarette«.
- Die Flucht ist ganz leicht, wenn ich alle Anweisungen befolge.
- Ich muss lediglich das große Monster töten. Das

kleine Monster stirbt ganz schnell, wenn ich es nicht mehr mit Nikotin versorge.

- Angst vor dem Scheitern ist unlogisch.
- Für die Angst vor dem Erfolg sind die Nikotinsucht und die Gehirnwäsche verantwortlich. Wenn ich diese beseitige, verschwindet auch die Angst.

Kapitel fünf

Die Illusion von Genuss

SOLANGE SIE NACH WIE VOR GLAUBEN, DASS RAUCHEN IHNEN IRGENDEINEN GENUSS ODER VORTEIL VERSCHAFFT, KÖNNEN SIE SICH NICHT AUS DER NIKOTINFALLE BEFREIEN. DESHALB MUSS ICH JETZT ZUM AUFTAKT UNBEDINGT SICHERSTELLEN, DASS SIE KLAR ERKENNEN, DASS JEDER VERMEINTLICHE GENUSS BEIM RAUCHEN NUR EINE ILLUSION IST.

Ich werde jetzt eine kühne Behauptung aufstellen:

KEINE DER ZIGARETTEN ODER E-ZIGARETTEN, DIE SIE JEMALS GERAUCHT HABEN, WAR WIRKLICH EIN GENUSS!

Verstehen Sie mich nicht falsch – ganz sicher haben Sie eine unglaubliche Erleichterung genossen, wenn Sie sich nach einer längeren Zeit ohne Zigarette endlich eine angesteckt haben, zum Beispiel nach einem langen Flug, einer Zugfahrt oder einem Aufhörversuch.

Diesen Genuss oder diese Erleichterung können Sie jedoch auch erreichen, indem Sie den ganzen Tag lang zu kleine Schuhe tragen. Wenn Sie diese dann endlich ausziehen, ist das ein tolles Gefühl. Aber würden Sie das freiwillig auf sich nehmen? Natürlich nicht! Wir achten bei unseren Schuhen genau auf die richtige Größe, damit sie für uns bequem sind.

Sie haben Nikotin rein gar nichts zu verdanken, genauso wenig wie einem Dieb, der Ihnen 100 Euro stiehlt und zehn davon zurückgibt … sobald Sie den Betrug durchschaut haben, werden Sie keinerlei Dankbarkeit mehr empfinden.

Genuss oder Vorteil?

Sowohl Raucher als auch Nichtraucher gehen gemeinhin davon aus, dass Rauchen irgendeine positive Wirkung haben muss – wieso sollten es sonst so viele Menschen tun?

Die Gefahren des Rauchens sind allgemein bekannt: Niemand wird leugnen, dass Rauchen weltweit die Haupttodesursache ist, eine Vielzahl von Krebserkrankungen, Herzleiden und Emphysemen hervorruft und zudem Asthma, Husten, Kurzatmigkeit, fehlende Ausdauer und viele andere Beschwerden verursacht, die Raucher und Dampfer ertragen, um an ihre Droge zu kommen. Somit liegt der Schluss nahe, dass Rauchen irgendeinen besonderen Vorteil haben muss, denn sonst würde niemand all diese negativen Folgen in Kauf nehmen und weiterhin Unmengen von Geld für Zigaretten ausgeben.

Rauchen wird als Genuss empfunden, weil die Zigarette gesellschaftliche Anlässe schöner und alkoholische Getränke leckerer erscheinen lässt, weil sie angeblich eine Mahlzeit abrundet oder einen entspannenden, angenehmen Moment perfekt ergänzt. Rauchen scheint zudem zur Entspannung beizutragen, in Stresssituationen Erleichterung zu verschaffen und die Konzentration zu fördern.

All diese vermeintlichen Genüsse und Vorteile sind nur Illusionen. Zigaretten, E-Zigaretten, Dip und alle anderen Nikotinprodukte haben keinerlei derartige Wirkung.

Ganz im Gegenteil, sie sind asozial, denn sie ruinieren den Geschmack von Mahlzeiten und Getränken, sorgen in entspannten Situationen für Unbehagen, steigern den Stress und beeinträchtigen das Konzentrationsvermögen. Das wird deutlich, wenn man beobachtet, wie verschämt die meisten Dampfer ihre Geräte benutzen. Diese Scham lässt nur nach, wenn sie mit anderen Süchtigen zusammen sind. Genau deshalb wirken Raucher und Dampfer auf Partys auch wie eine verschworene Gemeinschaft. Sie denken sich: »Gott sei Dank, ich bin hier nicht allein!«

Nun wollen wir einmal die Behauptung unter die Lupe nehmen, dass Rauchen oder Dampfen bei Stress Ablenkung verschafft und das Konzentrationsvermögen fördert, wenn es darauf ankommt.

Überlegen Sie einmal: Wie soll ein und dieselbe Droge gleichzeitig ablenken und die Konzentration fördern?

Wer behauptet, dass Rauchen bei Stress ablenkt, wird im nächsten Atemzug gleichermaßen beteuern, dass es die Konzentration in keiner Weise beeinträchtigt, sondern vielmehr sogar fördert. Wenn Sie nicht auf Anhieb erkennen, wieso das ein Widerspruch ist, lesen Sie die beiden letzten Absätze bitte noch einmal.

Rauchen oder Dampfen bringt keinerlei echten Genuss oder Vorteil. Wir denken das nur, weil die Gehirnwäsche und die Nikotinfalle unsere Wahrnehmung verzerrt haben.

Unsere Sucht nach Nikotin sorgt nämlich dafür, dass wir vor, während oder nach einer stressbehafteten oder konzentrationsintensiven Situation nicht ohne Zigarette zurechtkommen. Das ist in etwa so, als würde endlich Ruhe einkehren, nachdem in der Nachbarschaft stundenlang eine Alarmanlage geschrillt hat. Nur deshalb glauben Sie, dass Nikotin die Konzentration fördert (weil die Beeinträchtigung durch das Verlangen nach einer Zigarette nachlässt), und nur deshalb glauben Sie, dass es gegen Stress hilft (weil das ständige Verlangen nach einer Zigarette den Stresspegel erhöht, wenn Sie nicht rauchen können).

Sie sollen mir also tatsächlich glauben, dass noch niemals jemand eine Zigarette genossen hat? Das geht doch wohl ein wenig zu weit! Wie sollte eine Illusion von derartigem Ausmaß entstanden sein?

Das lässt sich damit erklären, dass kein Raucher sein Elend bereitwillig zugibt. Statt seine hoffnungslose Versklavung einzugestehen, verbreitet er lieber den gängigen Mythos, dass Rauchen einen Genuss oder einen Vorteil verschafft. In diesem Prozess müssen Sie sich nichts vormachen. Ihnen geht es ganz genauso wie allen anderen Rauchern auf diesem Planeten, doch hier können Sie die Wahrheit offen aussprechen: Rauchen bringt keinerlei Vorteile.

Ich gehe zwar davon aus, dass Sie allmählich genau verstehen, was ich meine, doch wenn Sie weitere Beweise benötigen, ist das kein Problem. Alle Zweifel und alle Fragen, die Sie in dieser Phase haben, werden geklärt sein, bevor ich Sie dazu auffordere, Ihre letzte Zigarette, E-Zigarette oder Dosis Nikotin zu konsumieren. Deshalb wollen wir jetzt auf die einzelnen Illusionen eingehen und sicherstellen, dass wir sie richtig durchschauen.

Ich genieße Geruch und Geschmack

Manche Menschen behaupten, dass sie gerne Zigarettenqualm riechen. Aber ist das Grund genug, sich selbst zu vergiften und Krebserkrankungen, Herzleiden, Emphyseme und all die anderen schrecklichen Krankheiten in Kauf zu nehmen, die das Rauchen verursachen kann? Ich mag den Geruch von Rosen, aber ich könnte problemlos ohne ihn auskommen. Wenn ich mein Leben retten könnte, indem ich niemals wieder an einer Rose rieche, wäre es für mich ein Leichtes, künftig darauf zu verzichten. Sicher geht es Ihnen ganz genauso.

Wenn Raucher mit der Methode Willenskraft aufhören und verzweifelt versuchen, der Versuchung zu widerstehen, können sie schon beim Geruch einer Zigarette schwach werden. Das liegt jedoch nicht daran, dass sie den Geruch von Zigaretten mehr lieben als das Leben selbst, sondern dass sie diesen Geruch mit der Linderung des Verlangens nach Nikotin in Verbindung bringen.

Die meisten Raucher können den Geruch fremder Zigaretten nicht ausstehen. Sie ertragen nur den Geruch der eigenen, weil dieser zeigt, dass sie ihre Droge bekommen.

Wenn Sie tatsächlich gerne Zigarettenqualm riechen, sollten Sie dem nicht zu viel Bedeutung zumessen. Ich weiß, dass es komisch klingt, aber ich mag den Geruch von Benzin. Trotzdem treibe ich mich nicht an Tankstellen herum, und ich trage auch kein Fläschchen Petroleum bei mir, um ab und an daran zu schnüffeln. Sie können den Geruch gern mögen, Sie dürfen sich nur nicht einreden, dass Sie deshalb rauchen. Das ist nicht der wahre Grund. Sie rauchen nicht wegen, sondern trotz des Geruchs.

Gleiches gilt für das Dampfen. Selbst wenn Sie meinen, dass Sie das Aroma von Karamell, Kaugummi, Zuckerwatte oder Gummibären mögen, kann ich Ihnen versichern, dass Ihnen niemals jemand hinterherlaufen wird, um diesen Geruch zu schnuppern. Schließlich handelt es sich nicht um den harmlosen Duft aus einem Süßigkeitengeschäft (den nun wirklich jeder liebt!), sondern die Dampfwolke hat einen ekelhaften Ursprung.

Einem der Therapeuten in unserem Zentrum in London ist ein hervorragender Vergleich eingefallen. Er meinte, wenn ein mit Kamelkot belegtes Sandwich nach Bananen oder Erdbeeren röche, würde man eher hineinbeißen. Der Geruch ändert jedoch nichts an der Tatsache, dass es sich um Kamelkot handelt, und wer das weiß, würde niemals freiwillig einen Bissen nehmen, nicht einmal in einer dieser merkwürdigen Fernsehsendungen, in denen ekelhafte Essprüfungen an der Tagesordnung sind.

Nikotin ist ein Gift. Beim Rauchen gelangen giftige Dämpfe in Mund, Nase und Lunge. Das Gift ist so ekelhaft, dass Sie husten und würgen müssen, wenn Sie zum ersten Mal Rauch inhalieren – zumindest ein bisschen. Bei diesem Geschmack befürchtet niemand: »Wenn ich nicht aufpasse, werde ich sicher süchtig danach.« Ganz im Gegenteil, weil er so widerlich ist, sind Sie überzeugt davon, dass keine Sucht droht.

Die zweite und die dritte Zigarette rauchen Sie dann, weil Sie es ohne Husten und Würgen schaffen möchten.

Die Gehirnwäsche hat Sie zu der Überzeugung verleitet, dass das cool, stylish und erwachsen wirkt, deshalb halten Sie tapfer durch. Irgendwann müssen Sie beim Rauchen nicht mehr würgen und meinen, Sie hätten daran »Geschmack gefunden«. Dabei haben Sie sich lediglich Geschmack abgewöhnt. Ihr Immunsystem hat eine Toleranz gegenüber dem Gift aufgebaut, deshalb nehmen Sie den schlechten Geschmack und Geruch nicht mehr so stark wahr. In dieser Phase hängen Sie schon voll und ganz am Haken und rauchen nicht mehr aus freien Stücken, sondern weil Sie von Ihrer Sucht gesteuert werden. Die meisten Zigaretten werden geraucht, ohne dass der Raucher dem Geschmack oder Geruch überhaupt Beachtung schenkt. Sehr viele Raucher haben gar kein richtiges Geschmacksempfinden mehr. Wenn Sie Nichtraucher geworden sind, werden Sie wieder merken, wie gut Nahrung überhaupt schmeckt. Nachdem Ihre Geschmacksknospen jahrelang außer Gefecht gesetzt waren, wird Ihre natürliche Überlebensausrüstung sehr schnell wieder voll einsatzfähig sein.

Bei Rauchern sind Geschmacks- und Geruchswahrnehmung eingeschränkt, weil die natürlichen Abwehrmechanismen des Körpers sie vor dem Gift schützen wollen, indem sie eine Toleranz aufbauen. Wenn man Ihnen in einem Restaurant ein versalzenes Gericht vorgesetzt hat, wird ein Blick an den Kücheneingang vermutlich verraten, dass der Koch raucht. Rauchen fördert das Geschmacksempfinden nicht, sondern zerstört es. Niemand raucht, weil Geschmack oder Geruch so toll sind. Raucher denken das lediglich, weil sie Geschmack und Geruch mit der Illusion von Erleichterung und Genuss verbinden, die sie als Nikotinsüchtige erleben.

Meine besonderen Zigaretten

Zu den größten Illusionen aller Raucher gehört, dass eine Zigarette in bestimmten entspannten Situationen angeblich besonders köstlich ist. Das gilt zum Beispiel für die Zigarette morgens nach dem Aufwachen, nach einer Mahlzeit, zu einem alkoholischen Getränk, während der Pause bei der Arbeit, direkt nach Feierabend, nach dem Sport und nach dem Sex.

In all diesen Situationen stecken sich Raucher schnell eine Zigarette an, um den Augenblick zu feiern, indem sie giftigen Qualm in ihre Lunge saugen. Und all diese Situationen haben eines gemeinsam: Sie folgen auf eine Phase der Enthaltsamkeit. Das kleine Monster muss sich schon länger gedulden als üblich und setzt dem großen Monster deshalb unablässig zu, sodass das Gefühl der Erleichterung größer erscheint.

Die erste Zigarette am Morgen ist ein besonders seltsamer Fall. Im Grunde schmeckt sie widerlich, lässt Sie keuchen und husten und ruft schlechtere Gefühle hervor als alle anderen Zigaretten des Tages. Sie wirkt nur deshalb so kostbar, weil Sie stundenlang kein Nikotin bekommen haben. Der menschliche Körper ist so stark, dass er sich über Nacht bereits ein wenig erholt hat und deshalb stärker auf das Gift reagiert. Raucher behaupten, dass die erste Zigarette des Tages einen besonderen Kick gibt. Das liegt daran, dass der Körper das Gift instinktiv ablehnt.

Manche Raucher behaupten, dass ihnen eine Zigarette in solchen Situationen einen »Rausch« oder ein »Hochgefühl« verschafft. Aufwachen! Das ist kein Rausch und auch kein Hoch, sondern lediglich ein Schwindelgefühl, das durch Sauerstoffmangel im Gehirn und die giftige Wirkung des Nikotins verursacht wird. Genau das gleiche Gefühl stellt sich ein, wenn Sie quälend lange die Luft anhalten oder sich 20 Sekunden lang im Kreis drehen. Der vermeintliche Rausch soll lediglich als Rechtfertigung für das Rauchen dienen. Wer schon einmal ein ECHTES Hochgefühl erlebt hat, weiß nur zu gut, dass sich so etwas mit Nikotin keinesfalls erreichen lässt.

Zu diesen vermeintlich besonderen Anlässen sollten Sie sich fragen: Wären diese Situationen ohne Zigarette weniger besonders?

Wie fühlen sich Nichtraucher nach einer Mahlzeit? Einfach GROSSARTIG! Wie fühlen sich Raucher oder Dampfer, wenn sie in dieser Situation nicht rauchen oder dampfen können? SCHLECHT. Sie stecken sich eine Zigarette an – wie fühlen sie sich dann? GROSSARTIG! Also genauso wie die Nichtraucher! Verstanden? Wie fühlen sich Nichtraucher, die sich mit Freunden in einer Bar oder einem Café treffen? GROSSARTIG! Wie fühlen sich Raucher oder Dampfer unter den gleichen Umständen, wenn sie nicht rauchen oder dampfen können? SCHLECHT! Und wie fühlen sie sich, wenn sie doch ihre Dosis Nikotin bekommen? GROSSARTIG! Genau so, wie sich Nichtraucher die ganze Zeit fühlen.

Ich werde noch einige weitere Beispiele nennen. Vermutlich haben Sie schon begriffen, worauf ich hinauswill, doch ich möchte auf Nummer sicher gehen.

Wie fühlen sich Nichtraucher nach dem Sex? FANTASTISCH! Wie fühlen sich Raucher, wenn sie dann nicht rauchen können? SCHLECHT! Dann rauchen sie eine Zigarette und fühlen sich FANTASTISCH … wie ein Nichtraucher! Dieses Beispiel unterscheidet sich ein wenig von den vorherigen, denn Raucher wollen den »Liebesakt« oft eilig hinter sich bringen, sobald sie das Verlangen nach einer Zigarette überkommt. Während der Raucher sich seine »Zigarette danach« ansteckt, macht der glückliche Nichtraucher gerne weiter, genießt einen zweiten Durchgang oder liegt einfach genüsslich in den Armen des geliebten Menschen. Ein rauchender Partner kann für Nichtraucher deshalb manchmal sehr frustrierend und unbefriedigend sein.

Falls Ihr Partner oder Ihre Partnerin raucht und nicht aufhören will oder nicht gleichzeitig mit Ihnen aufhört, ist das nicht weiter schlimm. Bis auf das eben erwähnte Problem, das die Liebe sicherlich überwinden wird, hat das keine Nachteile für Sie.

Wenn Ihr Partner oder Ihre Partnerin bei einem Ihrer früheren Aufhörversuche weitergeraucht hat, hat Sie das unter Umständen neidisch gemacht oder in Versuchung geführt, weil immer Zigaretten im Haus waren. Diesmal werden Sie wirklich frei sein und nicht das geringste Interesse am Rauchen haben, deshalb wird es Ihnen gleichgültig sein, wenn Partner/in, Freunde oder Kollegen weiterrauchen.

Weitere besondere Zigaretten sind unter anderem die in der Arbeitspause. Es steht außer Frage, dass die rauchenden Kollegen in ihrem Unterstand eine eingeschworene Gemeinschaft bilden. Also machen Sie unbedingt weiterhin diese Pausen, auch wenn Sie aufgehört haben. Gönnen Sie sich eine »Nichtraucherpause«. Schließlich sollen Sie nicht auf die Gespräche, den neuesten Tratsch und das freundschaftliche Verhältnis in diesen Pausen verzichten, nur weil Sie nicht mehr rauchen. Als glücklicher Nichtraucher können Sie erfreulicherweise selbst entscheiden, wann Sie Ihre Pausen machen, und werden nicht vom kleinen und großen Monster dazu gezwungen. Wenn es draußen in Strömen regnet oder eisig kalt ist, können Sie darauf verzichten. Wann und wo Sie eine Pause einlegen, ist allein Ihre Entscheidung. Abgesehen von der falschen Erleichterung der Sucht genießt der Raucher lediglich die Pause – nicht die Zigarette.

Wenn Sie mit dem Rauchen aufhören, werden Sie feststellen, dass all diese Situationen auch ohne die Zigarette etwas ganz Besonderes sind, ja sogar noch viel schöner. Raucher oder Dampfer können niemals richtig entspannen. Deshalb verdirbt das Rauchen tatsächlich entspannende Momente, da es einen unnötigen Stressfaktor schafft. Damit kommen wir zum nächsten weitverbreiteten Mythos.

Rauchen oder Dampfen hilft gegen Stress

Wie kann etwas, das Stress erzeugt, gleichzeitig Stress lindern?

Mit jeder Dosis Nikotin füttern Sie das kleine Monster, sodass das Verlangen vorübergehend nachlässt. Wenn Sie die Funktionsweise der Falle, in der Sie sitzen, nicht durchschauen, deuten Sie diese Erleichterung als echte Linderung des Stressempfindens. Vor der Zigarette sind Sie gestresst, doch wenn Sie rauchen, lässt der Stress nach. Damit kommen Sie zu dem einfachen und naheliegenden Schluss, dass Rauchen gegen Stress hilft.

Sicher erinnern Sie sich noch an die optische Täuschung mit den beiden Tischen. Das Offensichtliche entspricht nicht immer der Wahrheit, vor allem, wenn man nur eine Perspektive kennt.

Stress ist Teil des Lebens und macht Rauchern und Nichtrauchern gleichermaßen zu schaffen. Allerdings leiden Raucher darüber hinaus unter einem zusätzlichen Stressfaktor, nämlich dem Nikotinentzug (das kleine Monster), der ein noch schlimmeres Stressgefühl auslöst (das große Monster: »Ich will eine Zigarette – ich darf nicht – HILFE!«). Wenn Sie sich eine Zigarette anstecken, wird dieser zusätzliche Stressfaktor teilweise abgebaut. Echten Stress kann das Rauchen dagegen nicht reduzieren. In Wirklichkeit macht es ihn sogar noch schlimmer.

Ich kann Ihnen garantieren:

ALS NICHTRAUCHER WERDEN SIE WENIGER GESTRESST SEIN.

Der zusätzliche Stressfaktor ist dafür verantwortlich, dass jeder Raucher in die Nikotinfalle rutscht. Wie bei der Fliege in der Kannenpflanze geht es nur noch in eine Richtung, wenn man einmal in der Nikotinfalle sitzt: abwärts.

Es sei denn natürlich, Sie entscheiden sich zur Flucht

Bei jeder Droge, die süchtig macht, will man zwangsläufig immer mehr und nicht weniger. Das liegt daran, dass Ihr Körper über die unglaubliche Fähigkeit verfügt, eine Toleranz gegenüber dem Gift aufzubauen. Diese Toleranz hat zur Folge, dass jede Zigarette das Verlangen nach Nikotin nur teilweise lindern kann. Sie werden immer weniger empfänglich für das Gift und brauchen deshalb mehr, um die gleiche Wirkung zu erzielen. Also inhalieren Sie tiefer und häufiger, verringern den Abstand zwischen den Zigaretten und wechseln zu stärkeren Marken.

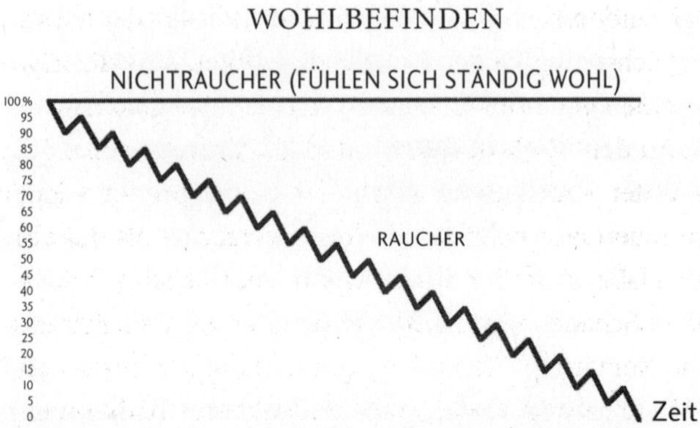

Wie dieses Diagramm zeigt, liegt das Wohlbefinden bei Nichtrauchern und Rauchern, die erst mit dem Rauchen angefangen haben, bei hundert Prozent. Während Nichtraucher auf dem hohen Level bleiben, geht es für Raucher mit jeder neuen Zigarette abwärts, da diese zwar eine vorübergehende Linderung verschafft, Raucher jedoch eine Toleranz gegenüber dem Gift entwickeln.

Diese Abbildung macht deutlich, wie es mit Rauchern im Laufe der Zeit abwärtsgeht. Nehmen wir einmal an, Ihr Stresspegel war »normal«, bevor Sie mit dem Rauchen anfingen. Das entspricht in diesem Diagramm 100 Prozent. Durch den Entzug nach der ersten Zigarette fühlen Sie sich schlechter und rutschen unter 100 Prozent. Ihre nächste Zigarette lindert dieses Gefühl, allerdings nicht komplett, weil Sie eine Toleranz gegenüber dem Gift entwickelt haben. Ein Hochgefühl erleben Sie ganz sicher nicht, sondern bestenfalls eine vorübergehende, leichte Linderung. Bis auf 100 Prozent gelangen Sie nicht wieder. Beim nächsten Entzug geht es Ihnen wieder schlechter, sodass Sie noch weiter absinken. Nach diesem Schema geht es weiter – jede Zigarette bedeutet einen weiteren Abstieg.

Währenddessen werden Sie durch die Phasen der teilweisen Erleichterung zu der Annahme verleitet, dass die Zigaretten einen gewissen Genuss verschaffen. Sie glauben weiterhin an den Mythos. Doch mit jeder Zigarette sinken Sie tiefer unter »normal« und schaffen somit immer wieder einen neuen Normalzustand, der niedriger ist als der vorherige. Dabei steigt Ihr Stressempfinden, während Ihre Gesundheit Schaden nimmt. Sie werden mit der Zeit antriebslos und kurzatmig. Sie müssen immer häufiger husten und keuchen. Krebs ist für Sie kein undenkbares Risiko mehr, sondern eine wahrscheinliche Folge. All das schafft weiteren Stress, sodass Sie sich mittlerweile doppelt so schlecht fühlen.

Während es mit Ihnen immer schneller abwärtsgeht, müssen Sie sich eingestehen, dass Sie ein Sklave sind, denn Sie rauchen nicht aus freien Stücken, sondern weil die Zigaretten Ihr Leben kontrollieren. Dieses Gefühl der Hilflosigkeit verstärkt Ihr Unglück. Jetzt geht es Ihnen dreimal so schlecht. Wie die Fliege sehen Sie die Grube vor sich und machen sich auf ein trauriges Ende gefasst.

Zum Glück können Sie im Gegensatz zur Fliege jedoch entkommen. Und zwar jederzeit. Sie werden nicht physisch festgehalten – die Nikotinfalle haben Sie ganz allein geschaffen, sie existiert lediglich in Ihrem Kopf, und Sie sind Ihr eigener Gefängniswärter. Wenn Sie Ihre Einstellung ändern, können Sie sich auf der Stelle ganz leicht und mühelos befreien.

Besser noch: Wenn Sie der Falle entkommen, werden Gesundheit und geistiges Wohlbefinden sehr schnell wiederhergestellt. Der ganze zusätzliche Stress löst sich in Luft auf, Sie werden neue Gesundheit und Kraft genießen, ganz zu schweigen von mehr Geld, und einfach begeistert sein.

HURRA! ICH BIN FREI!

Wenn Sie rauchen, müssen Sie Ihre Instinkte unterdrücken und den Kopf in den Sand stecken. Nur so kann man die Illusion von Genuss aufrechterhalten. Sie müssen den widerlichen Geschmack und Geruch, das verschwendete Geld, die Sklaverei und das Bewusstsein, dass ausgerechnet die nächste Zigarette vielleicht Krebs auslösen könnte, ausblenden. Diese Täuschung bedeutet großen Stress. Wenn Sie nicht mehr rauchen, bleibt Ihnen das erspart. Das ist eine unglaubliche Erleichterung.

Übung: UNNÖTIGEN STRESS BESEITIGEN

Rauchern geht es schlecht, weil sie zusätzlichem Stress ausgesetzt sind. Die Angst vor den Folgen des Rauchens und die unwürdige Versklavung sind Stressfaktoren, von denen Nichtraucher und Nichtdampfer verschont bleiben. Auch Sie müssen nicht mehr darunter leiden, weil Sie jetzt wissen, dass Sie schon bald ein glücklicher Nichtraucher sein werden. Schon allein die aufreibenden Überlegungen, wann und wo Sie die nächste Zigarette oder E-Zigarette bekommen, erhöhen den Stresspegel ganz beträchtlich. Früher habe ich Reisen unnötig unterbrochen, nur damit ich eine Zigarette rauchen konnte, und organisierte den gesamten Tagesablauf so, dass es immer genügend Rauchgelegenheiten gab. Als Kettenraucher hat man sozusagen einen zweiten Vollzeitjob.

Wenn Sie demnächst darüber nachdenken, welche Folgen das Rauchen oder Dampfen für Sie hat, lassen Sie den Gedanken einfach zu, ohne dass er Ihnen Angst einjagt. Sie müssen sich keine Sorgen mehr machen, weil Sie auf dem Weg aus der Falle sind. Statt Angst können Sie Vorfreude oder Begeisterung empfinden. Lassen Sie sich von Ihren Gedanken an das Rauchen nicht stressen, sondern denken Sie an die vielen wunderbaren Vorteile, die Sie sich schon bald sichern werden, und erfreuen Sie sich an diesem Gedanken.

»ICH WERDE KEIN SKLAVE MEHR SEIN.
ICH WERDE FREI SEIN!«

Ich genieße das Ritual

Viele Menschen finden Gefallen an Rauchutensilien wie Zigarettenschachteln, Feuerzeugen, Streichholzschächtelchen, Aschenbechern und dergleichen. Dampfern geht es ähnlich – hier steht eine breite Palette an Geräten, Liquids und Aromen zur Auswahl. Es gibt die verschiedensten Stile, die junge Menschen ansprechen, die ihre Identität suchen. Viele Langzeitraucher werden behaupten, dass ihnen das am Rauchen besonders gut gefällt. Das bedeutet indirekt, dass sie nur deshalb rauchen, weil sie das Ritual mögen, die Schachtel zu öffnen, eine Zigarette herauszunehmen, das Feuerzeug aufflammen zu lassen …

Ich möchte, dass Sie jetzt Ihr übliches Ritual durchführen. Konzentrieren Sie sich auf jeden einzelnen Schritt: Öffnen Sie die Schachtel, nehmen Sie eine Zigarette heraus und legen Sie diese zwischen die Lippen. Machen Sie alles so, wie Sie es für gewöhnlich tun. Greifen Sie zum Feuerzeug. Zünden Sie die Zigarette an. Passen Sie auch genau auf?

So, und jetzt hören Sie auf. Drücken Sie die Zigarette sofort aus, ohne noch einen Zug zu nehmen. Legen Sie das Feuerzeug weg. Wie fühlen Sie sich? Wenn Sie für diesen einen Zug keine Zigarette verschwenden wollen, müssen Sie sie gar nicht erst anstecken. Schieben Sie sie einfach direkt wieder in die Schachtel. Hat Sie das befriedigt?

Vermutlich nicht. Kein Raucher raucht wegen des Rituals. Sonst könnten Sie darauf verzichten, die Zigarette überhaupt anzuzünden. Stellen Sie sich das mal vor! Sie könnten sich sämtliche schädlichen Folgen ersparen und trotzdem den Genuss erleben.

Aber so funktioniert es nicht, oder? Raucher genießen das Ritual des Rauchens nur deshalb, weil sie damit das gewünschte Ziel erreichen. Sie wissen ja, es gibt nur einen einzigen Grund, weshalb jemand raucht oder dampft oder Dip oder ein anderes Nikotinprodukt konsumiert: um Nikotin zu bekommen.

Es ist nur eine Angewohnheit

Wenn Rauchern die Ausreden ausgehen, greifen sie auf eine eher resignierte Erklärung für ihr Rauchverhalten zurück: »Es ist nur eine Angewohnheit«. Damit versuchen sie gar nicht mehr, sich selbst oder anderen weiszumachen, dass sie alles unter Kontrolle haben, sondern behaupten stillschweigend, dass das Rauchen ihnen einen gewissen Genuss oder Vorteil verschafft. Sie müssen unbedingt durchschauen, dass Sie rauchen, weil Sie drogensüchtig sind, und dass Drogensucht keine Angewohnheit ist.

Eine Angewohnheit ist ein bestimmtes Verhalten, das Sie immer wieder zeigen, weil es Ihnen angenehm vertraut ist. Zur Zigarette greifen Sie allerdings nicht aus vertrauter Gewohnheit, sondern um Nikotin zu bekommen, um die Entzugserscheinungen der vorherigen Zigarette zu lindern und die psychische Beeinträchtigung durch das große Monster abzustellen.

Wenn Sie glauben, dass Sie rauchen, weil Sie es sich angewöhnt haben, wird Ihnen das Aufhören schwerfallen. Sie werden davon ausgehen, dass diese Angewohnheit auf eine persönliche Schwäche zurückzuführen ist. Sofern Sie jedoch akzeptieren, dass Rauchen eine Sucht ist, und durchschauen, wie die Nikotinfalle funktioniert, können Sie den Anweisungen zur Flucht mühelos folgen. Machen Sie sich eines ganz klar: Die Rauchgewohnheit mag zwar den Gedanken an eine Zigarette auslösen, aber das ist nicht der eigentliche Grund, aus dem Sie rauchen. Bei früheren Aufhörversuchen hat die Macht der Gewohnheit dazu geführt, dass Sie sich nach einer Zigarette sehnten, doch damals war das große Monster noch am Leben. Sie sehnten sich nach Zigaretten, Sie empfanden ein Gefühl von Verzicht. Bei diesem Aufhörversuch werden Sie jedoch keine Sehnsucht verspüren, deshalb werden Situationen, in denen Sie sonst zur Zigarette griffen – zum Beispiel, wenn Sie aus dem Bus steigen –, jetzt Glücksgefühle auslösen, weil Sie sich über Ihre Freiheit freuen können und keine Sorgen mehr machen müssen. Ich weiß, dass Sie das gegenwärtig kaum glauben werden, aber grundsätzlich verstehen Sie sicherlich, worauf ich hinauswill. In dieser Phase des Programms reicht das vollkommen.

Wenn man das Rauchen als Angewohnheit betrachtet, fördert das gleichzeitig die Überzeugung, man könne den Konsum reduzieren und ab und an eine Zigarette rauchen, ohne wieder in die Falle zu geraten. Machen Sie sich eines ganz klar:

»NUR EINE« ZIGARETTE
GIBT ES NICHT.

Wenn Sie eine rauchen, was hält Sie dann von der nächsten und übernächsten ab? Wenn Sie sich weiterhin auch nur nach einer Zigarette sehnen, werden Sie der Falle nicht entkommen.

Easyway macht Schluss mit der Versuchung

Die Überzeugung, dass man aus Gewohnheit raucht, sorgt dafür, dass Raucher sich dumm vorkommen. Ein Teil des Gehirns sagt ihnen: »Das ist dämlich. Hör damit auf!«, während ein anderer Teil ihnen einredet: »Ich kann der Versuchung einfach nicht widerstehen.«

Dabei sind Raucher keineswegs dumm. Sie werden von einer teuflischen Macht namens Sucht hinters Licht geführt. Die Versuchung existiert, weil sie einer Gehirnwäsche unterzogen wurden, damit sie einem Mythos Glauben schenken: dass das Rauchen einen gewissen Genuss oder Vorteil bedeutet.

Selbst wenn man so weit ist, dass man sich nicht mehr einreden kann, dass Rauchen Genuss oder Vorteile verschafft, bleibt die Versuchung weiterhin bestehen, denn sie wird von Angst angetrieben.

»Wie soll ich ohne Zigaretten auskommen?«

Raucher erkennen nämlich nicht, dass die Zigarette diese Angst keineswegs lindert, sondern vielmehr hervorruft. Nichtraucher leiden niemals darunter. Das Tückische an der Nikotinsucht ist, dass sie quasi rückwärts abläuft. Das Gefühl der Leere und Unsicherheit, das vom Rauchen verursacht wird, nehmen Sie nur dann wahr, wenn Sie nicht rauchen. Stecken Sie sich eine Zigarette an, wird das Gefühl teilweise gelindert, sodass Ihr Gehirn glaubt, die Zigarette sei Ihr Freund. So schafft das Rauchen die Illusion von Genuss.

Je stärker es mit Ihnen abwärtsgeht, desto überzeugter sind Sie davon, dass Sie Ihren »Freund« brauchen, und desto stärker wird die Sucht nach der Droge.

Um die Versuchung abzustellen, müssen Sie lediglich die Illusion von Genuss durchschauen. Machen Sie sich klar, dass es sich bei dem Gefühl der Leere und Unsicherheit, das sich einstellt, wenn Sie nicht rauchen, um die Nikotinsucht handelt und dass Sie beim Rauchen nur deshalb einen vermeintlichen »Genuss« verspüren, weil dieses Verlangen vorübergehend ein wenig gelindert wird und das große Monster in Ihrem Kopf kurzzeitig Ruhe gibt.

Übung: DEN GENUSS DEFINIEREN

Sofern Sie während der Lektüre dieses Buches weiter geraucht haben, stecken Sie sich jetzt eine Zigarette an und nehmen Sie sechs tiefe, herrliche Lungenzüge voll mit krebserregendem Schmutz. Fragen Sie sich ganz ehrlich, was daran so angenehm ist. Warum gefällt es Ihnen?

Wenn Sie dampfen, machen Sie das Gleiche. Was gefällt Ihnen daran?

Führen Sie sich vor Augen, dass das der kleine Genuss oder Vorteil ist, ohne den Sie angeblich nicht leben können. Jetzt können Sie genau ermitteln, worin dieser Genuss oder dieser Vorteil eigentlich besteht. Behalten Sie Rauch oder Dampf im Mund oder in der Lunge und konzentrieren Sie sich auf den Geschmack. Lassen Sie den Rauch oder Dampf möglichst lange in den Nasenlöchern oder im Mund und konzentrieren Sie sich auf den Geruch. Ist er angenehm?

Gut möglich, dass Sie ein Gefühl der Entspannung verspüren. Das ist genau so, als würden Sie zu enge Schuhe ausziehen. Aber würden Sie absichtlich enge Schuhe tragen, weil das Ausziehen so schön ist?

Kapitel sechs

Überzeugung statt Willenskraft

DIE MEISTEN MENSCHEN GLAUBEN, DASS RAUCHERN, DENEN DAS AUFHÖREN NICHT GELINGT, DIE FÜR DEN VERZICHT NÖTIGE WILLENSKRAFT FEHLT. WER MIT EASYWAY AUFHÖRT, ERLEBT KEINEN VERZICHT UND BRAUCHT KEINE WILLENSKRAFT. BEI DER METHODE WILLENSKRAFT BESTEHT VIELMEHR DIE GEFAHR, DASS DIE SUCHT NOCH STÄRKER WIRD.

Die falsche Methode

Das Verlangen nach Nikotin lässt sich also abstellen, indem man NICHT raucht oder dampft. So können Sie den Kreislauf der Sucht durchbrechen, das kleine Monster töten und sich befreien. Moment mal! Machen das nicht alle Raucher so, wenn sie versuchen, aufzuhören? Warum haben sie dann keinen Erfolg? Wenn das Aufhören so einfach ist, wieso fällt es dann so vielen Menschen unglaublich schwer?

GANZ EINFACH: SIE SETZEN AUF DIE FALSCHE METHODE.

Das ist nicht ihre Schuld. Der Mythos, dass das Aufhören schwer ist, bildet einen wesentlichen Grundpfeiler der Gehirnwäsche. Fast jeder sogenannte Experte wird das bestätigen und verstärkt damit die Angst aller Raucher vor dem Aufhören. »Ich werde ein schreckliches Trauma durchmachen müssen.«

Diese Gehirnwäsche ist so stark, dass Raucher sehr misstrauisch werden, wenn sie hören, mit Easyway könne man ganz leicht und ohne Willenskraft aufhören. Schließlich widerspricht das allem, was man ihnen jemals über das Rauchen erzählt hat, und es klingt zu schön, um wahr zu sein. Ich werde Ihnen jetzt erklären, wieso das nicht der Fall ist. Mit Easyway gibt es keine qualvolle Entzugsphase, kein traumatisches Ringen mit dem dauerhaften Verlangen nach Zigaretten. Mit Easyway wird das Verlangen komplett abgestellt.

Die einfachsten Dinge sind schwierig, wenn man sie falsch angeht, selbst das Öffnen einer Tür. Jeder weiß, wie man eine Tür aufmacht – man drückt die Klinke hinunter, dann schwingt sie mit minimalem Kraftaufwand auf. Aber kennen Sie auch Türen ohne Klinke? Wenn man diese auf der falschen Seite aufdrücken will, an der die Scharniere sitzen, stößt man auf großen Widerstand. Mit viel Mühe und Einsatz lässt sich die Tür vielleicht ein wenig bewegen, wird jedoch niemals aufschwingen.

Drückt man dagegen auf der richtigen Seite, öffnet sie sich wie von selbst.

Den meisten Rauchern fällt das Aufhören schwer, weil sie auf die Methode Willenskraft setzen. Sie entscheiden sich für eine schwierige Methode, weil die Gehirnwäsche sie zu der Überzeugung verleitet hat, nur so könne man aufhören. Die Methode geht davon aus, dass man einen starken Willen braucht, weil es zwei Prüfungen zu bestehen gilt, während das Nikotin aus dem Körper weicht:

1. Die schmerzhafte Entzugsphase
2. Den Verzicht auf Genuss oder einen Vorteil.

Mittlerweile sollten Sie durchschauen, dass diese Theorie falsch ist. Zum einen geht der Nikotinentzug ohne körperliche Beschwerden vonstatten. Raucher erleben ihn tagtäglich immer dann, wenn sie gerade nicht rauchen. Man nimmt ihn kaum wahr.

Der zweite Fehler der Willenskraft-Theorie ist die Annahme, dass das Aufhören Verzicht bedeutet. Das stimmt nur dann, wenn Sie die Zigarette als Freund betrachten. Wenn Sie jedoch durchschauen, dass der angebliche Genuss oder Vorteil nur eine Illusion ist, und wissen, dass Rauchen Ihnen rein gar nichts bringt, empfinden Sie keinen Verzicht.

Wenn Sie an das Rauchen denken, trauern Sie den Zigaretten nicht nach, sondern freuen Sie sich, weil Sie nicht mehr rauchen müssen. Zum Abschluss der Methode werden Sie nichts »aufgeben« – Sie werden etwas los, das Sie ein Leben lang geplagt hat.

Das Seil straffen

Wer mit der Methode Willenskraft aufhören will, erlebt ein ständiges Tauziehen der Angst. Das kleine Monster wird getötet, während das große Monster am Leben bleibt. Auf der einen Seite weiß der Verstand, dass man mit dem Rauchen aufhören sollte, weil es krank und unglücklich macht, ein Vermögen kostet und das ganze Leben kontrolliert. Auf der anderen Seite gerät das süchtige Gehirn in Panik, wenn es sich vorstellt, ohne den Genuss oder Vorteil auskommen zu müssen. Mit der Methode Willenskraft konzentriert man sich auf die vielen Gründe, die für das Aufhören sprechen, und hofft, so lange ohne Zigaretten durchzuhalten, bis das Verlangen verschwunden ist.

Manchen Menschen gelingt es, mit schierer Willenskraft mit dem Rauchen aufzuhören, doch sie werden keine glücklichen Nichtraucher. Sie werden ihre Sucht niemals richtig los, sondern kämpfen ständig gegen die Versuchung an, sich wieder in die Falle zu begeben.

In den meisten Fällen führt die Methode Willenskraft nicht zum Erfolg, und man fühlt sich hilfloser und unglücklicher als zuvor. Mit der Methode Willenskraft nimmt der Kampf niemals ein Ende. Er wird zu einer Tortur, wie ein Marathonlauf ohne Ziellinie. Man wartet ständig darauf, dass etwas NICHT passiert, und hat niemals die schöne Gewissheit, frei zu sein. Mit Easyway weiß man schon in dem Augenblick, in dem man das große Monster tötet und seine letzte Zigarette raucht, dass man nun ein glücklicher Nichtraucher ist.

Solange Sie weiterhin glauben, dass Sie etwas aufgeben, werden die Qualen nicht aufhören. Je stärker der Wille, desto länger ertragen Sie die Tortur.

Je länger Sie ein Gefühl von Verzicht verspüren, desto stärker wird das Verlangen nach einer Zigarette.

Das Gefühl von Verzicht macht Sie unglücklich, was wiederum den Wunsch nach einer Zigarette steigert – nach der kleinen Stütze, nach der Sie in einer Krise bislang immer gegriffen haben. Wenn Sie dieser Versuchung nur ein einziges Mal nachgeben, war all die Anstrengung vergeblich. Schlimmer noch, sobald Sie mit der Methode Willenskraft gescheitert sind, wird jeder weitere Versuch noch schwieriger.

Wer mit der Methode Willenskraft scheitert, ist noch stärker süchtig als zuvor, denn der Misserfolg verstärkt die Überzeugung, dass sich das Problem nicht lösen lässt. Viele Raucher berichten, was für eine enorme Erleichterung sie verspürten, als sie einen Aufhörversuch abbrachen und die erste Zigarette rauchten. Allerdings ist diese Erleichterung nur das vorübergehende Ende des selbst verursachten Schmerzes.

Niemand denkt: »Super! Endlich rauche ich wieder!«

Das ist kein Genuss, sondern wird als schlimmes Scheitern empfunden, das mit bösen Vorahnungen, schlechtem Gewissen und Enttäuschung einhergeht. In diesem Augenblick erlischt jegliche Hoffnung, sich jemals aus der Tyrannei des Rauchens zu befreien.

Wenn Sie glauben, dass es Ihnen an der nötigen Willenskraft fehlt, um mit dem Rauchen aufzuhören, dann haben Sie noch nicht durchschaut, wie die Nikotinfalle funktioniert. Je mehr Sie sich mit Willenskraft zum Aufhören zwingen, desto stärker wird die Überzeugung, dass Sie sich etwas Kostbares vorenthalten, und desto größer das Verlangen nach genau dem, was Sie aufgeben möchten.

So strafft sich das Seil und hält Sie fest gefangen. Sie können sich lediglich befreien, wenn Sie die Funktionsweise der Nikotinfalle durchschauen, nicht mehr dagegen ankämpfen und die Gehirnwäsche rückgängig machen.

Mit anderen Worten:

SIE BRAUCHEN KEINE WILLENSKRAFT,
SONDERN MÜSSEN NUR
DAS GROSSE MONSTER TÖTEN.

Wie willensschwach sind Sie?

Wenn Sie schon einmal mit einem Aufhörversuch gescheitert sind, haben Sie das auf mangelnde Willenskraft zurückgeführt? Die Methode Willenskraft ist so weitverbreitet, dass kaum ein Raucher daran zweifelt. Das Scheitern wird auf eine persönliche Schwäche zurückgeführt, nicht auf die Methode selbst. Glauben Sie mir:

EIN AUFHÖRVERSUCH MIT
DER METHODE WILLENSKRAFT IST,
ALS WÜRDE MAN EINE TÜR AN DEN
SCHARNIEREN AUFDRÜCKEN WOLLEN.

Halten Sie sich auch in anderen Lebensbereichen für willensschwach? Vielleicht trinken oder essen Sie zu viel und sehen das als weiteres Indiz für einen schwachen Willen. Tatsächlich gibt es einen Zusammenhang zwischen sämtlichen Süchten, doch auf einen Mangel an Willenskraft weisen sie nicht hin. Ganz im Gegenteil, sie zeugen vielmehr von einem starken Willen. Alle Süchte sind Fallen, die durch Fehlinformationen und Unwahrheiten entstehen. Und eine der irreführendsten Unwahrheiten lautet, dass das Aufhören Willenskraft erfordert.

Sie haben sich entschieden, ein Buch mit dem Titel *Endlich Nichtraucher* zu lesen und etwas gegen Ihre Sucht zu tun. Das zeugt nicht gerade von einem schwachen Willen. In Wirklichkeit sind die meisten Raucher erstaunlich willensstark. Man braucht nämlich einen starken Willen, um hartnäckig etwas zu tun, das sämtlichen Instinkten widerspricht. Sie wissen, dass das Rauchen Sie immer tiefer in die Falle zieht, Sie immer gestresster und unglücklicher macht und droht Ihr Leben zu zerstören, und doch hören Sie nicht damit auf.

Nichts fürchten Drogensüchtige mehr, als dass ihnen der Nachschub ausgehen könnte. Raucher unternehmen unglaubliche Anstrengungen, um sicherzustellen, dass sie jederzeit einen Vorrat an Zigaretten haben. Dies erfordert ein enormes Maß an Organisation, Voraussicht und Entschlossenheit. Zudem sind Drogensüchtige hartnäckige Lügner, denn sie verleugnen ihr Rauchverhalten vor sich selbst und anderen ganz vehement.

Auch braucht man einen starken Willen, um weiterhin

auf eine Methode zu setzen, die eindeutig nicht funktioniert. Stellen Sie sich vor, ich würde beobachten, wie Sie versuchen, eine Tür auf der Scharnierseite zu öffnen, und Ihnen verraten, dass es mit der Klinke viel leichter geht. Sie ignorieren jedoch meinen Ratschlag und drücken weiter gegen die Scharniere. Dann würde ich Sie nicht als willensschwach, sondern als hartnäckig bezeichnen.

Denken Sie an all die Raucher, die Sie kennen. Dass es so viele Raucher in Führungspositionen gibt, zeigt, dass nicht nur willensschwache Menschen süchtig werden. Staatslenker, Industrielle, Entertainer, Ärzte. Gerade Menschen aus dem Gesundheitswesen suchen besonders oft Hilfe bei Easyway. Sie alle haben sich ihre Stellung im Leben durch Entschlossenheit und harte Arbeit erkämpft. Mit anderen Worten: Sie haben ungeheuer viel Willenskraft. Warum sollte sie diese Willenskraft im Stich lassen, wenn sie etwas abstellen möchten, das ihrer Gesundheit schadet?

Übung: ZEIT FÜR EINE ZIGARETTE ODER E-ZIGARETTE

In Wirklichkeit sind es gerade die besonders Willensstarken, denen das Aufhören mit der Methode Willenskraft oft besonders schwerfällt. Warum? Wenn sich für diese Leute die Tür nicht öffnet, geben sie nicht auf und suchen nach einer leichteren Methode, sondern zwingen sich, weiter gegen die Scharniere zu drücken, bis sie nicht mehr können.

Vorsicht vor Ex-Rauchern

Personen, die per Willenskraft aufhören, können Ihrem Aufhörwunsch schaden. Entweder brüsten sie sich damit, welches Opfer sie bringen, oder sie jammern deswegen. So oder so verstärken sie die falsche Überzeugung, dass man ein Opfer bringen muss, um aufzuhören.

Die Angeber sind leicht zu erkennen. Sobald sie ihre hoffentlich letzte Zigarette ausdrücken, werden sie besonders vehemente Rauchgegner. Fortan herrscht in ihren Autos und Wohnungen striktes Rauchverbot. Sie laden sich Gäste ein, nur um ihnen das Rauchen zu verbieten, und ergötzen sich daran.

Diese Personen werden Sie nicht nur mit Freuden darauf hinweisen, dass Sie mit dem Rauchen Ihre Gesundheit ruinieren und ein Vermögen verbrennen, sondern auch den Kopf darüber schütteln, wie ein intelligenter Mensch wie Sie sich immer noch diese dreckigen Dinger in den Mund stecken und anzünden kann. Bequemerweise vergessen sie dabei, dass sie sich selbst jahrelang ganz genauso verhalten haben.

Ex-Raucher, die mit Willenskraft aufgehört haben, greifen das Rauchen weitaus heftiger an als Menschen, die noch nie geraucht haben. Warum sind sie so aggressiv? Trotz aller Prahlerei und Angeberei haben sie ihre Sucht nicht überwunden. Sie glauben immer noch, dass sie ein Opfer gebracht haben, und ärgern sich über alle, die weiterhin ihrer Sucht frönen.

Vorsicht vor den Angebern, denn sie können Raucher,

die aufhören möchten, sehr negativ beeinflussen. Sie können Ihnen so zusetzen, dass Sie zu Ihrem vertrauten kleinen Hilfsmittel greifen und damit den wahren Feind aus den Augen verlieren. Schlimmer noch, sie verstärken die Überzeugung »Einmal Raucher, immer Raucher«. Ganz offensichtlich sehnen sie sich nach wie vor nach Zigaretten, sodass der Eindruck entsteht, dass man zwar mit dem Rauchen aufhören, der Falle aber nicht entkommen kann.

Diesen Eindruck bestätigen auch die Heulsusen. Heulsusen sind schnell dabei, Ihnen zu gratulieren, wenn Sie zum Jahreswechsel Ihre letzte Zigarette rauchen und die restliche Schachtel ins Feuer werfen. Sie schütteln Ihnen die Hand, wünschen Ihnen viel Erfolg, stellen Ihnen in Aussicht, dass Sie bald viel gesünder und wohlhabender sein werden, loben Ihre richtige Entscheidung, die Sie nicht bereuen werden … und holen Sie dann wieder auf den Boden der Tatsachen zurück, indem sie verraten, dass sie selbst schon vor Jahren aufgehört haben, das Rauchen bei solchen Gelegenheiten aber immer noch schrecklich vermissen.

Das kann Sie dazu bewegen, eilig Ihre Zigaretten aus dem Feuer zu retten und sich nach draußen zu schleichen, um sich eine anzustecken, während alle anderen feiern.

Das Letzte, was Sie bei einem Aufhörversuch hören wollen, ist, dass man sich auch Jahre später noch nach Zigaretten sehnt. Zum Glück wird es Ihnen nicht so ergehen. Angeber und Heulsusen sehnen sich nach Zigaretten, weil sie das große Monster nicht getötet haben. Sie haben die falsche Methode gewählt, deshalb sind ihre Erfahrungen für Sie selbst ohne Bedeutung.

FÜNFTE ANWEISUNG: IGNORIEREN SIE SÄMTLICHE RATSCHLÄGE, DIE DER EASYWAY-METHODE WIDERSPRECHEN!

Ignorieren Sie insbesondere alle Ratschläge von Personen, die angeblich mit der Methode Willenskraft aufgehört haben. Tatsache ist, dass es kein Opfer gibt. Die Zigarette ist NICHT Ihr Freund, also müssen Sie nichts »aufgeben«.

Wer mit der Methode Willenskraft aufhört, wartet stets auf den Moment, in dem der Kampf endet und er ein glücklicher Nichtraucher wird. Aber da das große Monster weiterlebt, gibt es keine Ziellinie, keinen Zeitpunkt, an dem das Verlangen nach Zigaretten verschwindet.

Mit Easyway ganz einfach ans Ziel

Mit Easyway müssen Sie nicht warten. Sobald Sie die Illusionen durchschauen, die Sie in die Nikotinfalle gelockt haben, sich von der Angst befreien und voller Begeisterung und Freude mit dem Rauchen aufhören, werden Sie ein glücklicher Nichtraucher. Sie haben das Ziel erreicht, sobald Sie Angst und Illusionen beseitigt und mit dem Rauchen aufgehört haben. Das geschieht in dem Augenblick, in dem Sie das große Monster töten und sich von der Sucht befreien, die Sie versklavt hat. Sie müssen sich klarmachen, dass Sie dieses Ziel NICHT erreichen werden, wenn Sie sich Qualen auferlegen.

Die Psychologie der Sucht sorgt dafür, dass der schwere

Ansatz nicht funktioniert. Er hilft nicht beim Aufhören, sondern ermutigt vielmehr dazu, süchtig zu bleiben, denn:

1. Er verstärkt den Mythos, dass Aufhören schwer ist, und vergrößert damit Ihre Angst.
2. Er lässt ein Gefühl von Verzicht entstehen, das Sie wie gewohnt lindern wollen – Sie geraten wieder in die Falle.

Willenskraft ist nur erforderlich, wenn ein Willenskonflikt vorliegt. Wir werden diesen Konflikt lösen, indem wir eine Seite des Tauziehens der Angst beseitigen, sodass Ihr ganzer Wille sich gegen das Rauchen richtet. Wenn Sie versuchen, sich für den Rest des Lebens mit Willenskraft am Rauchen zu hindern, werden Sie keinen Erfolg haben und nicht glücklich werden – das gelingt nur, wenn Sie das Verlangen und das Bedürfnis nach Nikotin abstellen.

Kapitel sieben

Die Theorie der Suchtanfälligkeit

DIE THEORIE VON DER SUCHTANFÄLLIGKEIT IST GENAU DAS – EINE THEORIE. DIE ÜBERZEUGUNG, DASS MANCHE MENSCHEN VON GEBURT AN SUCHTANFÄLLIGER SIND ALS ANDERE, ENTSTEHT, WENN MAN DIE SITUATION AUS DER FALSCHEN PERSPEKTIVE BETRACHTET. DIE EIGENSCHAFTEN, DIE ALLE SÜCHTIGEN GEMEINSAM HABEN, SIND NICHT DIE URSACHE IHRER SUCHT, SONDERN DIE FOLGE.

Eine bequeme Ausrede

Wohl jeder würde zustimmen, dass es vollkommen unlogisch ist, sich giftigen Qualm in die Lunge zu saugen. Deshalb brauchen Raucher ständig fadenscheinige Ausreden, um ihr Verhalten zu rechtfertigen:

»So kann ich besser entspannen.«

»Ich habe im Moment sehr viel Stress. Wenn alles wieder besser läuft, höre ich auf.«

»Ein kleines Laster kann ich mir erlauben.«

Wir haben festgestellt, dass all diese Ausreden auf dem Mythos beruhen, dass Rauchen Genuss oder einen Vorteil verschafft. Doch selbst wenn sich alle üblichen Ausreden in Luft aufgelöst haben und unmissverständlich feststeht, dass man eigentlich nur wegen der Nikotinsucht raucht, greifen manche Raucher auf eine letzte verzweifelte Behauptung zurück, die erklären soll, wieso sie nichts gegen ihre Sucht unternehmen:

»ICH BIN VON NATUR AUS SUCHTANFÄLLIG.«

Man hat ihnen weisgemacht, dass sie eine genetische Veranlagung in sich tragen, aufgrund derer sie schneller süchtig werden und sich schlechter von der Sucht befreien können als andere. Natürlich glauben sie das nur zu gerne. Das ist eine bequeme Ausrede, tut ihnen jedoch gar nicht gut. Wer an die Theorie der Suchtanfälligkeit glaubt, stellt damit lediglich sicher, dass er für immer in der Falle bleibt.

Leider wird dieser Irrglaube von zahlreichen »Experten« gestützt, die die Theorie von der Suchtanfälligkeit verfechten. Der Begriff ist so oft zu hören, dass der Eindruck entsteht, es handele sich dabei um eine erwiesene Tatsache. Das stimmt jedoch nicht. Es ist eine Theorie, die sich vor allem darauf stützt, dass viele Süchtige an mehreren Süchten gleichzeitig leiden.

So gibt es zum Beispiel Trinker, die auch rauchen oder spielen, oder Heroinsüchtige, die rauchen und stark verschuldet sind.

Da aber alle Süchte nach dem gleichen Prinzip funktionieren, liegt es auf der Hand, dass jemand, der zu einer bestimmten Sucht neigt, auch zu anderen Süchten neigen wird. Das hat keine genetischen Ursachen, sondern liegt nur daran, dass man die Falle nicht durchschaut und dem Mythos von Genuss oder Vorteil Glauben schenkt. Sie wissen ja:

DIE SACHE, NACH DER SIE SÜCHTIG SIND,
KANN DAS ELEND DER SUCHT NICHT LINDERN,
SONDERN IST DAFÜR VERANTWORTLICH!

Raucher, die nicht entkommen können

Die Angst vor dem Erfolg lässt Raucher nach Gründen suchen, die gegen einen Aufhörversuch sprechen. Die Theorie von der Suchtanfälligkeit ist die perfekte Ausrede. Wer meint, er sei von Natur aus suchtanfällig, hält das Aufhören für unmöglich. »Wie soll ich meine genetische Veranlagung überwinden?« Diese Illusion kann auch durch gescheiterte Aufhörversuche mit der Methode Willenskraft verstärkt werden.

Zudem wird sie von all jenen untermauert, die mit reiner Willenskraft aufgehört haben und Verzicht verspüren, weil sie immer noch meinen, dass sie ein Opfer bringen – die Angeber und Heulsusen, mit denen wir uns bereits befasst haben. Wenn sie sich bereits seit Jahren beherrschen und sich dennoch nach wie vor nach ihrer kleinen Stütze sehnen, wir jedoch wissen, dass Willenskraft überhaupt keine Rolle spielt, glauben sie nur zu gerne, dass bei ihnen ein genetischer Fehler vorliegt, der sie immer wieder in Versuchung führt.

Allerdings gibt es noch eine andere Erklärung.

MAN HAT SIE HINTERS LICHT GEFÜHRT.

Angeber und Heulsusen unterliegen nach wie vor der Illusion, dass sie ein echtes Opfer bringen. Ihre Willenskraft zieht sie in entgegengesetzte Richtungen: Sie wollen unbedingt dem Verlangen nachgeben, aber auch unbedingt Nichtraucher sein. Sie sind im Tauziehen der Angst gefangen und verlieren es schließlich – alles wegen einer Illusion.

Sie wissen mittlerweile, dass Sie nichts »aufgeben«. Damit haben Sie gegenüber den Angebern und Heulsusen einen enormen Vorteil. Sorgen Sie dafür, dass Sie nicht auf die Illusion hereinfallen, die Sie in der Falle hält.

Die angebliche Suchtanfälligkeit ist nur eine weitere Ausrede, mit der ein vollkommen unlogisches Verhalten gerechtfertigt wird. Sie wollen kein Sklave des großen Monsters bleiben und nicht mehr der Angst, dem Elend und der Krankheit ausgeliefert sein, die es mit sich bringt. Deshalb lesen Sie dieses Buch. Sie haben sich vorgenommen, zu entkommen, und sind bereits auf dem besten Weg.

Die Flucht ist einfach, sofern Sie aufgeschlossen bleiben. Wenn Sie sich an die Ausrede einer Suchtanfälligkeit klammern, sind Sie nicht aufgeschlossen und laufen Gefahr, sich zu lebenslanger Sklaverei zu verdammen.

Wenn Sie immer wieder einen Aufhörversuch starten und damit scheitern, kommen Sie sich letztendlich dumm und hilflos vor. Dass die Sucht auf eine persönliche Veranlagung zurückzuführen ist, mag Ihnen deshalb als logische Erklärung erscheinen. Easyway zeigt Ihnen den wahren Grund. Falsche Informationen werden so unerbittlich verbreitet, dass jeder darauf hereinfallen kann, und fast jeder Mensch lässt sich davon mehr oder weniger überzeugen, sogar Nichtraucher. Sie sind nicht aus Dummheit süchtig geworden, ebenso wenig wie die vielen Millionen anderer Raucher. Sie sind auch nicht dumm oder schwach, weil Sie nicht aufhören können. Sie haben lediglich die falsche Methode angewendet.

Sobald Sie richtig durchschauen, wie Sucht funktioniert, verschwinden die Illusionen, und Sie erkennen, wie gut Sie ohne Ihre kleine Stütze zurechtkommen. Solange Sie weiterrauchen, dauert die Sklaverei an.

Ausmaß der Sucht

Warum nur geraten manche Menschen tiefer in die Falle als andere? Warum gibt es Leute, die nur ab und an eine Zigarette rauchen, während andere irgendwann drei Schachteln am Tag paffen? Deutet das nicht darauf hin, dass manche suchtanfälliger sind als andere?

In gewisser Weise schon, aber warum sollte das etwas mit der persönlichen Veranlagung zu tun haben? Kein Mensch ist wie der andere, was die Erklärung dafür sein kann, dass manche mehr rauchen als andere. Alle, die gerade dieses Buch lesen, werden aus verschiedenen Gründen unterschiedlich viel rauchen, zum Beispiel weil ihnen unterschiedlich viel Geld zur Verfügung steht oder sie unterschiedlich viel Gelegenheit zum Rauchen haben, doch sie alle haben die gleiche Einstellung zum Rauchen und versuchen, die gleiche Lösung zu finden. Die erste Raucherfahrung ist widerlich und schreckt manche Menschen dauerhaft vom Rauchen ab. Andere dagegen sehen es als Herausforderung, die es zu meistern gilt, wenn man sich Respekt verdienen will, und rauchen deshalb so viel wie möglich.

Wieder andere können sich nur ein paar Zigaretten pro Tag leisten.

Unser Verhalten wird maßgeblich von den Einflüssen geprägt, denen wir in der Kindheit ausgesetzt sind: unterschiedliche Eltern, Lehrer, Freunde, alles, was wir lesen, beobachten und hören, die Orte, die wir besuchen, die Menschen, denen wir begegnen, und so weiter. All diese Faktoren wirken sich darauf aus, wie schnell wir in die Falle tappen, und sind bei jedem Menschen anders. Aber sie alle lassen sich steuern und rückgängig machen. Mit Genetik oder anderen Merkmalen, die fest in unserer Persönlichkeit verankert sind, haben sie nichts zu tun. Machen Sie sich eines unmissverständlich klar:

JEDER KANN IN DIE RAUCHFALLE GERATEN, UND JEDER KANN GANZ LEICHT DARAUS ENTKOMMEN.

Lügen, verdammte Lügen und Statistik

Eine Sucht ist eine einsame Angelegenheit. Obwohl sie wissen, dass Millionen von Menschen auf der Welt mit der gleichen Sucht zu kämpfen haben, halten alle Raucher, Trinker und anderen Süchtigen ihr persönliches Problem für einzigartig. Wenn Sie Ihren Kokon verlassen und mit anderen über Ihre Probleme reden, werden Sie feststellen, dass sie genau das erleben oder erlebt haben, was auch Sie durchmachen. Dann erkennen Sie, dass die Sucht keine individuelle Schwäche ist, sondern eine Schwäche der Gesellschaft, die den Einzelnen in die Falle führt.

Wenn Sie demnächst zum Rauchen vor die Tür müssen, achten Sie einmal auf die anderen Raucher, die genau wie Sie draußen stehen. Gleich und gleich gesellt sich gern, und Raucher tun sich offenbar sehr gerne zusammen, wenn sie im Regen vor dem Bürogebäude eine Zigarette »genießen«. Raucher haben das Gefühl, ein anderer Menschenschlag zu sein als alle anderen. Sie haben scheinbar ähnliche Charakterzüge und fühlen sich in Gesellschaft anderer Raucher wohler.

Das kann dazu verleiten, diese Eigenschaften als Beweis für eine gemeinsame Veranlagung zu sehen – eine Veranlagung zur Sucht, die sie zum Raucher gemacht hat. Dabei sind diese Eigenschaften in Wirklichkeit die Folge des Rauchens.

Süchtige fühlen sich in Gesellschaft anderer Süchtiger nicht etwa deshalb wohler, weil diese interessanter oder lustiger sind. Nein, die Anziehungskraft liegt darin, dass andere Süchtige ihr Verhalten nicht kritisieren oder hinterfragen, weil sie im selben Boot sitzen. Alle Süchtigen wissen, dass sie etwas Dummes und Schädliches tun. In Gesellschaft anderer, die sich genauso verhalten, kommt man sich nicht ganz so dumm vor.

Wenn Sie die Sucht überwunden haben, sind Sie zum Glück auch ihre schädlichen Auswirkungen auf den Charakter los.

Sie müssen die Überzeugung, Sie seien von Geburt an zum Rauchen verdammt, aus Ihrem Kopf verbannen, denn sonst wird sie sich bewahrheiten. Denken Sie einmal logisch darüber nach. Die Theorie von der Suchtanfälligkeit stützt sich auf statistische Angaben, aber wenn man die Statistiken genau betrachtet, scheint eine genetische Veranlagung zur Sucht ziemlich weit hergeholt.

Gäbe es tatsächlich ein Sucht-Gen, müsste der Prozentsatz der Süchtigen in aller Welt im Laufe der Geschichte ziemlich konstant geblieben sein. Doch in weniger als einem Jahrhundert hat sich der Anteil der Nikotinsüchtigen dramatisch verändert. In den 1940er-Jahren rauchten mehr als achtzig Prozent der erwachsenen männlichen Einwohner Großbritanniens, während es heutzutage weniger als 20 Prozent sind. Ein ähnlicher Trend ist in den meisten Ländern Westeuropas und Nordamerikas zu beobachten. Sollen wir also zu dem Schluss kommen, dass der Anteil der Suchtanfälligen in etwas mehr als einem halben Jahrhundert um 55 Prozent gesunken ist? Das wäre eine ungeheure Veränderung der menschlichen Gene!

Gleichzeitig ist die Zahl der Raucher in Asien in die

Höhe geschnellt. Welche komplexe genetische Anomalie könnte sich so rasch verändern und sogar von einem Kontinent auf den anderen wandern?

Im Grunde spielt es keine Rolle, ob Sie bei sich eine Veranlagung zur Sucht vermuten oder nicht – Tatsache ist, dass Sie sich ganz leicht befreien können, sofern Sie die richtige Methode kennen, und zwar unabhängig von einer genetischen Suchtanfälligkeit.

Nicht Ursache, sondern Folge

Sie müssen unbedingt verstehen, dass Sie nicht nikotinsüchtig geworden sind, weil Sie von Natur aus suchtanfällig sind. Wenn Sie sich für suchtanfällig halten, liegt das einfach daran, dass Sie nikotinsüchtig geworden sind.

So führt die Sucht Sie hinters Licht. Sie vermittelt Ihnen das Gefühl, dass Sie Ihrer Sucht ausgeliefert sind und an einer Charakterschwäche oder einem genetischen Fehler leiden. Die Sucht verzerrt Ihre Wahrnehmung und hält Sie dadurch fest im Griff.

Die Theorie von der Suchtanfälligkeit fördert die Überzeugung, dass eine Flucht nicht möglich ist und Sie zu einem Leben in Sklaverei und Elend verdammt sind. Dabei sind Ihr Bedürfnis und Ihr Wunsch nach Zigaretten erst entstanden, als Sie mit dem Rauchen anfingen. Erst das Rauchen führte zur Sucht, nicht umgekehrt.

An Tag vier werden Sie Elend und Sklaverei der Nikotinsucht hinter sich lassen. Sobald alle Illusionen beseitigt sind und Sie die Lage unmissverständlich und klar durchschauen, werden Sie sich fragen, wie man Sie jemals täuschen konnte. Wie Millionen von Menschen auf der ganzen Welt sind Sie in eine geniale Falle getappt. Wenn Sie die Falle durchschauen und nicht mehr an eine angeborene Suchtanfälligkeit glauben, können Sie sich befreien.

Bleiben Sie einfach aufgeschlossen und befolgen Sie weiterhin alle Anweisungen.

Kapitel acht

Die Konzentration zurückerobern

DAS BILD VON SHERLOCK HOLMES, DER SEINE PFEIFE SCHMAUCHT, WÄHREND ER ÜBER DEM NEUESTEN FALL GRÜBELT, IST ZUM SYMBOL FÜR EINEN WEITEREN GROSSEN MYTHOS GEWORDEN: DASS RAUCHEN DIE KONZENTRATION FÖRDERT. DIESEN IRRGLAUBEN MÜSSEN SIE UNBEDINGT AUS IHREM KOPF VERBANNEN, BEVOR SIE MIT DEM RAUCHEN AUFHÖREN. IN UNSEREN LIVE-SEMINAREN IST ES IMMER ETWAS PEINLICH, WENN SHERLOCK ALS BEISPIEL FÜR EINE GEISTESGRÖSSE GENANNT WIRD, DIE GERAUCHT HAT. ERST WENN WIR VORSICHTIG DARAUF HINWEISEN, FÄLLT DEN TEILNEHMERN AUF, DASS HOLMES NATÜRLICH NUR EINE ROMANFIGUR IST.

Durch die Gehirnwäsche überzeugt

Bislang habe ich Sie dazu ermutigt, Ihr normales Rauchverhalten beizubehalten, damit Sie beim Lesen nicht abgelenkt werden. Vielleicht sind Sie deshalb davon ausgegangen, das

Weiterrauchen würde die Konzentration fördern. Glauben Sie mir, so ist es keineswegs.

RAUCHEN SCHADET DER KONZENTRATION.

Raucher werden einer Gehirnwäsche unterzogen, die ihnen weismacht, dass Rauchen die Konzentration fördert, und da die Falle quasi rückwärts arbeitet, scheint sich dieser Irrglaube zu bestätigen.

Solange diese Überzeugung noch in Ihrem Kopf festsitzt, werden Sie sich nur schwer konzentrieren können, wenn Sie sich nach einer Zigarette sehnen. Deshalb rauchen Sie vorerst also, wenn Sie das Verlangen danach verspüren, und lesen das Buch ohne Ablenkung weiter. Jeder von uns hat Phasen, in denen wir uns einem Problem widmen müssen, mit dem wir uns lieber nicht beschäftigen würden. Raucher greifen dann häufig zur Zigarette, denn sie glauben, dass Rauchen zweierlei bewirkt: Angeblich lindert es die Angst vor der Konfrontation mit dem Problem und hilft gleichzeitig dabei, auf die richtige Lösung zu kommen. Sobald sich diese Überzeugung festgesetzt hat, kann man sich unmöglich konzentrieren. Sosehr man sich auch dem Problem widmen will – der Gedanke, dass es mit einer Zigarette besser klappen würde, lenkt immer stärker ab.

Irgendwann gibt man nach und zündet sich eine Zigarette an. Die Angst verschwindet, und Sie finden die Antwort, nach der Sie gesucht haben. Natürlich führen Sie das auf die Zigarette zurück. Sie brauchten die Zigarette, um sich richtig zu konzentrieren.

So weit, so vorhersehbar.

Sie glaubten, eine Zigarette würde die Konzentration fördern.

Sie rauchten eine Zigarette.

Die nötige Konzentration stellte sich ein … Wo liegt das Problem?

Das Problem ist, dass es sich um eine Illusion handelt – eine Illusion, die Sie in der Nikotinfalle hält, Ihnen die Luft abschnürt und Ihr Geld verbrennt.

Wie war es also wirklich?

Sie glaubten, eine Zigarette würde die Konzentration fördern.

Sie waren von diesem Gedanken besessen und konnten sich deshalb nicht konzentrieren, bis Sie geraucht haben.

Die Zigarette schien das Problem zu lösen, doch in Wirklichkeit hat sie es verursacht. Das ist, als würde Ihnen jemand nachts die Ziegel vom Dach stehlen und sie Ihnen am nächsten Tag zum Kauf anbieten.

Übung: ZUR ABLENKUNG GETRIEBEN

Wer sich richtig konzentrieren will, muss sämtliche Ablenkungen abstellen. Deshalb sollten wir untersuchen, wie sehr Ihr Rauchverhalten Sie ablenkt. Rauchen Sie jetzt eine Zigarette und notieren Sie sich die verschiedenen Schritte, die Sie dazu absolvieren müssen. Sie müssen die Schachtel hervorsuchen, die Zigarette herausnehmen, sie anzünden, den Rauch einatmen, ausatmen, die Asche in den Aschenbecher schnippen. Das müssen Sie bei jeder Zigarette etwa 20-mal wiederholen, dann drücken Sie sie aus, leeren den Aschenbecher, nehmen eine weitere Zigarette aus der Schachtel, zünden sie an, und der gesamte Vorgang geht wieder von vorne los.

Wenn Nichtraucher ein Problem lösen müssen, werden sie nicht durch derartige Ablenkungen beeinträchtigt. Außerdem werden sie nicht durch das Verlangen nach einer Zigarette abgelenkt, das die Zigarette dann wiederum nur zum Teil stillt. Und bei Nichtrauchern bekommt das Gehirn auch mehr Sauerstoff als bei Rauchern, sodass sie klarer und kreativer denken können.

Rauchen sorgt nicht nur für zahlreiche Ablenkungen, sondern behindert auch die Konzentrationsfähigkeit.

Rauchverbot verhindert Ablenkung

Wenn ein unliebsames Problem anliegt, lassen wir uns nur zu gerne ablenken, um den gefürchteten Augenblick, in dem wir das Problem angehen müssen, weiter hinauszuzögern. Manche kochen sich eine Tasse Tee, andere machen sich etwas zu essen, wieder andere checken ihre E-Mails oder schauen auf ihr Handy. Wir machen uns vor, all das sei wichtig, damit wir das Unvermeidliche aufschieben können.

Nichts von alledem trägt jedoch zur Lösung des Problems bei. In Wirklichkeit wird die Situation nur schlimmer. Wenn man ein Problem nicht angeht, wird es in der Regel größer. Verschwinden wird es sicherlich nicht. Doch solange wir davon überzeugt sind, dass die Ablenkungen uns helfen, werden wir uns erst dann richtig mit dem Problem befassen, wenn wir sie hinter uns gebracht haben. Auch vom Rauchen lassen wir uns nur zu gerne ablenken. Die Konzentration wird nicht durch das körperliche Verlangen nach einer Zigarette beeinträchtigt, denn dieses Verlangen ist kaum wahrnehmbar. Uns stört, dass wir an nichts anderes denken können – und dafür ist das große Monster verantwortlich.

Wie gut Sie sich ohne Zigaretten konzentrieren können, zeigt sich in Situationen, in denen Rauchen nicht erlaubt ist, zum Beispiel bei Prüfungen. Jedes Jahr müssen unzählige Studierende ihre Abschlussprüfung absolvieren. Einige von ihnen sind es gewohnt, beim Lernen zu rauchen. Wenn ihnen dämmert, dass sie bald stundenlang ohne Zigaretten in einem Prüfungsraum sitzen müssen, stellt sich Panik ein. Sie versuchen, eine Übungsarbeit ohne Rauchen durchzustehen, und stellen fest, dass ihre Hände dann so zittern, dass sie gar nicht richtig schreiben können!

Doch wenn die tatsächliche Prüfung startet, können sie diese absolvieren, ohne einen Gedanken an das Rauchen zu verschwenden. Das zeigt ganz eindeutig, dass sie sich auch ohne ihre kleine Stütze mehrere Stunden lang konzentrieren können.

Woran liegt das? Ganz einfach daran, dass Rauchen im Prüfungsraum nicht infrage kommt und damit nie zu einer legitimen Ablenkung werden konnte.

Wenn man weiß, dass etwas unmöglich ist, muss man nicht weiter darüber nachdenken. Millionen von Rauchern haben das erkannt, seit Rauchen in Flugzeugen und Zügen verboten ist. Früher hätten sie sich das niemals vorstellen können, doch jetzt sind längere Reisen überhaupt kein Problem, denn da Rauchen unterwegs nicht erlaubt ist, sehnen sie sich nicht danach. Sie denken erst dann wieder daran, wenn sie ihr Ziel erreicht haben.

Hier möchte ich kurz noch einmal darauf hinweisen, wie schwach die Nikotinsucht ist, denn das Verhalten von Rauchern im Flugzeug zeigt das sehr anschaulich.

Stellen Sie sich einen starker Raucher auf einem Langstreckenflug vor. Er findet sich damit ab, dass er unterwegs nicht rauchen darf. Selbst die stärksten Raucher verwenden im Flugzeug meist keine Nikotinpflaster oder -kaugummis.

Während des Flugs bleiben sie fast die ganze Zeit über ganz ruhig. Doch nach etwa zehn der elf Flugstunden ändert sich das. Der Flug neigt sich dem Ende zu, und der Raucher stellt sich allmählich darauf ein, das Flugzeug zu verlassen und sich eine Zigarette anzustecken.

Als ihm ein Blick auf die Uhr verrät, dass der Flug nur noch 20 Minuten dauern wird, fängt er an zu lächeln.

Stellen Sie sich nun vor, wie dieser Raucher auf die Durchsage reagiert, aufgrund extremer Wetterverhältnisse werde der Flug leider zu einem anderen Flughafen umgeleitet und deshalb sechzig Minuten länger dauern. Bumm! Mit einem Schlag ist es mit der Ruhe vorbei. Das Lächeln verschwindet, und der Raucher erlebt etwas, das er eindeutig als Nikotinentzug bezeichnen würde: Wut, Anspannung, Angst, Aufregung und Stress. Der Nikotinentzug hat sich nicht in den sechs Sekunden eingestellt, in denen der

Pilot die verspätete Landung angekündigt hat. Er war vorhanden, seit der Raucher unmittelbar vor dem Flug seine Zigarette ausdrückte, also seit zehn Stunden und 40 Minuten.

Die plötzlichen unangenehmen Symptome wurden nicht durch den Nikotinentzug hervorgerufen.

Die Ankündigung des Piloten hat etwas im Kopf des Rauchers ausgelöst: das große Monster.

Johns Nikotin-Entzugsgeschichte

Der von Allen Carr geheilte ehemalige Kettenraucher John Dicey, weltweiter Geschäftsführer und leitender Therapeut, Allen Carr's Easyway

Ich weiß noch genau, dass ich als Raucher zu Partys, besonders zu den wilden Partys in meiner Jugend, mindestens drei Schachteln Zigaretten mitgenommen habe.

Ja, ich war Kettenraucher, aber nicht einmal ich brauchte sechzig Zigaretten für ein paar Stunden auf einer Party. Warum habe ich dann so viele mitgenommen?

Nun, auf Partys gibt es diese schrecklichen Leute, die nur die Zigaretten anderer rauchen. Vielleicht sind Sie selbst auch so jemand … wenn ja, dann ist das nicht böse gemeint, aber Kettenraucher fürchten solche Leute mehr als jeden betrunkenen Langweiler.

Diese Personen rauchen nämlich mit Vorliebe die Zigaretten »echter Raucher« und kaufen niemals selbst welche, auch wenn sie wissen, dass sie auf der Party rauchen wollen. Dabei sind die Kosten für die Zigaretten gar nicht das Hauptproblem, sondern Kettenraucher ärgern sich vor allem darüber, dass diese sogenannten »Gelegenheitsraucher« ihren kostbaren Zigarettenvorrat für den jeweiligen Abend schröpfen … Deshalb geht der Kettenraucher auf Nummer sicher und nimmt besonders viele mit.

Fast noch schlimmer sind die »Wenigraucher«, die es nicht weiter stört, wenn ihnen auf der Party die Zigaretten ausgehen. Sie sind sich ganz sicher, dass sie sich bei anderen durchschnorren können, und finden nichts dabei, anderen ihren Vorrat wegzurauchen.

Und ist Ihnen schon einmal aufgefallen, dass selbst Gelegenheits- und Wenigraucher auf Partys meist Kette rauchen? Wegen dieser Teilzeitraucher haben die »echten Raucher« spät am Abend, wenn alle Geschäfte geschlossen sind, oft keine Zigaretten mehr übrig. Der Albtraum aller Kettenraucher! Genau deshalb hatte ich immer mehrere Schachteln in den Jackentaschen versteckt.

Allerdings erinnere ich mich nur zu gut an eine Party, auf der ich einen furchtbaren Schreck erlebte. An diesem Abend wurde mir meine Jacke gestohlen, in der ich meine Reserveschachteln verstaut hatte. Als ich nach

Hause kam, zog ich gedankenverloren mein letztes verbliebenes Päckchen aus der Tasche.

Mich durchfuhr es wie ein Blitz, als ich das erste verräterische Anzeichen wahrnahm: Die Schachtel war zu leicht – sie konnte nicht mehr viele Zigaretten enthalten. Ich schüttelte sie, und es raschelte leise. Mir blieb fast das Herz stehen, mein Puls raste. Furcht! Angst! Stress! Panik! Das schreckliche Gefühl, das ich früher als körperliches Symptom des Nikotinentzugs deutete.

Ich wagte kaum, die Schachtel zu öffnen, denn ich wusste, dass mich etwas Schlimmes erwartete. Vorsichtig spähte ich hinein. Und sah nur noch ZWEI Zigaretten.

Meine Panik wuchs.

Wenn Sie stark rauchen, werden Sie genau verstehen, was ich meine. Es ist das Gefühl, das wir als körperliches Verlangen nach Nikotin deuten. Doch es war innerhalb weniger Sekunden aufgetreten, nämlich erst, als ich gespürt hatte, wie leicht die Schachtel war.

Wieso nicht schon davor?

Zudem war ich so in Panik, dass ich mir sofort eine der Zigaretten ansteckte. JETZT HATTE ICH NUR NOCH EINE ZIGARETTE übrig. Und das körperliche Gefühl wurde sogar noch schlimmer.

Bedenken Sie bitte, dass mein Körper in diesem Moment von Nikotin überschwemmt wurde und ich trotzdem ein Gefühl verspürte, das ich damals als körperlichen Nikotinentzug deutete.

Dabei gab es gar keinen Entzug. Nikotin war unterwegs IN meinen Körper. Ich rauchte gerade! Was auch immer ich erlebte, Nikotinentzug konnte es unmöglich sein.

Ich empfand echte körperliche Symptome, doch sie waren ausschließlich auf einen psychischen Prozess zurückzuführen. Meine Gedanken riefen diese Gefühle hervor, nicht der Entzug von der Droge. Irgendetwas hatte sich in meinem Kopf verändert, weil ich nicht genug Zigaretten hatte.

Wenn Sie mir aufmerksam folgen, erkennen Sie hoffentlich, dass die wirklich unangenehmen Symptome nicht durch einen Nikotinentzug entstehen. Sie kommen durch das große Monster im Kopf zustande, und das Boot-Camp wird sie vernichten.

Keine Frage des Gewichts

Besonders weitverbreitet ist der Irrglaube, dass Rauchen beim Abnehmen hilft.

An dieser Illusion sind mehrere Faktoren beteiligt: die Überzeugung, dass Rauchen den Appetit zügelt, sodass Raucher Mahlzeiten und Imbisse auslassen können (und dafür lieber rauchen), die Vorstellung, dass Rauchen Kalorien verbrennt, indem es den Stoffwechsel beschleunigt, und der unerbittliche Einfluss der Tabakindustrie, die seit Jahren glamouröse schlanke Filmstars zeigt, denen die Zigaretten förmlich an Fingern und Lippen festgeklebt zu sein scheinen – die Tabakriesen haben nicht nur die Filmbranche fest im Griff, sondern mittlerweile auch die Mode- und Musikindustrie infiltriert.

Junge Bands, Solokünstler und Sportstars dienen in weltweiten Anzeigen und bei gesponserten Tourneen als Werbebotschafter. Und in Ländern, in denen Tabakwerbung verboten ist, wird dafür gesorgt, dass Zigaretten bei Fotoshootings und auf Paparazzi-Aufnahmen zu sehen sind. Die Modebranche steckt am offensichtlichsten mit den Tabakriesen unter einer Decke, denn auf Laufstegen und in Hochglanzaufnahmen für Zeitschriften sind Zigaretten allgegenwärtig.

Auch Hollywood leistet nur zu gerne seinen Beitrag. Es gibt viele Beispiele von rauchenden Hauptdarstellern, absurderweise selbst in Filmen, die viele Hundert Jahre in der Zukunft spielen. Die Botschaft ist immer gleich: Rauchen ist cool, Rauchen ist hart, und, was noch wichtiger ist, Rauchen wird alles überdauern.

Somit ist es kein Wunder, dass junge Menschen Rauchen ab einem gewissen Alter für cool, kultiviert, stylish und sexy halten und noch dazu glauben, dass es auch eine Art Zaubermittel zur Gewichtskontrolle ist.

Sie sind nicht dumm und wissen selbst ganz genau, dass diese attraktiven, glamourösen, stilvollen und kultivierten Stars ihr Aussehen nicht den Zigaretten verdanken. Ganz im Gegenteil: Den Stars ist es zu verdanken, dass Zigaretten sexy, glamourös, stilvoll und kultiviert wirken. Zigaretten sind einfach nicht sexy!

Das Gleiche gilt für den Mythos vom rauchenden Rebellen. Rebellieren kann man auf unzählige Weisen, ohne dabei Opfer einer elenden Sucht zu sein. Für die Rebellion können Sie sich frei entscheiden, aber ob Sie rauchen oder nicht, ist nicht Ihre Entscheidung. Es gibt wirklich nichts Armseligeres als einen Raucher, der behauptet, genau deshalb zu rauchen – tief in seinem Inneren wird er das selbst nicht glauben. Alle Raucher wissen, dass sie nicht rebellieren, sondern rauchen, weil sie versklavt sind.

Was hat es also mit der Gewichtsproblematik auf sich? Erstens wissen Sie selbst, dass es sehr viele übergewichtige Raucher gibt. Das wäre sicherlich nicht der Fall, wenn Rauchen tatsächlich schlank halten würde. Dann müsste jemand, der besonders viel raucht, auch besonders dünn sein – dabei sind Kettenraucher in der Regel besonders übergewichtig.

Rauchen beschleunigt in der Tat den Stoffwechsel, also das Tempo, mit dem Ihr Körper Kalorien verbrennt, und Hochglanz-Fitnesszeitschriften werden nicht müde, das ständig zu wiederholen. Allerdings verrät man den Lesern nicht, dass die Auswirkungen, die das Rauchen auf den Stoffwechsel hat, für die Gewichtskontrolle unerheblich sind. Sie wissen sicher, wie intensiv und lange Sie im Fitnessstudio auf dem Ergometer strampeln müssen, um ein paar Hundert Kalorien zu verbrennen. Rauchen allein trägt nicht zur Fett- und Kalorienverbrennung bei.

Ein weiterer Mythos ist in Hochglanzmagazinen ebenfalls sehr beliebt, nämlich dass Rauchen appetitzügelnd wirkt. Das leuchtet uns Rauchern ein. Wir verspüren Hunger, rauchen eine, und der Hunger geht vorbei. Damit scheint es, als hätte die Zigarette auf magische Weise den Hunger abgestellt. Allerdings übersehen wir dabei, dass der Hunger auch bei Nichtrauchern wieder verschwindet, wenn er ein paar Minuten ignoriert wird. Nichtraucher führen das nicht auf Zigaretten zurück, doch Raucher sehen damit den Mythos bestätigt, dass Rauchen den Appetit hemmt. Sie ignorieren die Tatsache, dass eine Zigarette bei stärkerem Hunger nicht ausreicht und niemals ausreichen wird.

Ich möchte Sie jetzt bitten, Ihre Zigarettenschachtel ganz genau zu betrachten. Finden Sie irgendwo den Aufdruck »Kann im Rahmen einer kalorienbewussten Ernährung beim Abnehmen helfen«? Natürlich steht nichts dergleichen auf der Schachtel. Und warum nicht? Weil es nicht wahr ist. Ansonsten dürften die Tabakunternehmen es auf die Packung schreiben und würden es ganz sicher tun.

Wieso also sind wir uns so sicher, dass Rauchen bei der Gewichtskontrolle hilft? Das liegt an den gescheiterten Aufhörversuchen, die wir selbst und andere erlebt haben. Wenn Sie selbst noch keine solche Erfahrung gemacht haben, dann sicher jemand aus Ihrem Bekanntenkreis. Raucher, die mit der Methode Willenskraft aufhören, nehmen zu. Warum? Weil das große Monster nicht getötet wurde und sie deshalb ständig ein Gefühl des Verzichts verspüren.

Um das Verlangen nach Zigaretten und das Gefühl des Verzichts loszuwerden, greifen sie dann oft zu Speisen oder Getränken, statt zu rauchen. Obwohl das nicht besonders gut hilft, bleiben sie dabei und nehmen folglich zu. Wenn sie schließlich schwach werden und wieder rauchen, essen sie weniger und scheinen abzunehmen. Das bestätigt in ihren Augen den Mythos, lässt die Angst vor der Gewichtszunahme berechtigt erscheinen und hält sie davon ab, jemals wieder mit dem Rauchen aufzuhören.

Bei Easyway passiert das nicht. Und warum nicht? Weil Easyway den Wunsch nach Zigaretten beseitigt. Wenn Sie nicht rauchen wollen, entsteht kein Gefühl von Verzicht, und Sie müssen nicht zu einem Ersatz greifen (Speisen oder Getränke statt Zigaretten).

Wenn Sie mit Easyway aufhören, brauchen Sie keine Ersatzdroge, deshalb werden Sie nicht zunehmen. Ganz im Gegenteil, Sie werden voller Energie sein und vor Gesundheit geradezu strotzen.

Auf den Zusammenhang zwischen Rauchen und Hunger werde ich später noch genauer eingehen, doch wenn Sie eine Gewichtszunahme fürchten, kann ich Ihnen versichern, dass es nicht dazu kommen wird.

Ein Gewichtsproblem lässt sich nicht mit Zigaretten lösen, und mit Easyway werden Sie nicht zunehmen.

Depressionen

Jede Woche erhalten wir Briefe und E-Mails von Rauchern aus aller Welt, die um Antworten auf bestimmte Fragen bitten.

Dieser umfangreichen Korrespondenz ist es zu verdanken, dass Sie die aktuellste und umfassendste schriftliche Version der Easyway-Methode in den Händen halten.

Manchmal schreiben uns Menschen, die unter akuten oder chronischen Depressionen leiden oder zur Selbstverletzung neigen. Obwohl dies zwei ganz unterschiedliche Thematiken sind, möchte ich sie dennoch im gleichen Abschnitt behandeln. Diese Raucher fürchten oft, dass die Easyway-Methode bei ihnen nicht funktionieren wird. Wer unter schweren Depressionen leidet, hat meist den Eindruck, dass Rauchen in gewisser Weise hilft. Dabei gilt genau das Gegenteil. Es ist erwiesen, dass Rauchen Depressionen keineswegs lindert, sondern vielmehr verschlimmert. Auch wenn Sie unter dieser äußerst schwierigen Erkrankung leiden, wird die Easyway-Methode bei Ihnen ganz sicher funktionieren. Zwar ist es durchaus verständlich, dass Sie meinen, Rauchen könne gegen Ihre Depression helfen, doch im Grunde liegen Sie damit genauso falsch wie Raucher, die zum Beispiel glauben, dass sich mit Zigaretten Stress leichter bewältigen lässt. Sie können die gesamte Methode auf Ihre Situation anwenden, und dass man uns weismacht, Rauchen helfe bei Depressionen, ist genauso ein Schwindel wie die Behauptung, es helfe gegen Stress.

Wer zur Selbstverletzung neigt, könnte beispielsweise behaupten: »Ich rauche, um mich zu bestrafen oder zu verletzen oder weil ich mir egal bin.« Wenn das Ihrer Einstellung entspricht, müssen Sie sich klarmachen, dass Sie keineswegs rauchen, um sich zu schaden, sondern nur deshalb, weil Sie süchtig nach Nikotin sind. Ob Sie sich selbst verletzen, können Sie in gewisser Weise selbst entscheiden, doch ob Sie rauchen oder nicht, ist nicht Ihr freier Wille. In dieser Hinsicht unterscheiden Sie sich nicht von allen anderen Rauchern auf diesem Planeten. Selbstverletzung mag der Grund gewesen sein, weshalb Sie mit dem Rauchen angefangen haben, aber Sie wissen ja, dass wir alle aus einer Vielzahl von falschen und törichten Gründen zu unserer ersten Zigarette gegriffen haben – sei es, um zu einer Gruppe dazuzugehören oder nicht, um gegen den Strom zu schwimmen und zu rebellieren oder um möglichst hart, cool oder kultiviert zu wirken, einfach nur aus purer Neugier oder um der Welt zu zeigen, wie egal uns alles ist. Tatsache ist, dass der Grund, aus dem wir mit dem Rauchen anfangen, nicht erklärt, warum wir weiterrauchen, und uns auch nicht am Aufhören hindert.

Es gibt viel effektivere, effizientere und offenkundigere Möglichkeiten, sich selbst zu verletzen, sofern das wirklich Ihre Absicht ist. Das Rauchen ist in dieser Hinsicht völlig unbefriedigend, da es Jahre oder gar Jahrzehnte dauert, bis die zugefügten Schäden zu erkennen sind. Wer sich selbst verletzen will, tut es sofort und auf schmerzhafte Weise. Einfach ausgedrückt: Sie rauchen nicht, um sich selbst zu verletzen.

Vielleicht haben Sie deshalb Ihre erste Zigarette angezündet, und vielleicht rechtfertigen Sie damit die Tatsache, dass Sie weitergeraucht haben oder nicht aufhören konnten, doch es ist nicht der wahre Grund, aus dem Sie rauchen. Wenn es so wäre, hätten Sie Ihr Rauchverhalten selbst in der Hand oder unter Kontrolle. Und wenn Sie frei entscheiden könnten, ob Sie rauchen oder nicht, würden Sie dieses Buch nicht lesen. Verstehen Sie mich nicht falsch, vielleicht dachten Sie zu einem früheren Zeitpunkt, als Sie nach einer rauchfreien Zeit wieder mit dem Rauchen anfingen: »Was soll's – mir liegt nichts mehr an meinem Leben.« Von einer Klippe gestürzt haben Sie sich damals aber trotzdem nicht. Mit dieser fadenscheinigen Ausrede wollen Sie lediglich entschuldigen, dass Sie wieder rauchen. Und Sie haben nur deshalb wieder angefangen, weil Sie davon überzeugt waren, dass Rauchen einen Vorteil bringt.

Wer unter Depressionen und echtem selbstverletzendem Verhalten leidet, muss unglaublich viel Kraft und Durchhaltevermögen aufbringen und verdient dafür Respekt und Anerkennung. Zum Glück werden die Höhen und Tiefen des Lebens weniger dramatisch und leichter zu bewältigen, sobald Sie mit dem Rauchen aufhören.

Richtige Konzentration

Wenn Sie sich auf etwas konzentrieren wollen, müssen Sie zuerst sämtliche Ablenkungen beseitigen. Wenn jemand ein störendes Geräusch macht, können Sie ihn bitten, damit aufzuhören, oder sich an einen ruhigeren Ort zurückziehen. Aber gehen wir mal davon aus, dass Sie selbst für die Ablenkung verantwortlich sind – vielleicht sind Sie erkältet und müssen sich ständig die Nase putzen. Wie können Sie eine solche Ablenkung in den Griff bekommen? Gar nicht, deshalb verdrängen Sie sie einfach und konzentrieren sich auf das, was Sie zu erledigen haben.

Wenn Sie eine Ablenkung abstellen können, müssen Sie das tun, sonst ärgern Sie sich darüber und werden noch stärker abgelenkt. Können Sie allerdings nichts dagegen tun, lässt sich die Ablenkung viel leichter ignorieren und verdrängen. Wer eine Wahl hat, muss eine Entscheidung treffen. Und bis diese Entscheidung getroffen ist, stellt die Wahlmöglichkeit eine Ablenkung dar. Ohne die Wahlmöglichkeit dagegen gibt es keinen Zwang mehr, eine Entscheidung treffen zu müssen.

Vielleicht vermuten Sie, dass ich Ihnen dazu raten will, das Rauchen dauerhaft zu verdrängen und so damit aufzuhören. Auf gar keinen Fall. Aber wie mühelos die meisten Raucher in Situationen zurechtkommen, in denen Rauchen strikt verboten ist, beweist, dass man den Gedanken an Zigaretten selbst dann leicht verbannen kann, wenn man noch in der Nikotinfalle sitzt.

Das große Problem für Raucher und Dampfer besteht darin, dass die Möglichkeit zum Rauchen fast immer gegeben ist. Wer mit der Methode Willenskraft aufhören will, ist sich dieser Option immer bewusst und wird davon abgelenkt. Mit Easyway kommt Rauchen nicht mehr infrage – Sie müssen nicht auf Zigaretten verzichten, sondern verspüren keinerlei Verlangen mehr danach.

Nichtraucher überlegen niemals, ob sie sich eine Zigarette anstecken sollten, und genauso wird es auch Ihnen gehen, wenn Sie dieses Buch zu Ende gelesen haben.

Ödes, ödes Rauchen

Der Mythos, dass Rauchen gegen Langeweile hilft, ist eng mit dem Konzentrationsmythos verknüpft. Auch dieser Mythos ist darauf zurückzuführen, dass die Falle quasi rückwärts arbeitet. Wenn Ihr Gehirn nicht stimuliert wird, sind die Schreie des kleinen Monsters nicht zu überhören, deshalb geben Sie dem Verlangen meist nach.

Bei Langeweile greifen Sie üblicherweise zur Zigarette, doch abstellen kann sie diese Langeweile nicht.

Langeweile verschwindet, wenn man den Geist mit etwas Interessantem beschäftigt. Die Prüfungssituation beweist, dass Raucher lange Zeit ohne Zigarette auskommen können, wenn sie beschäftigt sind, und das nicht einmal richtig wahrnehmen. Rauchen ist nicht spannend. Oder denken Sie wirklich: »Diese Zigarette ist faszinierend!«, wenn Sie den giftigen Qualm einatmen? Es gibt kaum etwas Langweiligeres, als Tag für Tag wieder und wieder Zigaretten zu rauchen. Anfangs mag es faszinierend erscheinen, doch es wird schnell so öde, dass man die meisten Zigaretten, die man raucht, gar nicht richtig wahrnimmt.

Wenn Sie demnächst wieder mal im Stau stecken, achten Sie bitte genau auf diejenigen, die am Steuer rauchen. Sie qualmen zwar eine Zigarette, langweilen sich dabei aber ganz genauso wie alle anderen in der Autoschlange. Schauen Sie sich die Raucher an, die in der Zigarettenpause in kleinen Grüppchen vor Bürogebäuden stehen. Wirken sie angeregt und glücklich? Oder nicht vielmehr gelangweilt und unglücklich?

Rauchen beeinträchtigt nicht nur die Konzentration, sondern steigert auch die Langeweile, da es die Gelegenheit zu körperlicher und geistiger Stimulation reduziert, Energie raubt, den Körper träge, lethargisch und faul macht und die Lebensfreude zerstört.

Befreiung von der Gehirnwäsche

Die Nikotinsucht ist ein Tyrann. Immer, wenn Sie meinen, dass Sie dem Verlangen nach Zigaretten standhalten können, passiert irgendetwas, das Sie glauben lässt, Sie »müssten« jetzt rauchen, und schon fällt Ihr Widerstand in sich zusammen. Typische Auslöser sind Probleme, die Ihre Aufmerksamkeit verlangen, denn sie lassen den Stresspegel steigen. Und weil die Gehirnwäsche Ihnen weisgemacht hat, dass Rauchen gegen Stress hilft, greifen Sie zu einer Zigarette.

Wie also können Sie diese Auslöser vermeiden, nachdem Sie aufgehört haben? Ganz einfach:

SIE MÜSSEN DIE AUSLÖSER NICHT VERMEIDEN!

Wenn Sie verstehen, wie die Auslöser funktionieren, sind sie keine Auslöser mehr. Jeder Mensch hat es von Zeit zu Zeit mit kniffligen Problemen zu tun. Das gehört zum Leben dazu. Aber nicht jeder greift jedes Mal zur Zigarette, wenn er sich auf ein Problem konzentrieren muss. Nichtraucher sehen Zigaretten nicht als Hilfsmittel, mit dem sich die Herausforderung besser meistern lässt, und bekommen Probleme deshalb deutlich schneller in den Griff.

Raucher müssen nicht nur das tatsächliche Problem angehen, mit dem sie konfrontiert sind, sondern gleichzeitig auch noch überlegen, ob sie rauchen sollten oder nicht. Sie haben also nicht nur eine schwierige Entscheidung zu treffen, sondern zwei. Dadurch verzögert sich die Lösung des eigentlichen Problems, das immer kritischer wird, während die Raucher von der Zigarette abgelenkt werden.

SOBALD EIN RAUCHER NICHT MEHR GRÜBELN MUSS, WIRD DAS AUFHÖREN GANZ LEICHT.

Nachdem Sie Ihre letzte Zigarette geraucht haben, mag es irgendwann dazu kommen, dass Sie mit einem belastenden Problem konfrontiert werden und daran denken, sich eine Zigarette anzuzünden. Darauf sollten Sie sich unbedingt einstellen, damit es Sie nicht beunruhigt. Der Gedanke ist nur ein Überbleibsel aus Ihren Rauchertagen. Sie müssen ihm nicht nachgeben, sondern sich lediglich eine unumstößliche Wahrheit in Erinnerung rufen, die Sie mittlerweile verinnerlicht haben: Rauchen bringt keinerlei Vorteil, Sie wissen, dass Sie die richtige Entscheidung getroffen haben, und es bringt rein gar nichts, sich mit diesem Thema zu befassen.

Sie sollten keinen Verzicht empfinden, sondern sich vielmehr freuen, dass Sie jetzt Nichtraucher sind und nicht in die Falle des Tyrannen tappen müssen.

Wer mit der Methode Willenskraft aufhört, versucht

zeit seines Lebens, die Auslöser zu vermeiden, die ihn früher zum Rauchen veranlasst haben. Diese Ex-Raucher befürchten, dass sie der Versuchung nicht widerstehen können, wenn einer dieser Auslöser eintritt. Sofern Sie jedoch die Gewissheit haben, dass das Rauchen Ihnen rein gar nichts bringt, müssen Sie den Auslösern nicht aus dem Weg gehen, da sie nicht mehr als Auslöser wirken.

Ganz im Gegenteil, die Auslöser können sogar die Zufriedenheit und Freude über Ihren gelungenen Aufhörversuch verstärken. Bei jedem Ereignis, das Sie an Situationen erinnert, in denen Sie früher geraucht haben, können Sie sich darüber freuen, dass Sie jetzt frei sind.

Gewissheit erlangen

Sie können alle Zweifel beseitigen und die nötige Gewissheit erlangen, indem Sie sich einfach die Fakten vor Augen halten und die Dinge so sehen, wie sie wirklich sind. Die meisten Raucher tun das bei ihrem Aufhörversuch nicht, sondern konzentrieren sich auf die Gründe für das Nichtrauchen – die Gesundheitsrisiken, das verschwendete Geld, den Geruch und so weiter. Sie hoffen, dass diese Gründe ausreichen, um das Verlangen nach Zigaretten zu überwinden.

Natürlich lässt sich das große Monster durch derartige Bedenken nicht zum Schweigen bringen. Wenn dem so wäre, könnte jeder Raucher mühelos aufhören. Um das große Monster zu töten, muss man das Rauchen so sehen, wie es wirklich ist – als Drogensucht, die keinerlei Vorteil bringt –, damit die Vernunft über die Gehirnwäsche siegt.

SECHSTE ANWEISUNG: ZWEIFELN SIE NIEMALS AN IHRER ENTSCHEIDUNG, AUFZUHÖREN!

Wenn Sie sicher sind, dass Ihnen das Rauchen rein gar nichts bringt, werden Sie feststellen, dass Ihr Wunsch nach Zigaretten verschwindet. Alle Raucher rauchen nur wegen des Mythos, dass Zigaretten irgendeinen Genuss oder Vorteil bedeuten. Wenn Sie diesen Mythos durchschauen, löst sich das Verlangen in Luft auf.

Ihren Traum, sich vom Nikotin zu befreien und ein glücklicher Nichtraucher zu werden, haben Sie nun schon zur Hälfte verwirklicht. Im Grunde müsste es »wieder ein glücklicher Nichtraucher« heißen, denn bevor Sie mit dem Rauchen anfingen, waren Sie frei von der Tyrannei der Sucht. Vielleicht können Sie sich nicht mehr erinnern, wie sich das anfühlte. Nach Ihrer letzten Zigarette werden Sie die Freuden und Vorteile des Nichtrauchens schnell wieder entdecken.

Bessere Gesundheit
Mehr Geld
Gesteigertes Selbstvertrauen

Darüber hinaus werden Sie die Wahrheit erkennen, die Ihnen unter der tyrannischen Herrschaft der Nikotinsucht verborgen blieb. Nichtraucher sind:

Entspannter
Belastbarer
Besser in der Lage, sich zu Konzentrieren

Sie werden auch all Ihre Mahlzeiten mehr genießen, weil Ihre Geschmacksnerven wieder besser arbeiten und Sie sich mehr Zeit dafür nehmen, statt Ihr Essen eilig hinunterzuschlingen, damit Sie rauchen oder dampfen können. Sie werden mehr Energie haben und sich beim Sport und Sex wohler fühlen. Und vor allen Dingen werden Sie das Gefühl der Sklaverei los, das bewirkt, dass sich alle Raucher hilflos und dumm vorkommen.

Morgen ist ein großer Tag – der Tag, an dem Sie das große Monster erledigen. Genießen Sie also den Gedanken, dass Sie sich bald aus der Tyrannei der Nikotinsucht befreit haben werden, und schlafen Sie heute Abend gut. Und konsumieren Sie weiterhin Ihre Zigaretten, E-Zigaretten oder sonstigen Nikotinprodukte. Haben Sie kein schlechtes Gewissen, machen Sie sich keine Sorgen – die Freiheit erwartet Sie. Sie müssen lediglich die Anweisungen befolgen.

Checkliste

Mir ist klar:

- Ich muss nichts »aufgeben«.
- Kein Raucher hat das Rauchen jemals genossen.

- Aufhören ist nur schwer, wenn man auf die falsche Methode setzt.
- Willenskraft hilft nicht beim Aufhören – sie macht es höchstens noch schwerer.
- Wer damit angibt, dass er mit Willenskraft aufgehört hat, oder deshalb jammert, geht immer noch davon aus, ein Opfer zu bringen.
- Für meine Nikotinsucht ist nur die Droge und nicht meine persönliche Veranlagung verantwortlich.
- Rauchen, Dampfen und alle anderen Nikotinprodukte schaden der Konzentration.
- Rauchen, Dampfen und alle anderen Nikotinprodukte können den Appetit nicht zügeln, helfen nicht beim Abnehmen oder gegen Depressionen.
- Wer gar nicht rauchen will, muss den Auslösern nicht aus dem Weg gehen.

Kapitel neun

Verbreitung des Mythos

»Es ist durchaus möglich, dass ein Mensch nicht im Gefängnis und doch nicht in Freiheit ist – dass er unter keinem physischen Zwang steht und doch psychisch ein Gefangener ist, gezwungen, so zu denken, zu fühlen und zu handeln, wie die Vertreter des Nationalstaates oder irgendwelcher privater Interessen innerhalb der Nation ihn denken, fühlen und handeln lassen wollen.«

Aldous Huxley,
Wiedersehen mit der Schönen Neuen Welt

Der große Schwindel

Um es mit den Worten von Aldous Huxley zu sagen: Raucher und alle anderen Nikotinsüchtigen sind »psychisch Gefangene«. Vielleicht halten Sie es für übertrieben, wenn ich die Welt der Nikotinsucht mit der von Huxley ersonnenen Schönen Neuen Welt vergleiche. Sicher, Rauchen tötet und Nikotin macht sehr stark süchtig, aber sind die Tabak- und die Pharmaindustrie, die beide an Nikotinprodukten verdienen, denn wirklich so skrupellos, dass sie ihre Opfer in einer Spirale der Selbstzerstörung gefangen halten, indem sie ihnen durch Gehirnwäsche weismachen, ihre Produkte seien förderlich oder zumindest gar nicht so schlimm?

Nun, eine Branche, die unablässig Produkte auf den Markt bringt, die weltweit nachweislich mehr als sieben Millionen Todesfälle pro Jahr verursachen, kann kaum als besonders tugendhaft gelten. Allerdings sind noch weitaus bedenklichere Kräfte am Werk, denn selbst der gewieften Tabakindustrie würde es nicht gelingen, eine Gehirnwäsche von derartigem Ausmaß zu entwickeln, die Jahr für Jahr Millionen von Menschen dazu veranlasst, sich zu Tode zu rauchen. Und das ist auch gar nicht nötig.

RAUCHER NEHMEN DER TABAKINDUSTRIE DIE ARBEIT AB.

Die Mythen, die uns zum Rauchen verleiten, werden von niemandem hartnäckiger verfochten als von Rauchern selbst. Das ist kaum zu glauben, oder? Kein Raucher genießt das Rauchen, alle Raucher wünschen sich, dass sie aufhören könnten, doch jeder Raucher fördert die Überzeugung, dass Rauchen einen gewissen Genuss oder Vorteil bringt.

Übung: DAS GEFANGENENLAGER

Stellen Sie sich vor, Sie landen in einem Gefangenenlager, in dem Millionen von Menschen von einem grausamen Tyrannen festgehalten werden. Die Bedingungen in diesem Lager sind schrecklich, und allen Gefangenen geht es sehr schlecht. Gemeinsam könnten sie sich problemlos befreien, doch die Kraft, die sie gefangen hält, ist so unglaublich mächtig, dass sie meinen, sie könnten nicht entkommen.

Sie stellen fest, dass der Tyrann die Gefangenen im Lager nicht etwa mit Waffengewalt in Schach hält, sondern durch listige Manipulation ihrer Psyche. Keiner wagt einen Fluchtversuch, weil man ihnen eingeredet hat, das bedeute ein schreckliches Opfer und das Leben im Lager werde noch schlimmer, wenn der Fluchtversuch scheitere. Die Gefangenen fühlen sich im Lager in gewisser Hinsicht gut versorgt und meinen, das Leben außerhalb des Lagers werde unerträglich sein.

Sie haben so viel Angst vor den Folgen eines Fluchtversuchs, dass sie sich nicht gegen den Tyrannen wenden, sondern gegen all jene, die entkommen wollen.

Wenn Sie das Gefangenenlager genauer betrachten, stellen Sie fest, dass es eigentlich nichts gibt, was die Gefangenen im Lager hält, weder Wachen noch Waffen oder Mauern, keine Tore, rein gar nichts. Sie wissen auch, dass das Leben außerhalb des Lagers unendlich viel besser ist als das Leben hier. Die Gefangenen könnten problemlos hinausgehen und sofort ihre Freiheit genießen. Doch ihre Überzeugung hält sie gefangen. Gemeinsam haben sie eine Situation geschaffen, in der jeder im Lager dazu beiträgt, dass alle gefangen bleiben.

Sie selbst jedoch erkennen ohne Weiteres, was nötig ist, um aus dieser erbärmlichen Situation zu entkommen:

SICH NICHT MEHR VON FALSCHEN ÜBERZEUGUNGEN TÄUSCHEN ZU LASSEN.

Schwierig ist lediglich, den Gefangenen die Wahrheit zu vermitteln.

Dieses Szenario schildert die Lage eines Nichtrauchers, der nicht nachvollziehen kann, wieso sich Raucher immer weiter selbst bestrafen. In dieser Situation befand ich mich, als ich den Moment der Offenbarung erlebte und meine Mission begann, die Welt vom Rauchen zu heilen. Die Lösung ist einfach – allerdings ist es schwierig, zu erreichen, dass Raucher nicht mehr aufeinander hören, sondern die Wahrheit über das Rauchen erkennen.

Mittlerweile sollten Sie die Nikotinindustrie durchschaut haben: Sie ist ein Geschäft mit der Sucht, das Sie ein Leben lang versklaven will. Ein Leben lang!

Sicher haben Sie keine Bedenken, die skrupellose Tabakindustrie anzuprangern, aber vielleicht meinen Sie, mit der Pharmaindustrie sollte ich nicht so hart ins Gericht gehen. Tut sie nicht viel Gutes? Zeugen Nikotinpflaster, -kaugummi und E-Zigaretten nicht davon, dass sie Raucher von ihrer Sucht befreien will?

Der Pharmaindustrie haben wir unbestritten viel Gutes zu verdanken. Aber sie richtet auch enormen Schaden an. Wie sie klinische Studien manipuliert, ist gut dokumentiert. Und wenn man genau überlegt, liegt es in der Natur der Sache, dass diese Branche lieber nach Behandlungsmöglichkeiten als nach Heilmitteln sucht – und zwar vorzugsweise Behandlungsmöglichkeiten, die ein Leben lang nötig sind. Das lässt sich leicht erklären: Mittel, die ein Leben lang verordnet werden, lassen bei Big Pharma die Kassen klingeln. Für Pharmaunternehmen ist die beste »Medizin« diejenige, die stark süchtig macht und lebenslang eingenommen werden muss. Kein Wunder, dass sie nur zu gerne mit der Tabakindustrie zusammenarbeitet, um den lukrativen neuen Markt der E-Zigaretten zu erschließen.

Die Entdeckung der Easyway-Methode hatte einen unglaublichen Einfluss auf die Welt des Rauchens und hat vielen Millionen Gefangenen zur Freiheit verholfen, doch unzählige weitere Millionen sitzen immer noch im Lager, gefangen von ihren eigenen falschen Überzeugungen und dem enormen Einfluss anderer Raucher.

Süchtig werden

Der Einfluss anderer Raucher hat Sie überhaupt erst in die Falle gelockt. In der überwiegenden Mehrheit der Fälle wurde die gefährliche erste Zigarette von einem anderen Raucher angeboten. Das wirkte damals großzügig und schmeichelhaft. Vermutlich hat dieser Raucher auch die zweite und dritte spendiert. Als Rauchneuling kann man sich noch einreden, dass man davon nicht süchtig wird, sondern es nur mal ausprobiert. Geschmack und Geruch sind so abscheulich, dass eine Sucht für Sie undenkbar ist, doch bald schon kaufen Sie selbst Zigaretten. Sie wissen, dass Sie nicht ständig bei anderen schnorren können, deshalb überwinden Sie sich irgendwann und besorgen selbst eine Schachtel. Um sich zu revanchieren, bieten Sie Ihre Zigaretten den Rauchern an, von denen Sie die ersten bekommen haben, sowie allen anderen Rauchern, mit denen Sie zu tun haben. Und damit tragen Sie dazu bei, den Mythos zu verbreiten.

Der Einfluss anderer Raucher beschränkt sich jedoch nicht darauf, dass sie Zigaretten anbieten. Er hat großen Anteil daran, dass Sie überhaupt mit dem Rauchen angefangen haben, sowie an den Mythen, die Sie in der Nikotinfalle halten.

Fragt man einen Raucher, ob er anderen zum Rauchen raten würde, lautet die Antwort höchstwahrscheinlich: »Auf keinen Fall!« Doch genau das tun alle Raucher unbewusst. Und oft richten gerade diejenigen, denen Sie am meisten am Herzen liegen, den größten Schaden an. Rauchende Eltern haben einen starken Einfluss auf ihre Kinder. Mit gut gemeinten Ratschlägen wollen sie den Nachwuchs vom Rauchen abhalten, doch alle Vorträge über die Gefahren des Rauchens sind vergeblich, wenn die Kinder sie immer wieder qualmen sehen.

Wenn Sie Kinder haben, mögen Sie sich einreden, dass diese aus Ihrer Erfahrung eine Lehre ziehen werden – dabei nimmt das Kind lediglich wahr, dass Erwachsene offenbar aus freien Stücken rauchen. Damit kommt es natürlich zu dem Schluss, dass die Zigarette einen wunderbaren Genuss oder Vorteil verschaffen muss.

Jeder, der raucht, verstärkt den Mythos von Genuss oder Vorteil. Weshalb sollte man sonst rauchen, da doch allgemein bekannt ist, dass es tödliche Folgen hat, Geld verbrennt, krank und unsozial macht und den Raucher versklavt?

Alle Raucher lügen

Das Problem liegt darin, dass Raucher sich selbst ganz genauso belügen. Ihnen bleibt keine andere Wahl, weil sie mit der Wahrheit nicht leben können. Sie machen sich selbst und anderen etwas vor, weil die Alternative zu unerträglich ist.

Selbst wenn man den Dreck, das Gift, die Kurzatmigkeit und den Husten, die Sklaverei und die Erniedrigung ausblendet, ist das Leben als Raucher schon schlimm genug – würde man Tag für Tag der düsteren Realität ins Auge sehen, wäre es nicht mehr lebenswert.

So kommt es den Rauchern sehr gelegen, an den Mythos zu glauben, denn dann können sie so tun, als hätten sie einen guten Grund zum Rauchen und wären der Sucht nicht hilflos ausgeliefert. Bedauerlicherweise nehmen sie ihre eigenen Lügen und die Lügen anderer Raucher bald für bare Münze.

Kaum etwas ist armseliger als die Lügen eines Rauchers. Ich war selbst der Allerschlimmste! Sie leugnen, dass sie geraucht haben, obwohl sie nach Qualm riechen. Sie geben nicht zu, wie viel sie wirklich rauchen. Sie behaupten, sie hätten ihr Rauchverhalten vollkommen im Griff. Sie versprechen, sie würden bald aufhören.

In Wirklichkeit wollen sie mit all diesen Lügen nur sich selbst überzeugen, denn sonst müssten sie sich eingestehen, dass sie erbärmliche, hilflose Sklaven sind, denen das Rauchen keinen Genuss oder Vorteil verschafft und die nicht verstehen, warum sie nicht einfach aufhören können.

Zurück in die Falle gelockt

Wenn Sie wissen, welchen Einfluss andere Raucher haben, können Sie sich leichter aus der Sucht befreien. Allzu oft versuchen Raucher, andere an einem Aufhörversuch zu hindern. Die Vorstellung, dass jemand aus dem Gefangenenlager flieht, verunsichert sie, denn sollte diese Person Erfolg haben, würde das ihre eigene Überzeugung erschüttern, eine Flucht sei unmöglich und daher keinen Versuch wert. Solange Sie Angst vor dem Erfolg haben, wird es Ihnen nicht gefallen, wenn jemand aus der Nikotinfalle entkommt. Sie fühlen sich dann wie der letzte Mensch auf einem sinkenden Schiff. Selbst wenn Ihnen das Entkommen gelingt, werden Sie feststellen, dass es immer wieder Raucher gibt, die Sie zurück in die Falle locken wollen.

Dagegen können Sie sich wappnen, indem Sie sich im Voraus auf die typischen Szenarien vorbereiten, in denen Sie den Lügen eines Rauchers auf den Leim gehen könnten.

Sehr oft geschieht dies in Krisensituationen: ein Autounfall, ein Trauerfall, eine Kündigung, die Trennung von einem Partner … in solchen Fällen ist fast immer ein Raucher zur Stelle, der Sie nur zu gerne mit einer Zigarette »tröstet«.

Diese Raucher meinen es nicht böse. Sie wollen wirklich helfen. Nur übersehen sie dabei, dass Sie Nichtraucher sind, und halten Sie stattdessen für einen Raucher, der im Moment gerade nicht raucht. Die Gehirnwäsche hat sie davon überzeugt, dass Sie wie alle Raucher in einer schwierigen Lage unbedingt eine Zigarette wollen. Indem sie Zigaretten spendieren, verleiten Raucher nicht nur Jugendliche zur Sucht, sondern auch Erwachsene, die der Versuchung erliegen.

Ihr rauchender Freund ist mit der Schachtel zur Stelle, warnt Sie aber: »Du wirst bestimmt wieder süchtig.«

»Auf keinen Fall!«, beharren Sie. »Ich brauche jetzt nur eine einzige. Kaufen würde ich nie wieder welche.« Doch mit dieser einen nimmt der Zyklus der Sucht wieder seinen Lauf, und schon bald brauchen Sie die nächste. Insgeheim freut sich der Raucher, dass Sie wieder rauchen – dann kommt ihm seine eigene Sucht weniger dumm vor.

Seine Großzügigkeit ist jedoch nicht unendlich, und bald sehen Sie sich gezwungen, sich für die spendierten Zigaretten zu revanchieren. Dann kommt der schreckliche Moment, in dem Sie eine Schachtel kaufen und die Erniedrigung erleben, sich wie ein Versager zu fühlen.

Noch vor wenigen Tagen waren Sie Nichtraucher und schworen, nie wieder Zigaretten zu kaufen. Jetzt müssen Sie Ihrer Familie und Ihren Freunden erklären, warum Sie schwach geworden sind.

Zuerst protestieren Sie, Sie hätten die Schachtel nur gekauft, um Ihrem Raucherfreund seine Zigaretten zurückzugeben, doch insgeheim kennen Sie die Wahrheit. Sie sitzen wieder in der Falle.

Das Wunder von Onkel Willi

Solange Sie glauben, dass das Rauchen einen gewissen Genuss oder Vorteil verschafft, meinen Sie natürlich, dass es einem Freund in Not hilft, wenn Sie ihm in einer Krise eine Zigarette anbieten. Die Illusion ist kraftvoll und überzeugend, bis Sie die Wahrheit durchschauen. Einige der Lügen, mit denen Raucher ihre Entscheidung für das Rauchen rechtfertigen wollen, sind dagegen so weit hergeholt, dass es geradezu absurd wirkt. Ein klassisches Beispiel ist der Mythos von Onkel Willi.

Onkel Willi ist eine Gestalt, die beim Thema Rauchen immer wieder zur Sprache kommt. Onkel Willi raucht angeblich seit seinem vierzehnten Lebensjahr 40 Zigaretten pro Tag und hat jede einzelne davon genossen. Jetzt ist er über achtzig und noch immer bei bester Gesundheit. Er behauptet sogar, sich noch nie im Leben krankgemeldet zu haben.

Solche Geschichten sollen nicht nur zeigen, dass Rauchen gar nicht schadet, sondern dass es im Grunde sogar gut ist.

Rauchbefürworter trumpfen nur zu gerne mit Onkel Willi auf – dem lebenden Beweis dafür, dass man den angeblichen Gesundheitsgefahren des Rauchens keinen Glauben schenken darf. Raucher klammern sich hartnäckig an Onkel Willi, der die schrecklichen Statistiken Lügen straft, mit denen uns die Gesellschaft immer wieder konfrontiert.

Ein einziges Beispiel soll entkräften, was die sieben Millionen Todesopfer, die das Rauchen Jahr für Jahr fordert, unwiderlegbar beweisen.

Untermauert wird das durch Tante Erna, die Ärmste, die ihr Leben lang keine einzige Zigarette geraucht hat, aber mit 50 Jahren an Lungenkrebs starb.

Das Recht zu rauchen

Darüber hinaus wird oft mit Menschenrechten argumentiert: »Jeder Mensch sollte frei entscheiden können, ob er das Risiko des Rauchens eingeht oder nicht.«

Diese Ansicht vertritt zum Beispiel die britische Bewegung »Forest«, die sich als »Stimme und Freund des Rauchers« bezeichnet. Forest-Mitglieder versuchen, ihre gemeinsame Versklavung durch die Nikotinsucht mit einer Vielzahl von fragwürdigen Argumenten zu rechtfertigen. So heißt es beispielsweise, der Tabakverkauf würde Milliarden an Steuereinnahmen bringen. Die vielen Menschenleben, die das Rauchen fordert, spielen also keine Rolle, solange die Kasse stimmt!

Sie argumentieren auch, das öffentliche Rauchverbot habe dazu geführt, dass viele ältere Raucher keine Bars mehr besuchten, sondern zu Hause tränken und rauchten – das Rauchverbot würde ältere Menschen also gesellschaftlich isolieren. Dabei ist für die Isolation nicht das Rauchverbot verantwortlich, sondern die Sucht nach Nikotin, eine Sucht, für deren Fortbestand sich Forest sehr engagiert.

Forest ist eifriger Verfechter der falschen Überzeugung, dass Raucher ihr Rauchverhalten im Griff haben und sich rational für das Rauchen entscheiden. Dabei bleiben zwei entscheidende Punkte außer Acht:

1. Raucher sind in jeder Hinsicht unfrei. Sie entscheiden sich genauso wenig für die Sucht wie die Fliege dafür, in die Kannenpflanze zu rutschen. Und sie entscheiden sich auch nicht dafür, Raucher zu bleiben.
2. Raucher genießen das Rauchen oder Dampfen nicht. Das meinen sie nur, weil sie drogensüchtig sind und sich deshalb besonders schlecht fühlen, wenn sie nicht rauchen dürfen.

Obwohl sich Forest für die Freiheit des Einzelnen engagiert, lehnt die Organisation die Legalisierung von Heroin ab. Auch schert sie sich nicht darum, dass Nichtraucher ein Recht auf saubere Atemluft haben. Forest wird genau wie die UK Vaping Industry Association (UKVIA) von der Tabakindustrie finanziert. Können Sie sich denken, warum?

Übung: IHR RECHT AUF FREIE ENTSCHEIDUNG

Forest und UKVIA zeigen deutlich, dass Raucher und Dampfer sich gerne stur gegen die öffentliche Meinung stellen. Sie glauben an den Mythos, dass das Rauchen ihnen einen gewissen Genuss oder Vorteil verschafft, doch wie alle anderen im Gefangenenlager rauchen sie in Wirklichkeit nur aus einem einzigen Grund weiter:

ANGST

Angst, dass sie das Leben ohne Rauchen nicht genießen oder bewältigen können.

Angst, dass sie schreckliche Qualen durchleben müssen, um aufzuhören.

Angst, dass sie das Verlangen niemals ganz loswerden.

Ihnen kommt nicht in den Sinn, dass Nichtraucher keine dieser Ängste kennen oder dass die Zigarette oder E-Zigarette diese Ängste keineswegs vertreibt, sondern sie vielmehr verursacht. Die Angst vor dem Erfolg ist eine Illusion, die durch einen Mythos geschaffen wird. Doch

> die Ängste sind so groß, dass sie die sehr realen Gefahren des Rauchens und Dampfens vollkommen in den Schatten stellen. Wenn Sie dampfen, sollten Sie sich eingestehen, dass die Tabakindustrie das Dampfen nur aus einem einzigen Grund fördert: Damit Sie in der Falle bleiben.

Vorbilder

Der Einfluss, den Raucher auf andere Raucher haben, erinnert an George Orwells *1984*. Es mag unrealistisch klingen, dass sich eine Bevölkerung aufgrund von falschen Informationen und Ängsten gegenseitig so stark kontrolliert, doch im Laufe der Geschichte ist so etwas immer wieder vorgekommen, und genauso beeinflussen Raucher einander heutzutage.

In *1984* ist der Große Bruder, der das System verkörpert, immer wieder auf »Televisoren« zu sehen. Orwell war seiner Zeit voraus und erkannte den ungeheuren Einfluss von Film und Fernsehen. Hollywood und das Fernsehen tragen entscheidend dazu bei, dass die Illusion, Rauchen sei glamourös, cool, intellektuell und interessant, weiter Bestand hat. Der Filmindustrie gelingt es bestens, uns immer wieder aufs Neue zu verblüffen, doch die einzige Wahrnehmung, die sich auf der Leinwand nicht wiedergeben lässt, ist der Geruch.

Folglich können Regisseure das Rauchen sehr glamourös darstellen, denn der Zuschauer merkt nicht, wie unangenehm es in Wirklichkeit ist, einen Raucher zu küssen oder auch nur länger mit ihm in einem Raum zu sein – ganz gleich, wie sexy, eloquent oder cool diese Person zu sein scheint.

Helden auf dem Bildschirm tragen dazu bei, dass die Mythen über das Rauchen kein Ende nehmen. Sherlock Holmes, der mit der Pfeife im Mund über dem neuesten mysteriösen Fall grübelt, habe ich bereits erwähnt. In Filmen wird Rauchen ebenso selbstverständlich als Konzentrationshilfe dargestellt wie als etwas besonders Geselliges, als Mittel zum Stressabbau oder zur Entspannung, als etwas, das zu einem Drink, einer Mahlzeit oder beim Sex einfach dazugehört.

Auch rauchende Filmstars sind wie alle anderen im Lager gefangen, doch ihr Einfluss ist besonders stark. Die Leinwand verleiht ihnen eine außergewöhnliche Kraft. Von Greta Garbo bis Leonardo DiCaprio – das Bild des Filmstars mit Zigarette hat unzählige Menschen zum Rauchen animiert. In den 1970er-Jahren erkannte Hollywood die Gefahren des Rauchens und versuchte, die Anzahl der Raucher in Filmen zu reduzieren, sodass eine Zeit lang deutlich weniger geraucht wurde als in den Tagen von Humphrey Bogart, James Dean und Audrey Hepburn. Mittlerweile scheint die Traumfabrik jedoch wieder fest in der Nikotinfalle zu stecken. In Wahrheit hat man sich nie wirklich befreit. Seien es Sylvester Stallone, Faye Dunaway, Steve McQueen, Clint Eastwood, John Travolta, Olivia Newton John, Arnold Schwarzenegger, Bruce Willis, Al Pacino, Sharon Stone, Meg Ryan, Julia Roberts oder Sigourney Weaver, Leonardo DiCaprio, Brad Pitt, Hugh Jackman,

Uma Thurman, Scarlett Johansson, Cate Blanchett oder Ryan Reynolds, sie alle stecken mehr oder weniger unter einer Decke und lassen Zigaretten und Rauchen cool, sexy oder kultiviert erscheinen. Meinen Sie wirklich, dass eine dieser Personen als Nichtraucher weniger begehrenswert oder cool wirken würde? Oder weniger hart? Oder weniger kultiviert? Sehen Sie sich die Namen nur an. Rufen Sie sich die Filme in Erinnerung.

Die Liste ist keineswegs vollständig. Sicherlich fallen Ihnen noch viele weitere Rauchszenen in Ihren Lieblingsfilmen ein, denn immerhin deckt die Liste mehr als 70 Jahre ab.

Und während Sie dieses Buch lesen, ist ganz bestimmt schon der nächste Hollywood-Star dazugekommen. Im Laufe der Jahre waren viele Filmhelden maßgeblich daran beteiligt, Menschen in die Nikotinfalle zu locken, und wurden dafür gut bezahlt. Aber nicht nur Filmstars, auch Fernsehstars, Models, Popgrößen und sogar Kriminelle können starke Vorbilder sein, und wenn sie rauchen, werden ihre Fans ebenfalls zur Zigarette greifen.

Die Wahrheit zu spät erkennen

Wenn Raucher das Lügen einstellen, kann das zwei Ursachen haben: Sie haben sich entweder aus der Falle befreit und sind ein glücklicher Nichtraucher geworden oder sie haben erkannt, dass sie den tödlichen Folgen des Rauchens nicht entkommen sind.

Hollywood-Legende Yul Brynner hatte den Mut, seine eigene Dummheit einzugestehen, nachdem er erfahren hatte, dass das Rauchen ihn bald das Leben kosten würde. »Marlboro Man« Wayne McLaren wurde aktiver Rauchgegner, nachdem er an Krebs erkrankt war. Er war einer von insgesamt fünf Schauspielern, die als Cowboy für Marlboro warben und tragischerweise an einer Krankheit verstarben, die durch das Rauchen verursacht wurde.

Nachdem der Drehbuchautor und Regisseur Joe Eszterhas, ein starker Raucher, Kehlkopfkrebs bekommen hatte, bereute er zutiefst, dass er das Rauchen in seinem Film *Basic Instinct* so vorteilhaft dargestellt hatte, dass ein Tabakunternehmen eine eigene »Basic«-Zigarettenmarke auf den Markt brachte. Eszterhas schrieb in der *New York Times*: »Wenn ich an all das zurückdenke, kann ich mir kaum verzeihen. Ich war Komplize bei der Ermordung unzähliger Menschen. Ich gebe das nur zu, weil ich einen Deal mit Gott gemacht habe. Verschone mich, habe ich ihn gebeten, dann werde ich nach Kräften verhindern, dass andere die gleichen Verbrechen begehen wie ich. Vor 18 Monaten wurde bei mir Kehlkopfkrebs festgestellt, weil ich ein Leben lang geraucht habe. Ich bin noch am Leben, aber verstümmelt. Ein großer Teil meines Kehlkopfes wurde entfernt. Das Sprechen fällt mir schwer, und andere können mich nicht gut verstehen.«

Personen wie Eszterhas, Brynner und McLaren erkannten zu spät, wie dumm das Rauchen ist, und versuchten, ihre Fehler wiedergutzumachen, indem sie ihren Einfluss nutzten, um andere vom Rauchen abzuhalten. Hätten sie diesen Einfluss nur von Anfang an für diesen Zweck verwendet!

Wenn man mit einer tödlichen Krankheit konfrontiert wird, kann man unmöglich weiter an den großen Schwindel glauben. Raucher, die zu spät aufhören, freuen sich dennoch darüber, dass sie der Sklaverei der Nikotinsucht entkommen, trotz aller Bestürzung über ihren vorzeitigen Tod. Es ist ihnen sehr ernst damit, andere davon abhalten zu wollen, den gleichen Fehler zu begehen. Leider bleibt ihnen nicht genügend Zeit, um den Schaden rückgängig zu machen, den sie durch ihren Einfluss als Raucher angerichtet haben.

Wenn Filmstars und andere Vorbilder, die wir einst als Halbgötter betrachteten, jämmerlich an den Folgen des Rauchens zugrunde gehen, dämmert uns, dass sie nicht rauchten, weil es cool und glamourös ist, sondern weil sie genau wie wir betrogen wurden, und dass sie sich genau wie wir wünschen, sie hätten niemals mit dem Rauchen angefangen. Zum Glück wollen Sie nicht warten, bis Sie mit der Realität eines vorzeitigen Todes konfrontiert werden, sondern erkennen schon jetzt, dass das Rauchen absolut keinen Sinn hat. Es gibt so vieles, wofür es sich zu leben lohnt. Deshalb ist es höchste Zeit, dass Sie bei dem großen Schwindel nicht mehr mitmachen.

Jeder kann sich aus dem Gefangenenlager befreien – dazu muss man lediglich den Einfluss anderer Raucher ignorieren, den Mythos durchschauen und sich rational dafür entscheiden, mit dem Rauchen aufzuhören.

Kapitel zehn

Ersatzstoffe helfen nicht

WÄHREND SIE SICH DARAUF VORBEREITEN, MORGEN IHRE LETZTE ZIGARETTE ODER E-ZIGARETTE ZU RAUCHEN, SOLLTEN SIE ÜBERLEGEN, WAS SIE WIRKLICH WOLLEN. MÖCHTEN SIE NIKOTIN OHNE DIE LEBENSBEDROHLICHEN NEBENWIRKUNGEN ZU SICH NEHMEN ODER WOLLEN SIE VOLLKOMMEN FREI VON DER NIKOTINSUCHT SEIN?

Das Problem mit den Tabakriesen

Mit Ausnahme derjenigen, die bestimmte Interessen verfolgen, wird niemand bestreiten, dass das Rauchen ein großes Problem darstellt. Sogar die Tabakkonzerne waren gezwungen, die schrecklichen Gesundheitsrisiken ihrer Produkte zuzugeben und deutliche Warnhinweise auf den Verpackungen anzubringen, damit für Raucher kein Zweifel daran besteht, auf was sie sich einlassen. Doch auch diese widerwärtigen Bilder können niemanden davon abhalten, Zigaretten zu kaufen – das beweist, dass Abschreckung einfach kein geeignetes Mittel ist, um Raucher zum Aufhören zu bewegen.

Im Laufe der Jahre haben Tabakkonzerne beträchtliche Summen in die Entwicklung von Alternativen zu Zigaretten investiert. Der Grund dafür liegt auf der Hand. Mit einem Produkt, das jeder fürchtet, macht die Branche unglaublichen Umsatz – wie gut ließe sich dann ein Produkt verkaufen, das die gleichen unwiderstehlichen Eigenschaften hat, seine Konsumenten aber nicht ganz so schnell ruiniert? Alle aktuellen Raucher würden dafür noch mehr bezahlen als für Zigaretten, und alle Nichtraucher, die sich nur von den gesundheitlichen Risiken abhalten lassen, würden es ihnen sofort gleichtun. Die großen Tabakkonzerne versuchten zunächst, eine nikotinfreie Zigarette auf den Markt zu bringen. Das war ein Fehlschlag. Wenn Sie schon einmal Kräuterzigaretten probiert haben, verstehen Sie sicher gut, warum. Kräuterzigaretten sind üble, stinkende Dinger, die überhaupt keine Illusion von Befriedigung verschaffen. Ihre Lieblings-Zigarettenmarke roch und schmeckte beim ersten Probieren auch übel, aber Sie haben durchgehalten. Kräuterzigaretten hat jedoch niemand durchgehalten. Schnell war klar, dass man diese Dinger für den Rest seines Lebens rauchen konnte, ohne jemals die Illusion von Genuss zu verspüren. Warum? Weil sie kein Nikotin enthielten.

Dieses Experiment hat den Tabakriesen gezeigt, dass Nikotinsucht mehr als eine Gefahr des Rauchens ist – sie ist der EINZIGE GRUND, aus dem überhaupt weitergeraucht wird. Bezeichnenderweise hat diese Erfahrung dazu geführt, dass die Tabak- und Pharmakonzerne E-Zigaretten nun als »Hilfe zum Aufhören« anpreisen. Liquid mit »0 % Nikotin« bestärkt den Mythos, dass Raucher, die auf E-Zigaretten umsteigen, irgendwann zu Liquid ohne Nikotin wechseln. Tatsache ist, dass kaum ein Dampfer das jemals schafft. Oder kennen Sie einen, der ohne Nikotin auskommt? Man bleibt nikotinsüchtig und konsumiert das Gift in immer höheren (und nicht etwa geringeren) Dosen. Jede Drogensucht funktioniert so.

Ärzte, die es mit Patienten zu tun hatten, die sich zu Tode rauchten, verordneten Nikotinalternativen wie Kaugummi und Pflaster in der Hoffnung, dass diese Produkte die Drogensucht ihrer Patienten stillen und ihnen gleichzeitig die schrecklichen Folgen des Rauchens ersparen würden.

Den Tabakkonzernen lag die Gesundheit der Patienten weniger am Herzen, sie witterten neue Absatzchancen. Da von staatlicher Seite immer härter gegen das Rauchen vorgegangen wurde und Rauchen in der Öffentlichkeit nicht mehr erlaubt war, konnten die Tabak- und Pharmakonzerne ihre Droge in Form von rauchfreien Nikotinprodukten weiterhin verkaufen, sodass ihre Kunden süchtig blieben.

Seither sind alle möglichen neuen Nikotinprodukte auf den Markt gekommen. Es gibt Snus aus Skandinavien, ein teebeutelartiges Säckchen mit gemahlenem Tabak, das in den Mund gelegt wird, sodass die Droge über das Zahnfleisch in den Blutkreislauf gelangt. Da Snus in Geschmacksrichtungen wie Cranberry, Eukalyptus und Pfefferminze im Angebot ist, erinnert es an Süßwaren. Dabei ist es das absolute Gegenteil.

Snus wird mit dem folgenden Warnhinweis verkauft: »Dieses Tabakprodukt schadet Ihrer Gesundheit und macht süchtig.« Keine harmlose Alternative zum Rauchen.

Eine weitere ziemlich neue Entwicklung ist der lösliche Tabak. R. J. Reynolds stellt eine Reihe von löslichen Tabakprodukten der Marke Camel her, darunter Orbs, Sticks und Strips. Es gibt auch Sticks der Marke Marlboro. Alle diese Produkte enthalten eine alternative Form von Tabak, sind gesüßt, aromatisiert und lösen sich im Mund auf. Wie Snus sind sie eine Weiterentwicklung des gröberen Kautabaks, der bei Cowboys im Wilden Westen (und Baseballspielern) beliebt ist, doch bei Snus muss man nicht ausspucken. Durch die Aromatisierung ist der tabakgetränkte Speichel schmackhafter. Aber das Prinzip ist das gleiche: Nikotin gelangt durch das dünne Zahnfleisch in die Blutbahn. Aus gutem Grund sind beide Produkte in Deutschland nicht legal erhältlich.

Diese Produkte mögen zwar ohne die giftigen Dämpfe des Rauchens auskommen, liefern dafür jedoch eine höhere Dosis der Droge. Über löslichen Camel-Tabak nimmt man bis zu 3,1 mg und über Nikotinkaugummi bis zu 4 mg auf, während Raucher üblicherweise 1 mg pro Zigarette einatmen. Ob Sie Ihre Ersatzstoffe von den Tabakriesen oder vom Arzt bekommen, die Wirkung ist immer gleich:

BEIDES VERSTÄRKT IHRE NIKOTINSUCHT.

An Herstellung, Vermarktung und Verkauf von E-Zigaretten sind sowohl die pharmazeutische als auch die Tabakindustrie beteiligt. Allein diese Tatsache sollte Ihnen klarmachen, welch wichtige Entscheidung Sie treffen müssen: Bleiben Sie im Nikotingefängnis und füllen Sie die ohnehin schon prallen Taschen der Nikotinindustrie weiter (und zahlen noch dazu die horrenden Summen an Umsatzsteuer auf diese Produkte), oder befreien Sie sich einfach? Im Vereinigten Königreich zum Beispiel belaufen sich die Steuereinnahmen aus dem Tabakverkauf auf über 12 Milliarden Pfund (rund 14 Milliarden Euro) pro Jahr. Die Gesundheitskosten für die Behandlung von Rauchern liegen bei rund drei Milliarden Pfund (3,5 Milliarden Euro). Kein Wunder, dass es die britische Regierung den Herstellern von E-Zigaretten so leicht gemacht hat, ihre Produkte zu verkaufen … man will unbedingt weiter Geld mit der Sucht verdienen. Man will, dass Sie und Ihre Kinder lebenslang süchtig bleiben.

Keine Illusionen

Raucher erfinden die verschiedensten zweifelhaften Gründe, warum sie rauchen. Sie finden es cool, kultiviert, glamourös. Sie denken, es sei gesellig. Sie mögen das Ritual. All diese Illusionen lösen sich in Luft auf, wenn Nikotin in Kügelchen oder über einen seltsam aussehenden »Verdampfer« aufgenommen wird.

Ein Nikotin-Junkie, der sich seine nächste Dosis verschafft, unterscheidet sich im Prinzip nicht von einem Heroinsüchtigen, der sich eine Nadel in den Arm sticht. Meinen Sie etwa, dass Heroinsüchtige es genießen, sich selbst eine Spritze zu setzen? Die meisten Leute hassen Nadeln. Einige werden bei ihrem Anblick sogar ohnmächtig. Heroinsüchtige dagegen können es kaum erwarten, dass sich die Nadel in die Vene bohrt. Liegt es daran, weil sie ein wunderbares Hochgefühl erwarten? Oder vielmehr daran, dass sie wissen, dass ihre Panik und ihr Leid gleich ein Ende nehmen werden? Leider können sie den Unterschied nicht mehr erkennen.

Beobachtet man die Reaktion eines Heroinsüchtigen, wenn die Droge in den Blutkreislauf gelangt, dann sieht man keinen Genuss, sondern eine ungeheure Erleichterung, wie die Erleichterung, endlich zu enge Schuhe auszuziehen. Er erlebt nichts Gutes, sondern etwas Schlechtes nimmt ein Ende – wenn auch nur für kurze Zeit. Der Dieb gibt seinem Opfer zehn von den gestohlenen 100 Euro zurück, und das nichtsahnende Opfer ist ihm auch noch dankbar.

Heroinsüchtige genießen es nicht, wenn sich die Nadel in ihren Arm bohrt. Sie nehmen es in Kauf, weil sie so an ihre Droge kommen. Ich will es nicht zu ausführlich schildern, aber es ist für den Süchtigen wirklich demütigend, beschämend und erniedrigend, nach einer geeigneten Einstichstelle suchen zu müssen. Alle Drogensüchte haben einige unübersehbare Gemeinsamkeiten, doch es gibt auch einen entscheidenden Unterschied: Heroinsüchtige wissen, dass sie sich nur deshalb eine Spritze setzen, weil sie das

Heroin brauchen, während Nikotinsüchtige glauben, dass sie rauchen, weil ihnen das Rauchen selbst so gut gefällt. Das Gleiche gilt für das Dampfen.

Rauchen lässt Raucher viel subtiler in die Falle geraten als Heroin den Junkie. Raucher denken, dass sie das Rauchen genießen, weil es das Gefühl der Leere und Unsicherheit zu lindern scheint, das für sie ganz alltäglich geworden ist. Nichtraucher kennen dieses Gefühl gar nicht, und auch Sie haben es nie erlebt, als Sie noch nicht rauchten. Der allmähliche Entzug, den ich an Tag zwei beschrieben habe, führt jedoch dazu, dass Raucher das Gefühl der Leere und Unsicherheit im Zuge des Nikotinentzugs als »normal« betrachten, und je tiefer sie in die Falle rutschen, desto schlechter wird der Zustand, den sie als »normal« empfinden. Dabei merken sie gar nicht, wie weit sie sich von einem wirklich normalen, gesunden Wohlbefinden entfernen.

Wenn Sie aufhören, werden Sie erstaunt feststellen, dass Ihre Verfassung wegen des Rauchens oder Dampfens längst nicht mehr normal ist. Ohne die Panik der Nikotinsucht werden Sie sich IMMER entspannter, selbstbewusster, glücklicher und gesünder fühlen.

Vor einigen Jahrhunderten verschafften sich Nikotinsüchtige ihre Dosis, indem sie Pulver in Form von Schnupftabak in die Nase zogen. Im Wilden Westen und auf dem Baseballplatz steckten sie sich ein Stück Kautabak zwischen Wange und Zahnfleisch und spuckten unaufhörlich den widerlichen Saft aus. Wenn Sie schon einmal Kautabak probiert und versehentlich hinuntergeschluckt haben, wissen Sie nur zu gut, wieso man spucken muss. Der Geschmack ist das reinste Gift.

Ob Sie Schnupftabak benutzen, Kautabak konsumieren, Zigaretten rauchen, Snus verwenden, Nikotinstangen lutschen, Nikotinkaugummi kauen, sich ein Pflaster auf die Haut kleben oder dampfen – all diese Methoden der Nikotinaufnahme haben mit Genuss nichts zu tun. Machen Sie sich nichts vor: Sie dienen einzig und allein dazu, die Droge in den Blutkreislauf zu befördern und Sie süchtig zu halten.

Erhöhung der Dosis

Ich habe bereits erwähnt, dass Zigarettenersatzstoffe eine höhere Dosis an Nikotin liefern als Zigaretten. Darüber hinaus werden die meisten Raucher, die mit E-Zigaretten aufhören wollen, auch weiterhin rauchen. Sie rauchen, wenn sie können, und dampfen, wenn Rauchen nicht erlaubt ist. Was hat das zur Folge? Sie nehmen noch mehr Nikotin auf als zuvor. Die Sucht lässt nicht nach, und die Nikotinindustrie verdient mit beidem.

Man muss kein Genie sein, um zu erkennen, dass ein Drogensüchtiger kaum von seiner Sucht loskommen wird, wenn man ihm die Droge, nach der er süchtig ist, in höherer Dosis verabreicht. Dennoch haben Regierungen und Medizin auf Betreiben der Pharmaindustrie, die Nikotinersatzmittel herstellt, Millionen in die Entwicklung immer mehr solcher Produkte investiert, die bei den superreichen Pharmakonzernen die Kassen klingeln lassen und Nikotinsüchtige weiter gefangen halten. Das ist ein Skandal. Ein Großteil der Gelder stammt aus öffentlichen Mitteln, die der Steuerzahler aufbringen muss.

Im Vereinigten Königreich haben sich die größte Krebsforschungsorganisation und die Gesundheitsbehörde in teuren Werbekampagnen für die Verwendung von E-Zigaretten ausgesprochen. Cancer Research UK ist eine wunderbare Wohltätigkeitsorganisation, aber die wohlmeinenden Spender dürften sich sehr darüber gewundert haben, dass mit ihrem Geld Anzeigen für E-Zigaretten finanziert wurden, welche die bereits gut gefüllten Bankkonten der Tabak- und Pharmaindustrie weiter bereicherten. Man beachte dabei, dass der Name der Organisation, »Cancer Research UK«, schon zeigt, dass es eigentlich um den Kampf gegen den Krebs geht. Es ist, als wäre die Welt vollkommen verrückt geworden.

Inzwischen kommen immer mehr Nikotinprodukte auf den Markt, die nicht einmal mehr so tun, als würden sie beim Aufhören helfen, sondern als dauerhafte Alternative zu Zigaretten vermarktet werden. Wollen Sie denn wirklich eine dauerhafte Alternative? Oder wären Sie nicht viel lieber frei von jeder Sucht?

Vom eigenen Arzt vergiftet

Victoria Coren Mitchell meint dazu: »Dass der Staat ernsthaft erwägt, Gelder von unserem wunderbaren, arg strapazierten National Health Service in die Taschen von British American Tobacco umzuleiten, und dabei Allen Carrs bahnbrechende Erfolge seit der Veröffentlichung [der Easyway-Methode im Jahr 1985] ignoriert, ist in etwa so, als hätte der Health Service 33 Jahre lang verschwiegen, dass Alexander Fleming 1945 das Penicillin entdeckt hat, und würde jetzt in rauen Mengen Louis-Vuitton-Schals gegen Halsentzündungen kaufen.«

Damit der Vergleich passt, müssten es natürlich Louis-Vuitton-Schals sein, die selbst ebenfalls Emphyseme verursachen, wenn man sie lange genug trägt.

Laut der Definition des Dudens ist Nikotin ein »besonders in der Tabakpflanze enthaltener öliger, farbloser, sehr giftiger Stoff, der beim Tabakrauchen als anregendes Genussmittel dient«. Das Nachschlagewerk *A–Z of Medicinal Drugs* listet die Nebenwirkungen auf: »Übelkeit, Schwindel, Kopfschmerzen, grippeähnliche Symptome, Herzrasen, Verdauungsstörungen, Schlaflosigkeit und unruhige Träume, Muskelschmerzen.« Hautpflaster können lokale Reaktionen hervorrufen. Sprays können Hals- und Nasenreizungen, Nasenbluten, tränende Augen und Ohrbeschwerden verursachen. Nikotinkaugummi kann den Hals reizen und zu Mundgeschwüren sowie gelegentlichen Schwellungen der Zunge führen.

Deshalb sind Ersatzstoffe überhaupt interessant.

»Das Dampfen mag zwar ebenfalls nicht gesund sein, aber immerhin erspart es den Rauchern den krebserregenden Qualm.« Das zählt zu den Hauptargumenten, mit denen die Ärzteschaft die Verwendung rauchfreier Nikotinprodukte befürwortet. Und wenn Sie gerne für den

Rest Ihres Lebens nikotinsüchtig bleiben wollen, stimmt das möglicherweise sogar. Aber lesen Sie dieses Buch nicht deshalb, weil Sie sich aus dem Griff des Nikotins befreien wollen? Wie schädlich das Dampfen wirklich ist, werden wir erst in einigen Jahrzehnten ermessen können. Tief in Ihrem Inneren wissen Sie es jedoch schon jetzt, oder? Sie sind doch nicht dumm. Ihnen ist instinktiv klar, dass Dampfen keine Lösung ist. Sonst würden Sie dieses Buch einfach nicht lesen.

Solange Sie weiterhin nikotinsüchtig sind, laufen Sie immer Gefahr, wieder zu rauchen. Sie wissen ja, jeder Raucher raucht lediglich deshalb, weil er sich mit Nikotin versorgen will. Wenn Sie also Verlangen nach Nikotin verspüren und man Ihnen eine Zigarette anbietet, werden Sie dann wirklich der Versuchung widerstehen können?

Mit Easyway müssen Sie das nicht.

Wir lassen die Versuchung komplett verschwinden, indem wir Ihnen helfen, der Sklaverei des Nikotins zu entkommen.

Das andere medizinische Argument lautet, dass Raucher mit Dampfen oder anderen Nikotinprodukten leichter von ihrer Sucht loskommen, weil sie weiterhin mit Nikotin versorgt werden, während sie das Verlangen nach Zigaretten überwinden. Wenn sie dann meinen, dass sie sich das Rauchen abgewöhnt haben, reduzieren sie die Nikotindosis allmählich immer weiter, bis sie überhaupt keines mehr brauchen und es auch nicht vermissen.

So einfach ist es natürlich nicht. Sonst wären Nikotinpflaster und -kaugummi ein durchschlagender Erfolg gewesen, kaum jemand würde längere Zeit E-Zigaretten benutzen, weil sich damit die Sucht überwinden lässt, und die Welt wäre vom Rauchen geheilt. Offensichtlich liegt hier ein eklatanter Trugschluss vor.

Dampfen ist kein Mittel gegen das Rauchen, da es auf drei falschen Überzeugungen beruht:

1. Körperlicher Entzug ist schmerzhaft.
2. Rauchen ist eine Angewohnheit.
3. Niemand stört sich daran, süchtig zu sein.

DER KÖRPERLICHE ENTZUG IST KAUM WAHRNEHMBAR, RAUCHEN IST KEINE ANGEWOHNHEIT, SONDERN EINE DROGENSUCHT, UND NIEMAND IST GERNE VON IRGENDETWAS ABHÄNGIG.

Wenn man die Sucht durchschaut, wird die wunderbare Tatsache klar, dass sie ihre Opfer zwar sehr effektiv am Haken hält, im Grunde jedoch eigentlich sehr schwach und leicht zu überwinden ist … sofern man weiß, wie es geht.

Wer immer noch glaubt, dass Rauchen oder Dampfen einen gewissen Vorteil verschafft, dem fällt es sehr schwer, seinen Konsum nach und nach zu reduzieren. Das widerspricht allem, wonach Geist und Körper verlangen. Seit gestern wissen Sie, dass die Nikotinfalle Sie in eine Abwärtsspirale führt, denn jede Zigarette kann das Verlangen, das durch die vorherige entstanden ist, niemals ganz stillen, sodass Sie die Dosis immer weiter steigern wollen.

BEI ALLEN DROGEN WILL MAN IMMER MEHR, NICHT WENIGER.

Zeit für die Entscheidung

Es ist also an der Zeit, zu entscheiden, was Sie wirklich wollen. Alle Raucher träumen von einem Ersatzstoff, der ihnen das gleiche Gefühl der Entspannung verschafft wie eine Zigarette, ohne deren Nachteile zu haben – die gesundheitlichen Schäden, die Kosten, die Sklaverei, den Schmutz und die Ausgrenzung.

SIE KÖNNEN SICH FREUEN!

Genau das bekommen Sie, wenn Sie mit dem Rauchen oder Dampfen aufhören und sich vom Nikotin befreien.

Dieses Gefühl der Entspannung genießen Nichtraucher die ganze Zeit. Es ist das Gefühl, die Nikotinsucht endlich los zu sein. Nichtraucher verspüren kein Verlangen nach Nikotin. Sie rauchen oder dampfen nur aus einem einzigen Grund, nämlich um sich so zu fühlen, wie sich Nichtraucher oder Nichtdampfer IMMER fühlen.

Um ein glücklicher Nichtraucher oder Nichtdampfer zu werden, gilt es, zwei Feinde zu besiegen. Gewohnheit hat damit jedoch nichts zu tun, und man muss auch keine Schmerzen erdulden. Der erste Feind ist das kleine Monster in Ihrem Körper, das sich von Nikotin ernährt und schreit, wenn es hungrig ist. Die Schreie des kleinen Monsters sind sehr schwach und kaum wahrnehmbar. Die körperlichen Entzugserscheinungen lassen sich auch ohne allmähliche Entwöhnung problemlos ertragen.

Das kleine Monster ist nur deshalb gefährlich, weil es das große Monster in Ihrem Gehirn weckt, das die Schreie des kleinen Monsters als Verlangen nach einer Zigarette interpretiert.

Das große Monster lässt den fixen Gedanken entstehen, dass Sie dringend rauchen müssen, sodass Ihnen etwas fehlt und Sie sich schlecht fühlen, wenn das nicht möglich ist. Wenn Sie das kleine Monster weiterfüttern, verlängern Sie das Leben Ihrer beiden Feinde.

Alles, was Ihnen als Ersatz für das Rauchen dient, trägt zu der Illusion bei, dass Sie ein Opfer bringen, wenn Sie aufhören.

Viele Raucher greifen zu Süßigkeiten, Schokolade und normalem Kaugummi, wenn sie mit dem Rauchen aufhören wollen. Immer, wenn sie das Verlangen nach Nikotin verspüren, essen sie stattdessen etwas Süßes, Schokolade oder Kaugummi. Damit wird das Problem nur verlagert, aber nicht gelöst. Das Gefühl der Leere und Unsicherheit, das sich regt, wenn das Nikotin aus dem Körper schwindet, erinnert zwar an Hunger, kann durch Nahrung aber nicht gestillt werden. Ersatzstoffe können eine Weile von dem Verlangen ablenken, doch das Gefühl von Verzicht bleibt bestehen. Solange das große Monster in Ihrem Gehirn weiterlebt, werden Sie das Verlangen nach Zigaretten niemals los.

Kapitel elf

Die Vorteile vom Rauchen

Kapitel zwölf

Die Vorteile vom Vapen, Juulen, E-Zigarette Rauchen, Schniefen, Kauen und Snusen

Kapitel dreizehn

Wo bleibt der »Rausch«?

WIE PREISEN TABAKKONZERNE ZIGARETTEN, E-ZIGARETTEN, DIP, SNUS UND KAUTABAK AN UND WIE NENNT MAN DEN GENUSS?

Holen Sie bitte Ihre Zigarettenschachtel oder die Verpackung des Nikotinprodukts, das Sie üblicherweise konsumieren. Schauen Sie sich diese Verpackung genau an. Fotografieren Sie mit Ihrem Smartphone die Stelle, an der steht: »Wirkt entspannend, hilft gegen Stress und unterstützt Gewichtsverlust im Rahmen einer kalorienreduzierten Ernährung.« Dieses Foto schicken Sie mir dann bitte unter www.allencarr.com zu. Ich bezweifle nämlich, dass Sie derartige Behauptungen finden werden! Bitte verzeihen Sie mir, dass ich Sie aufs Glatteis geführt habe, aber dieser Aspekt ist ganz wichtig.

Tabakkonzerne sind gesetzlich verpflichtet, ihre Werbung so zu gestalten, dass sie richtig und zutreffend ist und der Wahrheit entspricht. Behauptungen, die sich nicht beweisen lassen, dürfen deshalb nicht auf die Verpackungen gedruckt werden.

Sie müssen mir jedoch nicht aufs Wort glauben, sondern können sich selbst überzeugen. Wenden Sie sich an einen beliebigen Tabakkonzern oder an den Hersteller der E-Zigaretten oder anderer Nikotinprodukte, die Sie nutzen. Rufen Sie dort an und erklären Sie, dass Sie volljährig sind und sich vorgenommen haben, von nun an zu rauchen, zu dampfen oder in anderer Form Nikotin zu konsumieren. Sagen Sie, dass Sie das beste Nikotinprodukt ermitteln möchten und deshalb gerne mit der zuständigen Abteilung sprechen würden, um sich darüber zu informieren, welche Vorzüge das Produkt für Personen bietet, die noch nicht nikotinsüchtig sind.

Können Sie sich vorstellen, wie man reagieren wird?

Ganz sicher wird man das verdächtig finden und behaupten, es sei niemand zu sprechen – oder man wird auf die Website des Unternehmens verweisen.

Ist das nicht ungewöhnlich? Ein so großes Unternehmen, das so viel Geld für Marketing und Ressourcen aufwendet, kann keine fünf Minuten für potenzielle Kunden erübrigen, die im Laufe ihres Lebens mehr als 100 000 Euro in das äußerst süchtig machende Produkt »investieren« werden? Was verrät das über die Vorzüge dieses Produkts? Easyway hat Unternehmen wie JUUL genau im Blick und wird unverzüglich vor Gericht ziehen, wenn diese Unternehmen Nikotin positiv darstellen. Und wir werden gewinnen.

Das richtige Wort

Unsere Sprache hat einen umfassenden, reichhaltigen Wortschatz, der sich im Laufe vieler Jahrhunderte entwickelt hat. Das soll uns als Grundlage für weitere Überlegungen dienen.

Bei Alkoholkonsum gibt es ein bestimmtes Wort, das die Wirkung, also den vermeintlichen Genuss, beschreibt. Genau genommen gibt es sogar etliche Begriffe, etwa »angesäuselt«, »angeheitert«, »voll« oder »betrunken« – und viele, viele andere:

> Wer Heroin nimmt, spricht davon, einen »Kick« zu erleben.
> Wer Kokain nimmt, ist »drauf« oder »auf Koks«.
> Wer Ecstasy nimmt, erlebt einen »Trip«.
> Cannabis-Konsumenten bezeichnen sich als »stoned« oder »breit«, »high« oder »bekifft«.

Aber mit welchem speziellen Wort oder welcher Wendung beschreibt man den Genuss oder den Rausch, den eine Zigarette oder eine andere Form von Nikotin verschafft? Wie bereits erwähnt berichten in unseren Seminaren manche, dass sie einen »Rausch« oder ein »Hochgefühl« erleben, wenn sie nach längerer Abstinenz wieder eine Zigarette rauchen. Das ist jedoch weder ein wahrer Rausch noch ein wahres Hoch, sondern lediglich ein Schwindelgefühl … es entsteht, wenn das Gift in den Körper gelangt und das Gehirn nicht ausreichend mit Sauerstoff versorgt wird. Genau das gleiche Gefühl lässt sich erzeugen, indem man 30 Sekunden lang die Luft anhält oder sich im Kreis dreht und dabei bis zehn zählt.

Tun Sie das nicht: Das macht nicht viel Spaß, und anschließend fühlt man sich schlecht. Ein Hochgefühl ist das nicht. Deshalb noch einmal die Frage: Mit welchem speziellen Wort oder welcher Wendung beschreibt man den Genuss oder den Rausch, den eine Zigarette oder eine andere Form von Nikotin verschafft?

EIN SOLCHES WORT GIBT ES NICHT!

Unsere Sprache ist reich und vielfältig – im Englischen kennt man beispielsweise allein 14 verschiedene Begriffe für den Regen –, doch wir haben kein einziges Wort für den Genuss, der sich beim Zigarettenrauchen einstellt. Wieso?

WEIL ER NICHT EXISTIERT!

Es ist ganz natürlich, wenn Sie daran zweifeln. Allerdings sollten Sie bedenken, dass unsere Sprache diesbezüglich keine Zweifel kennt.

ÜBUNG

SELBST WENN ES NUR EINE ILLUSION IST, DASS MAN SICH DURCH EINE ZIGARETTE BESSER FÜHLT, IST ES DOCH TROTZDEM SCHÖN, ODER? SPIELT ES DENN EINE ROLLE, OB DAS GEFÜHL ECHT IST?

Heben Sie die Hände in die Höhe. So hoch, wie Sie können, bis es ein wenig unangenehm wird. Jetzt biete ich Ihnen zwei Alternativen, und bitte überlegen Sie sorgfältig, ehe Sie sich entscheiden.

Alternative eins: Sie dürfen die Hände gerne wieder herunternehmen.

Alternative zwei: Sie können die Hände noch eine Viertelstunde lang in die Luft recken und sie dann wieder senken, sodass Sie dabei eine wunderbare Illusion von Genuss verspüren. Treffen Sie jetzt bitte Ihre Entscheidung. Entweder nehmen Sie die Hände direkt wieder herunter oder Sie halten sie noch eine Viertelstunde lang in die Höhe.

(Wenn Sie diese Übung albern finden und trotzdem glauben, dass die Illusion von Wohlbefinden immer noch besser ist als überhaupt kein Wohlbefinden, halten Sie die Hände bitte weitere 14,5 Minuten so hoch, dass es ein wenig unangenehm ist, und lesen Sie erst dann weiter.)

Natürlich ist es unsinnig, eine Viertelstunde lang die Hände zu heben, nur um sie irgendwann wieder herunternehmen zu können … das ist so, als würde man zu enge Schuhe tragen, nur weil es so schön ist, sie wieder auszuziehen. Schmerzhaft und sinnlos.

Das sagt die Wissenschaft: »Rauchen erhöht den Dopaminspiegel«

Wer raucht oder dampft, begründet das mit den verschiedensten Argumenten oder Vorwänden. Um zu erklären, warum sie ihre Sucht nicht loswerden (und nicht aufhören), flüchten sich viele verzweifelt in wissenschaftliche Erklärungen zu den vermeintlichen Vorzügen des Nikotins.

In diesem Zusammenhang wird oft angeführt, dass Nikotin den Dopaminspiegel steigen lässt – darauf werde ich gleich zu sprechen kommen.

Wie bereits erwähnt bezeichnen einige Raucher das Schwindelgefühl oder die Benommenheit, die sich bei der ersten Zigarette nach einer längeren Pause einstellen, als »Rausch« – doch wenn man genauer überlegt, ist das nicht richtig, oder? Das gleiche Gefühl der Benommenheit lässt sich erreichen, indem man sich zehn Sekunden lang auf der Stelle im Kreis dreht. Ich kenne dieses Gefühl sogar aus meiner Zeit als Kettenraucher, wenn ich mir morgens die erste Zigarette ansteckte; allerdings fühlte ich mich danach meist sofort hundeelend.

Lassen Sie sich vom nächsten Argument bitte nicht abschrecken, so komplex es auch sein mag. Um mühelos mit dem Rauchen aufzuhören, müssen Sie nicht im Einzelnen verstehen, was im Gehirn bei einer Nikotinsucht abläuft – so, wie ein Autofahrer auch dann den Wagen steuern kann, wenn er nicht genau versteht, wie der Verbrennungsmotor funktioniert. Achten Sie auf die Straße, nicht auf das, was unter der Haube steckt; lassen Sie die Methode für sich arbeiten, dann befreien Sie sich im Handumdrehen ganz mühelos von Ihrer Sucht.

Manche Leute behaupten, dass Rauchen ihnen gegen Depressionen und Angstzustände hilft, doch wenn das der Wahrheit entsprechen würde, müssten Raucher generell weniger ängstlich und weniger deprimiert sein als Nichtraucher, oder? Die Forschung zeigt jedoch das genaue Gegenteil – wer raucht, ist weitaus ängstlicher und weitaus häufiger deprimiert. Die falsche Behauptung, Nikotin könne gegen Depressionen helfen, verleitet leider eine beträchtliche Zahl der Betroffenen zum Rauchen; das ist Teil der Gehirnwäsche.

Ein weitgehend unbekannter Volksstamm in Afrika ist davon überzeugt, dass jemand, um den ein Kreidekreis gezeichnet wird, in diesem Kreis gefangen ist. Dabei gibt es kein physisches Hindernis, sondern die bloße Überzeugung hält die Leute gefangen. Alles spielt sich nur im Kopf ab. Das ähnelt dem Verhalten von Nikotinsüchtigen, die aufgrund bestimmter Überzeugungen nicht mit dem Rauchen aufhören. Mit diesen Überzeugungen muss aufgeräumt werden, damit diese Menschen frei werden, frei bleiben und sich dabei vor allen Dingen ganz fantastisch fühlen.

Wenn Sie aus irgendeinem Grund das Gefühl haben, dass Sie mehr Dopamin wollen oder brauchen, wieso hören Sie dann nicht tolle Musik, schließen Ihre Kinder, Ihren Partner oder eine Freundin in die Arme, schauen einen lustigen Film, haben Sex oder treiben Sport? Diese Aktivitäten machen nicht nur viel Spaß, sondern sind für die Dopaminproduktion außerordentlich förderlich. Als Rauchen noch weitverbreitet war, wusste man nicht, wie Nikotin und andere Drogen auf das Gehirn wirken, doch mittlerweile sind gewisse Abläufe im Gehirn, die man als Belohnungssystem bezeichnet, deutlich besser bekannt.

Dopamin: Im Gehirn fungiert Dopamin als Neurotransmitter, eine chemische Substanz, die von Neuronen (Nervenzellen) freigesetzt wird, um Signale an andere Nervenzellen zu schicken. Das Belohnungssystem spielt eine entscheidende Rolle bei der Motivation zu Verhaltensweisen, die durch die Aussicht auf Belohnung ausgelöst oder verstärkt werden. Können Sie sich vorstellen, wie sehr dieser natürliche, instinktive Prozess gestört wird, wenn man eine äußerst süchtig machende Droge konsumiert, die den Anschein erweckt, ein Unbehagen abzustellen, das durch die erste Dosis entstanden ist, und die mit jeder neuen Dosis dafür sorgt, dass der Kreislauf kein Ende nimmt?

Für alle, die mit der Easyway-Organisation zusammenarbeiten und sich seit Jahrzehnten dafür engagieren, Menschen in aller Welt von ihrer Sucht zu befreien, ist es eine enorme Erleichterung, dass die Wirkung von Nikotin auf den Dopaminspiegel mittlerweile genauer erforscht wurde. Damit ist wissenschaftlich bestätigt, was Easyway seit über 35 Jahren predigt.

Im Jahr 2019 erklärte Professor Robert West, ein weltweit führender Forscher im Bereich der Nikotinsucht, öffentlich: »Nikotin bewirkt, dass Nervenzellen Dopamin in den Nukleus accumbens freisetzen, den Teil des Gehirns, der involviert ist, wenn wir etwas lernen. Die Dopaminfreisetzung veranlasst das Gehirn, sich die Situation und das Rauchverhalten genau einzuprägen – und genau dieses Verhalten zu wiederholen, wenn sich erneut die gleiche Situation ergibt. So wird der Impuls, zu rauchen, mit Situationen verknüpft, in denen üblicherweise geraucht wird.« Professor West erläutert weiter: »Entscheidend ist dabei, dass das auch dann geschieht, wenn man beim Rauchen keinen Genuss und keine Freude empfindet.«

Die erste Zigarette, die man jemals probiert, schmeckt in der Regel bestenfalls unangenehm, im schlimmsten Fall äußerst widerlich. Lassen Sie alle Gefühle außer Acht, die auf die äußeren Rahmenbedingungen der ersten Zigarette zurückzuführen sind: Gruppenzwang und Lob der anderen, das Gefühl der Rebellion, der Wunsch nach Zugehörigkeit, das Gefühl, lässig, kultiviert oder besonders männlich zu sein. All das hat nichts mit dem Nikotin zu tun, das in den Körper gelangt, sondern entsteht durch das Umfeld und die Situation, in der die Zigarette konsumiert wird.

Die meisten Menschen können sich noch genau daran erinnern, dass die körperliche Wirkung der ersten Zigarette unangenehm war, und schon das allein beweist, dass kein »Genuss« entsteht, wenn Nikotin in den Körper und das Gehirn gelangt. Wie auch immer die erste Nikotinzufuhr auf den Dopaminspiegel wirken mag, angenehm ist sie ganz sicher nicht.

Die erste Zigarette ist für die meisten sogar so unangenehm und abscheulich, dass sie sich sicher sind, niemals süchtig zu werden. Professor West erklärt genau, wieso Raucher trotzdem felsenfest davon überzeugt sind, dass Rauchen tatsächlich Genuss verschafft.

PUNKT A

Der Nikotinentzug ist die Folge der allerersten Zigarette, die Nikotinsüchtige jemals geraucht haben. Die nächste Zigarette verschafft vorübergehend »Erleichterung«. Dadurch kommt das Gehirn unbewusst zu dem Schluss:

»Beim nächsten Gefühl von Nikotinentzug machst du das wieder!« Mit anderen Worten: Das Verhalten, nämlich dass man sich als Reaktion auf die Entzugssymptome eine Zigarette ansteckt, wird durch jede neue Zigarette verstärkt, obwohl diese nächste Zigarette ihrerseits wieder einen Nikotinentzug auslösen wird.

Wer raucht, erlebt ständig Entzugserscheinungen – in glücklichen Situationen, in konzentrierten Situationen, in traurigen Situationen, in Stresssituationen, in entspannten Situationen, in langweiligen oder in einsamen Situationen. Wird dann eine Zigarette geraucht, fühlt man sich ein wenig besser als zuvor und bedenkt nicht, dass diese Zigarette, sobald sie aufgeraucht ist, erneut zu Entzugserscheinungen wird. Kein Wunder, dass Raucher meinen, dass Zigaretten glücklich machen oder die Konzentration fördern, gegen Trauer oder Stress helfen, zur Entspannung beitragen oder Langeweile und Einsamkeit erträglicher machen! Mit echtem Genuss oder einer echten Verbesserung der Gemütslage hat das nichts zu tun. Und mit jeder einzelnen Zigarette, die in einer solchen Situation geraucht wird, folgert das Gehirn unwillkürlich: »Wenn das noch mal passiert, machst du wieder das Gleiche!«

Nichtraucher haben nicht unter den psychischen und körperlichen Beeinträchtigungen durch die Nikotinsucht zu leiden. Sie erleben keine Nikotinvergiftung, keinen Entzug und keine der unnatürlichen Auswirkungen, die Nikotin auf den Dopaminspiegel und das Verhalten hat.

PUNKT B

Raucher wollen sich mit einer Zigarette lediglich das Gefühl von Ruhe, Frieden und Gelassenheit verschaffen, das sie ein Leben lang genossen, ehe sie die erste Zigarette ausprobierten. Mit anderen Worten: Sie rauchen, um sich wie Nichtraucher zu fühlen.

Wenn die Nikotinsüchtigen in unseren Live-Seminaren von Punkt A zu Punkt B gelangen, erläutern wir, dass die Nikotinsucht trotz ihrer Wirkung auf den Dopaminpegel sehr schwach ist und dass die unangenehmen Gefühle, die sich bei einem Aufhörversuch ohne die Easyway-Methode einstellen, nur durch den inneren Kampf ausgelöst werden. Dieser Kampf entsteht durch das Gefühl, auf etwas verzichten zu müssen, das man als echten Genuss oder als Hilfsmittel betrachtet.

Easyway macht dann deutlich, dass die Überzeugungen rund um das Rauchen – dass Zigaretten die Entspannung fördern, gesellig sind, bei Stress helfen, die Konzentration steigern, Alkohol besser schmecken lassen, eine willkommene Pause bieten und so weiter – auf Falschinformationen, Fehldeutungen persönlicher Erfahrungen und auf die Sucht nach Nikotin zurückgehen.

Die Nikotinsüchtigen erkennen, dass Rauchen keinerlei Vorteile bietet und deshalb keinen Sinn hat. Somit können sie die außerordentlich leichten Symptome des Nikotinentzugs ertragen, ohne das unbehagliche Gefühl zu verspüren, auf etwas zu verzichten, das sie früher für Genuss oder förderlich hielten.

Das ist außerordentlich wichtig, denn so entwickeln sich in den ersten Wochen als glücklicher Nichtraucher neue Reaktionen auf die Situationen, die früher den Drang nach einer Zigarette ausgelöst haben. Wer sich beispielsweise nachmittags auf dem Heimweg stets eine Zigarette angesteckt hatte, könnte bei Feierabend ans Rauchen denken. Doch wenn diese Person mit der Easyway-Methode aufgehört hat, empfindet sie dann keinen Verlust, sondern ein Gefühl der Erleichterung und Freiheit. Das Gehirn wird neu programmiert. Und das ist nicht nur ganz einfach, sondern auch angenehm.

Zeit der Entscheidung

Nun müssen Sie entscheiden, was Sie wirklich wollen. Alle Raucher träumen von einem Ersatzprodukt, das wie die Zigarette ein Gefühl der Entspannung verschafft, aber keine Nachteile – Gesundheitsschäden, Kosten, Versklavung, Schmutz und Stigmatisierung – mit sich bringt.

GUTE NEUIGKEITEN!

Genau das bekommen Sie, wenn Sie mit dem Rauchen oder Vapen aufhören und sich vom Nikotin befreien. Dieses Gefühl der Entspannung können Nichtraucher rund um die Uhr genießen. Das Gefühl, sich vom Verlangen nach Nikotin befreit zu haben. Nichtraucher kennen dieses Verlangen gar nicht. Mit jeder Zigarette wollen Sie nur erreichen, dass Sie sich so fühlen, wie sich Nichtraucher und Nicht-Dampfer IMMER fühlen.

Um das zu erreichen, müssen Sie zwei Feinde besiegen, doch Gewohnheit hat damit nichts zu tun, und man muss auch keine Schmerzen erdulden. Der erste Feind ist das kleine Monster in Ihrem Körper, das sich von Nikotin ernährt und schreit, wenn es hungrig ist. Die Schreie des kleinen Monsters sind sehr schwach und kaum wahrnehmbar. Die körperlichen Entzugserscheinungen lassen sich auch ohne allmähliche Entwöhnung problemlos ertragen.

Das kleine Monster ist nur deshalb gefährlich, weil es das große Monster in Ihrem Gehirn weckt, das die Schreie des kleinen Monsters als Verlangen nach einer Zigarette deutet. Das große Monster lässt den fixen Gedanken entstehen, dass Sie dringend rauchen müssen, sodass Ihnen etwas fehlt und Sie sich schlecht fühlen, wenn das nicht möglich ist. Wenn Sie das kleine Monster weiter füttern, verlängern Sie das Leben Ihrer beiden Feinde.

Ersatzstoffe

Alles, was Ihnen als Ersatz für das Rauchen dient, fördert die Illusion, dass Sie ein Opfer bringen, wenn Sie aufhören.

Wer mit dem Rauchen aufhören will, greift oft zu Süßigkeiten, Schokolade und normalem Kaugummi. Bei jedem Verlangen nach Nikotin wird dann etwas Süßes, Schokolade oder Kaugummi gegessen. Das verlagert das Problem lediglich, kann es aber nicht lösen. Das Gefühl der Leere und Unsicherheit, das sich regt, wenn das Nikotin aus dem Körper schwindet, erinnert zwar an Hunger, lässt sich durch Nahrung aber nicht stillen. Ersatzstoffe können eine Weile von dem Verlangen ablenken, doch das Gefühl von Verzicht bleibt bestehen. Solange das große Monster in Ihrem Gehirn weiterlebt, werden Sie das Verlangen nach Zigaretten niemals los. Deshalb sollten Sie jegliche Ersatzstoffe vermeiden, auch nikotinfreie, die Ihnen harmlos erscheinen, denn diese können ein Gefühl des Verzichts schaffen und aufrechterhalten, aus dem sich nur zu leicht ein Verlangen entwickelt.

Kapitel vierzehn

Sorgen um das Gewicht?

VIELLEICHT KENNEN SIE DIE THEORIE, DASS RAUCHEN BEI DER GEWICHTSKONTROLLE HILFT, UND FÜRCHTEN DESHALB, DASS SIE ZUNEHMEN, WENN SIE AUFHÖREN. WIE BEREITS ERWÄHNT, GIBT ES KEINEN GRUND ZUR SORGE. DASS RAUCHEN SICH AUF DAS GEWICHT AUSWIRKT, IST NUR EIN MYTHOS. EASYWAY ZEIGT IHNEN, WIE SIE AUFHÖREN KÖNNEN, OHNE GEWICHT ZUZULEGEN. DIESES WICHTIGE THEMA MÖCHTE ICH NUN NOCH EINMAL AUFGREIFEN UND VERTIEFEN.

Widersprüchliche Beweise

Der Mythos, dass Rauchen schlank hält, wird von all jenen verbreitet, die versuchen, mit der Methode Willenskraft aufzuhören, und deshalb an Gewicht zulegen. Natürlich gehen sie deshalb davon aus, dass die Zigaretten sie schlank gehalten haben. Viele derjenigen, die mit Willenskraft aufhören, berichten anderen nur zu gerne von ihrem Kampf.

Wer ohne Probleme aufhört, ist in der Regel längst nicht so mitteilsam. Immerhin verlieren so viele Personen nach dem Aufhören an Gewicht, dass man die Behauptung, dass Rauchen schlank hält, gut und gerne bezweifeln darf – und auch die vielen übergewichtigen Raucher dürften sich über diese Theorie sehr wundern. Früher scherzte ich oft: »Ich habe kein Übergewicht, ich bin für mein Gewicht nur 20 Zentimeter zu klein.« Als ich noch stark rauchte, war ich auch sehr stämmig und hatte dauerhaft 15 Kilo zu viel auf den Rippen, obwohl ich nur eine Mahlzeit pro Tag zu mir nahm!

Das Rauchen machte mich nicht schlank, aber bei jedem Aufhörversuch nahm ich irgendwie zu … mit einer bemerkenswerten Ausnahme. Als ich für immer mit dem Rauchen aufhörte, wurde ich in den sechs Monaten nach meiner letzten Zigarette fast 15 Kilo los. Was sollen wir also glauben? Macht Rauchen dick, oder hält es schlank? Mit diesem Mythos wollen wir uns nun auseinandersetzen und der Wahrheit auf den Grund gehen.

Hunger und Nikotinentzug

Gegen Ende des letzten Kapitels habe ich erwähnt, dass das Gefühl der Leere und Unsicherheit, das sich bei einem Nikotinentzug einstellt, an Hunger erinnert. Das Gefühl ist so schwach, dass man es meist gar nicht richtig wahrnimmt, doch es löst eine automatische Reaktion aus. Haben Sie Hunger, so möchte Ihr Körper, dass Sie ihn mit Nahrung versorgen, und bei einem Nikotinentzug verlangt das kleine Monster Nikotin.

Die Gefühle sind gleich, der Ursprung dagegen ist sehr unterschiedlich. Das eine geht auf den natürlichen Überlebensinstinkt zurück, das andere auf die Drogensucht. Insbesondere gilt, dass man das Verlangen nicht stillen kann, wenn man statt Nikotin Nahrung zu sich nimmt oder umgekehrt.

RAUCHEN HILFT NICHT GEGEN HUNGER.

ESSEN KANN DAS VERLANGEN NACH NIKOTIN NICHT STILLEN.

Wenn der Motor in Ihrem Auto heiß läuft, fehlt es entweder an Öl oder an Wasser im Kühlsystem. Wenn Sie anstelle von Öl Wasser nachfüllen oder statt Kühlmittel Öl, werden Sie das Problem nicht lösen, sondern vielmehr den Motor ruinieren!

Wer versucht, mit der Methode Willenskraft aufzuhören, will das Verlangen nach Nikotin stillen oder unterdrücken, indem er es wie Hunger behandelt. Statt zu Zigaretten greift man dann zu minderwertigen Lebensmitteln, in erster Linie Kaugummi und Süßigkeiten. Diese helfen natürlich nicht einmal gegen Hunger, geschweige denn gegen das Verlangen nach Nikotin. Folglich versucht man dann, den vermeintlichen Hunger mit nahrhafteren Speisen zu stillen.

Die Methode Willenskraft bestärkt den Mythos, dass

man ein Opfer bringt, sodass Körper und Gehirn ständig kleine Belohnungen erwarten, wenn man mit Willenskraft aufhört. Wenn Sie Kuchen, Kekse und Schokoriegel oder Burger, Chips und anderes Junkfood als Belohnung betrachten, werden Sie zu viel essen, um das Gefühl von Verzicht zu überwinden.

Deshalb bewirkt die Methode Willenskraft eine Gewichtszunahme. Der Mythos, dass das Rauchen schlank hält, lässt Sie jedoch glauben, dass Sie nur deshalb zunehmen, weil Sie die Zigaretten »aufgegeben« haben.

Wenn Sie mit Easyway aufhören, wissen Sie, dass Sie nichts »aufgeben«, sondern sich nur wunderbare Vorteile sichern. Dann benötigen Sie keine zusätzlichen Belohnungen.

Deshalb nehmen manche Raucher ab

Dass Hunger und das Verlangen nach Nikotin oft verwechselt werden, erklärt auch, warum einige Raucher immer dünner werden. Bei Hunger essen sie nicht, sondern rauchen. Gleich morgens nach dem Aufstehen kommen sowohl Raucher als auch Nichtraucher instinktiv einer Reihe von Bedürfnissen nach. Wir entleeren unsere Blase und stillen unseren Durst, und während Nichtraucher auch ihren Hunger stillen, stecken sich Raucher hingegen oft eher eine Zigarette an.

Wenn der Hunger stärker wird, halten solche Raucher dies immer noch für ein Verlangen nach Nikotin und rauchen noch mehr. Bei den meisten Rauchern verhält es sich jedoch genau umgekehrt. Sie essen, wenn sie das Verlangen nach Nikotin verspüren. Natürlich kann das Essen das kleine Monster nicht zufriedenstellen. Das Rauchen vermag das auch nicht – zumindest nicht ganz. Die Toleranz gegenüber dem Gift hat zur Folge, dass Sie mit einem permanenten Hungergefühl leben müssen. Deshalb neigen Sie dazu, dieses Gefühl sowohl durch Essen als auch durch Rauchen zu unterdrücken.

Wenn Raucher nicht rauchen dürfen – was heutzutage immer häufiger der Fall ist –, werden sie stattdessen etwas essen. Das ist keine bewusste Entscheidung, sondern die instinktive Reaktion auf ein Gefühl, das ihnen wie Hunger erscheint. Am liebsten würden sie rauchen, doch wenn das nicht möglich ist, wählen sie die nächstbeste Alternative.

Wenn Rauchen tatsächlich das Gewicht zügeln könnte, müssten die meisten starken Raucher schlank sein. In Wirklichkeit sind sie jedoch meist übergewichtig.

Was ist Hunger?

Hunger ist ein wichtiger und genialer Teil der Überlebensausrüstung Ihres Körpers, über die wir am ersten Tag gesprochen haben. Er funktioniert ganz ähnlich wie die Tankanzeige in Ihrem Auto. Wenn im Körper die lebenswichtigen Nährstoffe knapp werden, sendet er ein Signal an Ihr Gehirn, das sich wie eine Leere im Magen anfühlt, und Ihr Gehirn reagiert, indem es nach Nahrungsmitteln Ausschau hält.

Wenn die Tankanzeige Ihres Autos darauf hinweist, dass der Treibstoff langsam zur Neige geht, was tun Sie dann? Fahren Sie zum nächstbesten See oder Fluss und füllen Sie den Tank mit Wasser auf? Fahren Sie zu einem Bauhof und geben Sie Sand in den Tank? Natürlich nicht, Sie halten an der nächsten Tankstelle und tanken die richtige Kraftstoffsorte.

Genauso braucht auch Ihr Körper einen ganz bestimmten Treibstoff. Wenn er Hunger signalisiert, will er nicht, dass irgendein Mist in den Verdauungstrakt gestopft wird, sondern verlangt nach ganz bestimmten Vitaminen, Mineralien, Ballaststoffen, Proteinen, Kohlenhydraten und so weiter, die er braucht, um gesund und stark zu bleiben. Wenn Sie sich bei Hunger mit Junkfood vollstopfen, können Sie das Verlangen nicht stillen und werden den Hunger nicht los. Folglich essen Sie weiter und nehmen zu.

In *Endlich Wunschgewicht!* oder *Endlich ohne Zucker!* erfahren Sie mehr über Hunger und darüber, wie Sie ohne Diät oder das Gefühl von Verzicht Ihr Idealgewicht erreichen.

Von der Wissenschaft geblendet

Wie die meisten Mythen über das Rauchen wird auch derjenige, dass Rauchen angeblich schlank hält, von einigen sogenannten »Experten« verstärkt, die dieser Theorie einen wissenschaftlichen Anschein geben wollen. Dazu gehört, dass Rauchen den Stoffwechsel beschleunigt, sodass Fett schneller verbrannt wird.

Wenn das stimmt, wie kann es dann sein, dass die meisten starken Raucher an Übergewicht leiden, während Raucher, die mit Easyway aufhören, meist Gewicht verlieren? Eigentlich müssten sie dann doch zunehmen, weil ihr Stoffwechsel langsamer arbeitet.

Nach einer weiteren Theorie zügelt Rauchen den Appetit, reduziert also das Verlangen nach Nahrung. Diese Theorie stützt sich auf drei Fakten:

1. Viele Raucher, die aufhören, essen mehr und nehmen zu. Das liegt daran, dass Raucher, die mit der Methode Willenskraft aufhören, Verzicht verspüren und Zigaretten durch Speisen und Getränke ersetzen wollen.
2. Rauchen lindert das Verlangen. Nur deshalb wird überhaupt geraucht – um das Verlangen nach Nikotin zu lindern. Allerdings hilft Rauchen nur gegen den Nikotinentzug, und auch das nur zum Teil. Weil Raucher nicht zwischen Nikotinsucht und Hunger unterscheiden können, meinen sie Hunger zu verspüren, während sie eigentlich nach Nikotin verlangen. Wenn sie dann rauchen, wird das Verlangen nach Nikotin ein wenig gelindert und lässt sie glauben, die Zigarette hätte den Hunger gestillt.
3. Hungergefühle kommen und gehen. Nichtraucher wissen, dass sie nicht jedes Mal essen müssen, wenn sie ein wenig hungrig sind. Das Gefühl ist sehr schwach und lässt schon bald wieder nach, wenn man es ignoriert. Wenn ein Raucher jedoch Hunger verspürt und sich

eine Zigarette ansteckt, führt er es auf diese Zigarette zurück, wenn das Hungergefühl nachlässt. In Wirklichkeit wäre es sowieso verschwunden. Raucher ahnen nicht, dass dies bei Nichtrauchern ständig der Fall ist.

»Experten« stellen immer wieder komplizierte Theorien auf, obwohl die Wahrheit doch unübersehbar ist:

WENN SIE MIT DEM RAUCHEN AUFHÖREN, NEHMEN SIE NUR DANN ZU, WENN SIE NIKOTIN DURCH LEBENSMITTEL ERSETZEN.

Mit der Easyway-Methode von Allen Carr geschieht dies jedoch nicht. Wenn Sie nicht mehr rauchen, wird das kleine Monster noch einige Tage lang nach der nächsten Dosis verlangen. Das Gefühl ist ganz schwach und fast unmerklich, doch wer meint, ein Opfer zu bringen, wird sich deswegen schlecht fühlen und darunter leiden.

Mit Easyway rauchen Sie Ihre letzte Zigarette in der Gewissheit, dass Sie kein Opfer bringen. Ganz im Gegenteil, Sie sichern sich wunderbare Vorteile. Deshalb können Sie sich über den Todeskampf des kleinen Monsters freuen, ohne einen Ersatz zu brauchen. Das können Sie sich im Augenblick kaum vorstellen? Warten Sie nur ab.

Das Idealgewicht erreichen

Zwei Faktoren entscheiden darüber, ob Sie zu- oder abnehmen. Der eine ist die Ernährung, der andere die körperliche Betätigung. Wenn Sie mehr Kraftstoff zu sich nehmen, als Sie verbrennen, legen Sie Gewicht zu. Verbrennen Sie jedoch mehr, als Sie aufnehmen, werden Sie Gewicht verlieren.

Wie viel Sie zu sich nehmen und wie viel Sie verbrennen, wird von verschiedenen Faktoren bestimmt – dazu gehört auch das Rauchen. Da sie nicht zwischen Hunger und Verlangen nach Nikotin unterscheiden können, essen einige Raucher mehr und andere weniger. Und da Rauchen der Gesundheit schadet, ist die körperliche Fitness bei allen Rauchern eingeschränkt.

Zu den wunderbaren Vorteilen, auf die Sie sich freuen können, zählt das Gefühl, mehr Energie zu haben und gesünder zu sein. Raucher haben oft keine Freude an körperlicher Betätigung, weil sie selbst bei den einfachsten Aktivitäten außer Atem geraten. Weil sie sich schämen und nicht das nötige Selbstvertrauen haben, meiden sie darüber hinaus Trainingsstätten. Sie ziehen sich lieber in das sichere Gefängnis zurück und versuchen, sich zu trösten, indem sie mehr rauchen. Auch deshalb sind die meisten Raucher übergewichtig.

Eine wichtige Anweisung der Easyway-Methode lautet, dass Sie Ihren Lebensstil nicht ändern sollten, nur weil Sie mit dem Rauchen aufhören. Ich werde später erklären, warum. Doch wenn Sie aufhören, haben Sie unter Umständen mehr Lust, regelmäßig Sport zu treiben, weil Sie nun die nötige Energie und das erforderliche Selbstbewusstsein haben. Bewegung regt das Adrenalin an und gibt Ihnen ein gutes Gefühl. Sie ist das beste Stimulans, das es gibt, und bewirkt ein echtes Hochgefühl!

Wenn Sie nicht gut in Form sind, gehen Sie es am besten erst einmal langsam an und verlangen sich nicht zu viel ab. Das ist gar nicht nötig. Sie haben noch ein Leben lang Zeit.

Sobald Sie Ihr Rauchproblem gelöst haben, haben Sie viel mehr Selbstvertrauen und Energie und sind damit bestens gerüstet, andere Probleme wie zum Beispiel Übergewicht in Angriff zu nehmen.

Wenn Sie bislang versucht haben, Ihr Gewicht mit Zigaretten unter Kontrolle zu halten, können Sie diese Taktik jetzt aufgeben. Falls Ihr Gewicht niedrig geblieben ist, liegt das nicht am Rauchen, sondern Sie haben es trotz der Zigaretten geschafft. Wer glaubt, dass Rauchen irgendeinen Vorteil bringt, wird eher zunehmen, entweder weil er weiterraucht und die Signale seines Körpers nicht richtig deutet, oder weil er aufhört, Verzicht verspürt und zu einem Ersatz greift (Speisen und Getränke statt Zigaretten).

Der endgültige Beweis

Wenn Sie immer noch nicht überzeugt davon sind, dass die »Experten« falschliegen, fragen Sie sich Folgendes: Warum gibt es keine Diät-Zigarette? Stellen Sie sich vor, die Tabakriesen hätten einen schlüssigen Beweis dafür, dass Zigaretten das Gewicht reduzieren – meinen Sie nicht, dass sie das groß anpreisen und eine Marke entwickeln würden, die speziell dem Abnehmen dienen soll? Das ist bislang nicht geschehen. Warum? Aus einem einfachen Grund:

RAUCHEN HILFT NICHT BEIM ABNEHMEN.

Wenn dem so wäre, würden die Hersteller darauf hinweisen. Man könnte sie nicht daran hindern. Stattdessen setzen sie auf Prominente und Produktplatzierung, um diese Botschaft zu suggerieren! Das ist gelogen! Fallen Sie auf diese Lügen nicht mehr herein!

Kapitel fünfzehn

Alle Raucher sind gleich

DER MYTHOS VON DER ANGEBORENEN SUCHTANFÄLLIGKEIT FÖRDERT DIE ÜBERZEUGUNG, DASS EINIGE RAUCHER LEICHTER IN DIE NIKOTINFALLE TAPPEN ALS ANDERE UND EINIGE IHR RAUCHVERHALTEN BESSER KONTROLLIEREN ALS ANDERE. DESHALB WOLLEN WIR NUN ERMITTELN, WELCHER RAUCHERTYP SIE SIND UND WELCHER SIE SEIN MÖCHTEN.

Raucherinnen

Zigaretten werden nicht als Schlankmacher angepriesen, weil die Tabakkonzerne das nicht können – es ist nämlich nicht wahr. So irreführend Werbung auch sein mag, ein Fünkchen Wahrheit muss sie immer enthalten. Daher kann die Tabakbranche lediglich den Mythos fördern, indem sie ihre Produkte in die Hände von schlanken Filmstars, Models und anderen weiblichen Ikonen legt. Leider zeigt diese Vermarktung die gewünschte Wirkung.

Vor nicht allzu langer Zeit waren weibliche Raucher

noch deutlich in der Unterzahl. Heutzutage dagegen rauchen in vielen Ländern mehr Frauen als Männer.

Man könnte dies darauf zurückführen, dass sich die Gesellschaft insgesamt verändert und Frauen viele ehemals typisch männliche Verhaltensweisen übernommen haben. Geschlechterrollen sind zunehmend überholt, deshalb mag es Ihnen ganz natürlich erscheinen, dass Frauen genauso viel rauchen wie Männer. Im Umkehrschluss würde das allerdings bedeuten, dass die Ehefrauen und Freundinnen männlicher Raucher in früheren Zeiten nur zu gerne ebenfalls geraucht hätten. In Wirklichkeit jedoch rauchten die Männer oft heimlich, weil ihre Partnerinnen sie dazu drängten, damit aufzuhören. Ihnen war klar, dass Rauchen schmutzig und ekelhaft war, am Haushaltsgeld zehrte und zur Folge haben konnte, dass sie vor der Zeit als Witwe endeten. Frauen rauchten ganz einfach deshalb nicht, weil sie zu viel Verstand hatten!

Warum also steigt die Anzahl der rauchenden Frauen jetzt so rapide an, da doch weniger Männer rauchen? Ganz einfach, die Tabakindustrie müht sich nach Kräften, Frauen in die Falle zu locken. In den 1970er-Jahren rauchten ungefähr doppelt so viele Männer wie Frauen. Wenn ein so großer Teil der Gesellschaft ein Produkt entschieden ablehnt, sieht eine Branche wie die Tabakindustrie einen riesigen potenziellen Markt. Und so begann sie, mit ihren Produkten gezielt Frauen anzusprechen. Bald gab es Mentholaroma, elegantere Verpackungen, schmalere Zigaretten und Gerüchte, dass das Rauchen schlank macht und gegen Stress hilft.

Das Leben der Frau wurde immer anstrengender, viele wollten eine Vollzeittätigkeit mit der Mutterrolle unter einen Hut bringen und blieben in vielen Fällen dennoch dafür zuständig, das Abendessen vorzubereiten, die Kinder mit Mittagessen zu versorgen, die Hemden zu bügeln und das Haus zu putzen. Da ihnen die Gehirnwäsche weismachte, dass Rauchen Stress abbaut und schlank hält, ist es kein Wunder, dass sie zur Zigarette griffen, wenn sie fünf Minuten für sich hatten! Sind Frauen heutzutage also suchtanfälliger als früher? Keineswegs. Die Tabakindustrie hat lediglich besondere Anstrengungen unternommen, Frauen als Kundinnen zu gewinnen, und Mythen verbreitet, die sie in die Nikotinfalle locken und darin festhalten, bis sie den Schlüssel zur Flucht finden.

Der Schlüssel liegt darin, die Illusionen zu durchschauen und die Wahrheit zu erkennen: Rauchen baut keinen Stress ab und bietet keinerlei Vorteil, kann weder den Appetit zügeln noch dabei helfen, schlank zu bleiben. In Wirklichkeit gilt genau das, was Frauen ihren rauchenden Ehemännern vorhielten, bevor sie selbst in die Falle gelockt wurden:

RAUCHEN BRINGT REIN GAR NICHTS.

Die aufopferungsvolle Mutter

Die Mutterrolle habe ich bereits erwähnt. Damit komme ich zu einem großen Problem, das nur Frauen betrifft – Rauchen und Schwangerschaft. Seit Langem weiß man, dass Rauchen in der Schwangerschaft dem Baby schadet. Einige Frauen stellen zu ihrem Glück fest, dass das Verlangen nach Zigaretten in der Schwangerschaft verschwindet, genau wie die Natur manche Essgewohnheiten zum Wohle von Mutter und Ungeborenem verändert. Auch das zeigt, welch unglaubliche Maschine ständig daran arbeitet, Sie zu schützen.

Andere Frauen haben allerdings weniger Glück. Sie bemühen sich sehr, mit dem Rauchen aufzuhören, scheitern jedoch damit.

Folglich quälen sie sich die gesamte Schwangerschaft über mit Schuldgefühlen, die selbst dann ein Leben lang anhalten können, wenn das Baby gesund zur Welt gekommen ist. Dass die Gesellschaft erst zulässt, dass junge Frauen süchtig nach Nikotin werden, und ihnen dann Schuldgefühle einredet, wenn sie in der Schwangerschaft nicht mit dem Rauchen aufhören, ist eine besonders gemeine Form von Scheinheiligkeit. Selbst wenn einer werdenden Mutter das Aufhören tatsächlich gelingt, gilt das in der Regel nur für die Dauer der Schwangerschaft. Manche Frauen stecken sich direkt eine Zigarette an, sobald die Nabelschnur durchtrennt wurde. Sie können sich sicher vorstellen, warum das so ist. Die Geburt ist gut verlaufen, Mutter und Baby sind wohlauf, die Angst ist vorbei,

Schmerz und Qualen sind vorübergehend vergessen, und die Mutter erlebt ein Wechselbad der Gefühle zwischen Erschöpfung und dem höchsten aller Hochgefühle: die beiden Extreme, die besonders leicht dazu führen, dass das große Monster nach einer Zigarette verlangt. Außerdem glaubt die Mutter, sie habe nach all den Monaten, in denen sie der Versuchung des Rauchens tapfer widerstanden hat, und nach der anstrengenden Geburt eine kleine Belohnung verdient – und wer würde ihr das absprechen wollen?

Einige junge Mütter widerstehen diesem ersten Impuls, während es sie zu einem späteren Zeitpunkt doch noch erwischt. Leider hören nur sehr wenige Frauen aufgrund einer Schwangerschaft dauerhaft mit dem Rauchen auf. Das ist nicht ihre Schuld. Der Sucht ist es egal, ob eine Frau gerade ein Kind erwartet oder nicht.

Bei Raucherinnen, die während der Schwangerschaft nicht rauchen, liegt das Problem oft darin, dass sie nicht für sich selbst aufhören, sondern um des Babys willen. Und wer für jemand anderes aufhört, hat das Gefühl, ein Opfer zu bringen und verzichten zu müssen. Deshalb sollten Sie aus dem rein egoistischen Grund mit dem Rauchen aufhören, dass Sie das Leben als Nichtraucher viel mehr genießen werden. Dann müssen Sie nichts »aufgeben« und können sich über Ihre Freiheit freuen.

Reduzieren

Viele Ärzte raten Frauen, die in der Schwangerschaft nicht komplett aufhören können, ihren Rauchkonsum einzuschränken. Diese Empfehlung erfolgt mit den besten Absichten und geht davon aus, dass eine geringere Menge Gift weniger Schaden anrichtet als eine große. Das scheint zwar logisch, aber in Wirklichkeit ist es schwieriger, den Zigarettenkonsum zu reduzieren, als ganz aufzuhören.

Der Nikotinentzug ist dann nicht innerhalb weniger Tage überstanden, sondern Mutter und Kind bleiben ihm die gesamten neun Monate lang ausgesetzt. Die Illusion, dass sie ein Opfer bringt und jede Zigarette unglaublich wertvoll ist, verankert sich in dieser Zeit fest im Kopf der Mutter. Kaum ist das Kind auf der Welt, ist sie nicht mehr bereit, weiter Verzicht zu üben, und wie jemand, der mit einer strengen Diät endlich sein Wunschgewicht erreicht hat, gibt sie dem Verlangen ungehemmt nach, um sich selbst zu »belohnen«. Leider sind viele junge Mütter nach der Geburt durch das Reduzieren noch süchtiger als vor der Schwangerschaft. Im Idealfall hört eine Frau ganz mit dem Rauchen auf, sobald sie von der Schwangerschaft erfährt.

Alle Raucher sind davon überzeugt, dass all jene, die weniger rauchen, besser dran sind. Ich werde noch erläutern, dass das nur ein Mythos ist, aber die Tatsache, dass alle Raucher daran glauben, beweist, dass kein Raucher mit seinem Rauchverhalten glücklich ist.

Ich habe bereits erklärt, warum die Tendenz bei allen

Süchten dahin geht, mehr und nicht weniger zu konsumieren. Da Ihr Körper eine Toleranz gegenüber dem Gift aufbaut, benötigen Sie eine immer höhere Dosis, um die gleiche Wirkung zu erzielen. Ohne äußere Beschränkungen, zum Beispiel die finanziellen Mittel und Rauchgelegenheiten, würden alle Raucher zu starken Rauchern werden.

Dennoch nimmt sich niemand von Anfang an vor, Kettenraucher zu werden. Wir alle gehen davon aus, dass wir unseren Konsum kontrollieren und nur dann rauchen können, wenn wir es wollen. Wir erkennen, zumindest in der Anfangsphase, nicht, dass die Sucht ein ständiges Verlangen nach Zigaretten hervorruft. Das leichte Gefühl der Leere und Unsicherheit, das sich einstellt, wenn das Nikotin aus dem Körper verschwindet, lässt Sie die nächste Zigarette anstecken, und das schafft die Illusion einer Erleichterung, die jedoch weder vollständig noch von Dauer ist.

Kaum haben Sie die Zigarette ausgedrückt, kehrt das Gefühl zurück – das kleine Monster quengelt nach der nächsten Dosis, und sofort drängt das große Monster dazu, dass Sie dem Verlangen nachgeben.

Wird der Zigarettenkonsum reduziert, dann erscheint jede einzelne Zigarette noch wertvoller, während der Wunsch, mit dem Rauchen aufzuhören, weniger stark ist. Wer also die Rauchmenge einschränkt, widersetzt sich dem Zwang der Sucht und hat das Gefühl, ein Opfer zu bringen. Starke Raucher rauchen so viel, wie sie wollen, beneiden aber dennoch all jene Raucher, die weniger rauchen als sie selbst. Ist das nicht merkwürdig?

Übung: ZWEI FRAGEN

Stellen Sie sich vor, Sie könnten über Ihr Rauchverhalten oder Ihren Konsum von E-Zigaretten oder sonstigem Nikotin frei entscheiden. Nun beantworten Sie bitte die beiden folgenden Fragen:

- Wie viel würden Sie rauchen oder dampfen, wenn die Entscheidung allein bei Ihnen läge?

Nachdem Sie entschieden haben, wie oft Sie rauchen, lautet die nächste Frage:

- Warum konsumieren Sie nicht schon jetzt genau so viele Zigaretten, E-Zigaretten oder Nikotinprodukte?

Niemand zwingt Sie dazu, zu rauchen, zu dampfen oder Tabak zu kauen. Nur Sie selbst nehmen das Nikotin aus der Schachtel. Wenn Sie das lieber seltener täten, wer hindert Sie daran?

Raucher beneiden alle, die weniger rauchen als sie selbst, weil sie denken, dass diese Personen den idealen Weg gefunden haben: Sie bekommen ihren Genuss oder Vorteil und scheinen keine Sklaven des Rauchens zu sein. Kurz gesagt, es entsteht der Eindruck, dass sie ihren Nikotinkonsum im Griff haben.

In Wirklichkeit sind beide Überzeugungen falsch. Rauchen bedeutet weder Genuss noch Vorteil, und leichte Raucher stecken genauso in der Nikotinfalle wie Kettenraucher. Genau genommen leiden sie sogar mehr, weil sie ständig gegen das Verlangen nach weiteren Zigaretten ankämpfen. Gleiches gilt für Dampfer.

Wer schon einmal versucht hat, seine Rauchmenge zu reduzieren, weiß nur zu gut, dass diese Beschränkung mit bloßer Willenskraft bestenfalls eine gewisse Zeit lang funktioniert.

Werden Sie durch äußere Faktoren wie Rauchverbote daran gehindert, nach Belieben zu rauchen, fällt der Verzicht nicht schwer, weil Rauchen einfach nicht infrage kommt. Genau wie bei den Studierenden in der Prüfung macht Ihnen das große Monster nicht zu schaffen, wenn Sie auf keinen Fall rauchen dürfen. Nur wenn Sie theoretisch rauchen könnten, sich aber davon abhalten wollen, fängt das große Monster an, Sie zu quälen.

Einige Ex-Raucher geraten wieder in die Falle, weil sie zu selbstsicher werden und meinen, sie könnten »nur eine« rauchen, ohne erneut süchtig zu werden. Sie glauben immer noch, dass sie ein Opfer gebracht haben und jetzt eine Belohnung verdienen. Außerdem sind sie davon überzeugt, dass sie ihr Rauchverhalten kontrollieren können. Genau diese Illusion führt dazu, dass Raucher überhaupt erst süchtig werden. Selbst wenn Sie viele überzeugende Gründe für eine Zigarette sehen, würden Sie sich diese eine nicht anstecken, wenn Sie wüssten, dass Sie danach für den Rest Ihres Lebens weiterrauchen müssten.

Machen Sie sich eines ganz klar:

»NUR DIE EINE« ZIGARETTE GIBT ES NICHT.

Wenn Sie eine Zigarette rauchen, was sollte Sie dann davon abhalten, noch eine und noch eine und noch eine zu rauchen? Es spielt keine Rolle, wie stark Sie rauchen,

DIE NÄCHSTE ZIGARETTE KÖNNTE DIEJENIGE SEIN, DIE SIE DAS LEBEN KOSTET, UND ES WIRD IMMER NOCH EINE UND NOCH EINE UND NOCH EINE GEBEN.

Ein offenes Wort zum Thema »JOINTS«

Alle Leserinnen und Leser, die noch nie im Leben illegale Drogen angerührt haben und das unter keinen Umständen tun würden, möchte ich um Entschuldigung bitten – Sie können diesen kleinen Einschub überspringen, besonders dann, wenn Sie das Thema abstoßend finden. Dennoch möchte ich es unbedingt ansprechen, weil das Problem sehr, sehr viele Raucher betrifft.

In unseren Zentren auf der ganzen Welt fragen unsere Kunden oft (eher verlegen), ob sie auch kein »Gras«, »Haschisch«, »Cannabis« oder Marihuana mehr rauchen dürfen. Es sollte ganz klar sein, dass wir den Konsum illegaler Drogen nicht unterstützen, fördern oder empfehlen, doch solange die Droge nicht mit Nikotin gemischt wird, kann sie nach dem Aufhören problemlos ohne Tabak weitergeraucht werden, zum Beispiel in einer Pfeife, in einer Bong oder mithilfe heißer Messer.

Dieser Ratschlag gilt unter drei wichtigen Vorbehalten:

1. Für Ihre Gesundheit wäre es deutlich besser, wenn Sie die Droge in weniger schädlicher Form zu sich nehmen – zum Beispiel im Tee.
2. Auch wenn Sie sich tabakfreie Joints »erlauben« können, dürfen Sie sich deshalb niemals so sehr in Sicherheit wiegen, dass Sie irgendwann einmal in Gesellschaft anderer an einem Joint mit Tabak ziehen. Wenn Sie das tun, werden Sie im Handumdrehen wieder rauchen. GARANTIERT! Lassen Sie das!
3. Rauchen Sie Joints nicht als Ersatz für Zigaretten. Dann werden Sie Ihren Job, Ihre Partnerschaft, Ihr Haus und Ihren gesamten Lebensinhalt verlieren und sich nicht das geringste bisschen darum scheren! Das ist natürlich nicht ganz ernst gemeint, doch die Warnung ist mir völlig ernst. Ersatzstoffe jeglicher Art, ganz besonders eine der genannten Drogen, werden dazu führen, dass Sie bald wieder rauchen.

Wenn Sie diese Drogen aktuell konsumieren und auch dann weiternehmen möchten, wenn Sie mit dem Rauchen aufgehört haben, müssen Sie beides trennen. Rauchen Sie weiter wie gewohnt, und wenn Sie einen Joint rauchen, bevor Sie das Buch durchgelesen haben, sorgen Sie dafür, dass er wie oben beschrieben kein Nikotin enthält.

Wenn Sie dieses Buch in einem Land lesen, in dem man »Gras« üblicherweise nicht mit Nikotin mischt, dann befolgen Sie bitte diejenigen der genannten Ratschläge, die auf Ihre Situation zutreffen.

Viele der Teilnehmer an unseren Seminaren, die nach eigener Aussage mit Ende 20 oder Anfang 30 mit dem Rauchen angefangen haben, wurden nikotinsüchtig, weil sie mit Tabak versetzte Joints rauchten. Irgendwann stellen sie fest, dass sie immer mehr Joints rauchen, und übersehen, dass sie in erster Linie süchtig nach Nikotin sind und dass die Nikotinsucht ihren Konsum von »Gras« (oder was es sonst sein mag) fördert.

In unserem Londoner Zentrum bieten wir Einzelbehandlungen für Personen an, die süchtig nach Cannabis, Kokain und verschiedensten Medikamenten sind, zudem gibt es Online-Behandlungen über Live-Video-Links an jedem Ort der Welt. Alle, die unsere Hilfe in Anspruch nehmen möchten, bitten wir zuallererst, dass sie Zigaretten und Drogen trennen (sofern die Droge gemeinsam mit Nikotin genommen wird). Erst dann können wir uns der jeweiligen Droge widmen.

Die Wahrheit über Gelegenheitsraucher

Gelegenheitsraucher vermitteln nur zu gerne den Eindruck, dass sie alles im Griff haben. Niemand möchte öffentlich zugeben, dass er ein bedauernswerter Sklave ist. Wenn nur alle Raucher den Kopf aus dem Sand ziehen und einräumen würden, wie sehr sie das Rauchen hassen, wäre es in kürzester Zeit Vergangenheit. Nur die Illusion, dass andere Menschen das Rauchen genießen, macht das Aufhören so schwer.

Gelegenheitsraucher sind um ihren eingeschränkten Zigarettenkonsum keineswegs zu beneiden. Überlegen Sie einmal: Im Grunde beneiden Sie diese Leute um die Zigaretten, die sie nicht rauchen. Manche Menschen haben das Glück, von der ersten Zigarette nicht direkt süchtig zu werden. Die weniger Glücklichen werden Raucher. Bei Kopf gewinnen Sie nichts, bei Zahl verlieren Sie alles. Damit stellt sich die große Frage, warum überhaupt irgendjemand diese erste Zigarette anzündet …

Es sei denn natürlich, man glaubt an eine dritte Möglichkeit, einen schönen Mittelweg, bei dem man weder Nichtraucher noch lebenslang süchtig ist.

Ein glücklicher Gelegenheitsraucher. Das ist die Illusion, auf die alle hereinfallen, die »nur die eine« rauchen.

Wenn Sie gerne ein solcher Raucher wären, möchte ich Ihnen eine einfache Frage stellen: Warum sind Sie das nicht längst? Und wenn Sie sich als Gelegenheitsraucher sehen, warum lesen Sie dann dieses Buch? Lassen Sie uns ein für alle Mal mit allen Illusionen über Gelegenheitsraucher aufräumen.

Wenn ich es einrichten könnte, dass Sie für den Rest Ihres Lebens nur noch zwei Zigaretten pro Tag rauchen, würden Sie das annehmen? Oder besser noch, stellen Sie sich vor, Sie könnten Ihr Rauchen uneingeschränkt kontrollieren und nur dann rauchen, wenn Sie es wirklich wollen. Das klingt sehr verlockend, oder etwa nicht? Dabei tun Sie das bereits! Oder hat Sie schon einmal jemand gezwungen, sich eine Zigarette anzuzünden? Jede Zigarette, die Sie jemals geraucht haben, war Ihre eigene Entscheidung, obwohl ein Teil Ihres Gehirns sich wünschte, Sie würden sie nicht rauchen.

Ich gehe also davon aus, dass Sie sich für zwei Zigaretten pro Tag entscheiden. Nun, wenn das Ihr Wunsch ist, dann erfüllen Sie ihn sich. Was hindert Sie daran? Warum rauchen Sie nicht schon längst nur zwei Zigaretten am Tag? Könnte es etwa sein, dass Sie damit nicht zufrieden wären? Natürlich nicht! Genauso wenig wie jeder andere Raucher.

Sicher, viele Raucher beschränken sich auf nur zwei Zigaretten pro Tag. Sie scheinen alles im Griff zu haben, weil sie sich sehr bemühen, diesen Eindruck zu vermitteln – während sie sich ebenso sehr bemühen müssen, ihr Rauchen einzuschränken … jeden Tag … für den Rest ihres Lebens. Die drei folgenden Fakten kennen Sie bereits:

1. Jeder Raucher neigt dazu, immer mehr zu rauchen und nicht weniger.
2. Alle Raucher wünschen sich, dass sie niemals angefangen hätten.
3. Alle Raucher belügen sich selbst und alle anderen.

Allen Carrs Fallsammlung:

Würden Sie jemanden beneiden, der fünf Zigaretten pro Tag raucht?

»Einmal rief mich spätabends ein Mann an und wollte mich unbedingt so schnell wie möglich treffen. Unser Gespräch eröffnete er mit den Worten: ›Mr. Carr, ich will mit dem Rauchen aufhören, bevor ich sterbe.‹ Er berichtete, dass ihn das Rauchen bereits die Beine gekostet hatte, dass er nun an Kehlkopfkrebs leide und man ihm gesagt habe, er müsse aufhören, sonst sei er innerhalb weniger Monate tot. Weiter berichtete er, er könne nicht abrupt aufhören, deshalb reduziere er seinen Konsum allmählich. Statt 40 Zigaretten am Tag rauche er mittlerweile nur noch fünf, doch weiter könne er sich nicht beschränken. Mein Ratschlag war, er solle weiterrauchen, wie er wolle, und mich in einigen Tagen aufsuchen.

Der Mann fing am Telefon an zu weinen. Er erläuterte, er habe ein Jahr lang immense Willenskraft aufgebracht und sich sehr gequält, um von 40 auf fünf Zigaretten zu kommen, sodass er nun am Boden zerstört sei. Den ganzen Tag über warte er ununterbrochen auf die wenigen Minuten der Erlösung, in denen er eine seiner fünf Zigaretten rauchen könne. Ich vereinbarte mit ihm den nächstmöglichen Termin.

Angst hält Raucher in der Falle gefangen, und wenn

sie sich erst die Gesundheit ruiniert haben, ist die Angst umso größer. Wer seinen Zigarettenkonsum reduziert, ist noch angespannter, weil er auf die nächste Dosis warten muss, und so steigt die Illusion von Genuss, da die einzelne Zigarette noch viel kostbarer erscheint. All das steigert Panik und Angst, die jede Kommunikation erschweren.

Ich brauchte zwei Sitzungen, bis der Mann aufgeschlossener wurde, die Falle durchschaute und sich befreien konnte. Besonders wichtig war ihm das herrliche Gefühl, endlich nicht mehr im Bann der Droge zu stehen. Als er noch 40 Zigaretten am Tag rauchte, hatte er das Rauchen an sich gar nicht richtig wahrgenommen, doch die fünf Zigaretten hatten sein gesamtes Leben beherrscht. Tag für Tag hatte er Höllenqualen durchlebt.

Bevor er sich an mich wandte, hatte er mit seinem Arzt gesprochen, der ihm Kaugummi mit genau der Droge verordnete, von der sein Patient so verzweifelt loskommen wollte. Übrigens dürfen Sie sich diesen Mann nicht als jämmerlichen Schwächling vorstellen – er war ein ehemaliger Soldat, eigentlich eisenhart, doch das Rauchen hatte ihn in die Knie gezwungen. Vielleicht haben Sie bisher all jene beneidet, die nur fünf Zigaretten am Tag rauchen, oder sich gar gewünscht, das würde Ihnen auch gelingen. Dazu gibt es keinen Grund.«

Alle Raucher fürchten, dass sie an den Folgen sterben werden, reden sich jedoch ein, es werde schon nichts passieren. Sie stecken den Kopf in den Sand. Millionen von Rauchern müssen Jahr für Jahr die schreckliche Feststellung machen, dass sie an einer selbst verschuldeten Krankheit leiden. Keiner von ihnen hätte jemals gedacht, dass es ihn treffen würde.

Erstaunlicherweise spielen viele Raucher Lotto, in der Hoffnung auf den großen Gewinn. Die Chancen auf einen Sechser im Lotto liegen bei etwa eins zu 140 Millionen. EINER von EINHUNDERTVIERZIG Millionen hat sechs Richtige! Warum tippen die Raucher trotzdem? Weil sie meinen:

»Irgendwer muss ja gewinnen – vielleicht bin ich es!« Sagen Sie einem Raucher dagegen, dass er wegen seines Zigarettenkonsums mit fünfzigprozentiger Wahrscheinlichkeit zehn, 20 oder gar 30 Jahre vor der Zeit stirbt, was denkt er dann?

»MICH WIRD ES SCHON NICHT TREFFEN!«

Führen Sie sich das einmal genau vor Augen. Bei einer Wahrscheinlichkeit von eins zu 140 Millionen auf den Jackpot spielen wir nicht nur mit, sondern drücken auch die Daumen und erwarten das Ergebnis voller Spannung, Hoffnung und Vorfreude. Doch bei der Chance von eins zu zwei, dass das Rauchen uns umbringt, denken wir: »Mich wird es schon nicht treffen!« Erkennen Sie, wie absurd das ist?

Ich will Sie damit nicht beunruhigen und Ihnen erst recht keine Angst einjagen. Ich möchte nur sicherstellen, dass Sie die Rauchfalle richtig durchschauen und erkennen, welche erstaunlichen, fantastischen Vorteile Sie nach dem vierten Tag genießen werden. All das muss Ihnen keinerlei Sorgen mehr machen.

Wenn Sie nun die Befürchtung haben, der Schaden sei vielleicht schon geschehen, sollten Sie sich deshalb nicht verrückt machen. Bei ausnahmslos jeder bekannten Krankheit verbessert sich die Prognose ganz außerordentlich, wenn die Betroffenen mit dem Rauchen aufhören.

Allen Carrs Fallsammlung:

Die Rechtsanwältin mit dem schlechten Gewissen

»Die Mythen, die sich um das Rauchen ranken, sind so stark, dass eine intelligente Person auch dann noch darauf hereinfallen kann, wenn sie beide Elternteile durch Lungenkrebs verloren hat. Einmal meldete sich eine Anwältin bei mir und bat trotz der höheren Kosten um einen Privattermin. Die Dame rauchte seit zwölf Jahren, seit ihre Eltern gestorben waren, hatte sich jedoch geschworen, niemals mehr als zwei Zigaretten pro Tag zu rauchen, weil sie befürchtete, selbst ebenfalls an Lungenkrebs zu erkranken.

Für die meisten Raucher wäre es ein Traum, mit zwei Stück am Tag auszukommen. Das ist Teil des Mythos. Wir gehen davon aus, dass Gelegenheitsraucher ihren Konsum im Griff haben. Diese Anwältin galt allseits als zufriedene Gelegenheitsraucherin, die alles im Griff hatte. In Gegenwart anderer zeigte sie ihre Verzweiflung und Ängste niemals. Wie alle Raucher kam sie sich hilflos und dumm vor und bemühte sich deshalb sehr überzeugend, ihre Unzulänglichkeit zu verbergen. In Wirklichkeit war ihr Leben der reinste Albtraum.

Seit zwölf Jahren sehnte sie sich nach Nikotin, doch ihre Angst vor einer Lungenkrebserkrankung verlieh ihr ungeheure Willenskraft und Disziplin, sodass sie dem Verlangen standhalten konnte – bis auf die 20 Minuten am Tag, während derer sie diese beiden Zigaretten rauchte. Sie hasste ihren Zigarettenkonsum, behielt diesen Hass aus Scham jedoch für sich. Während andere Raucher sie um ihre vermeintliche Selbstbeherrschung beneideten, musste sie ständig gegen ihre Sucht ankämpfen.

Diese Dame war nur deshalb Gelegenheitsraucherin, weil die Angst sie dazu zwang. Dennoch konnte sie sich nicht dazu durchringen, ganz aufzuhören. Ihre selbst auferlegte Beschränkung war dabei das größte Hindernis. Je weniger sie rauchte, je geringer also das Risiko einer Erkrankung, desto kostbarer erschien ihr die Zigarette. Der Anreiz zum Aufhören schwand also, während die Angst vor dem Verzicht stieg und sie einfach nicht in der Lage war, aufzuhören. Erst als sie das durchschaute und erkannte, dass diese zwei Zigaretten pro Tag ihr rein gar nichts brachten, kam sie endlich davon los.«

Die Nikotinfalle ist erbarmungslos: Je mehr Sie konsumieren, desto größer wird Ihr Verlangen, aber wenn Sie weniger konsumieren, wächst Ihr Verlangen ebenfalls. Das ist, als hätte man eine Schlinge um den Hals, die sich bei der geringsten Bewegung zusammenzieht.

Gelegenheitsraucher

Aber wie verhält es sich mit den Gelegenheitsrauchern, die so cool und entspannt wirken, dass sie unmöglich leiden können? Damit meine ich all jene, die tagelang ohne Rauchen auskommen und sich nur ab und an eine Zigarette genehmigen. Auf andere Raucher wirken diese Glücklichen so, als hätten sie das Rauchen wirklich im Griff. Das Elend der Sucht scheint sie verschont zu haben.

Die Wahrheit sieht jedoch ganz anders aus und lässt sich erkennen, indem man eine einfache Frage stellt:

Wozu?

Wenn diese Leute denken, dass die vereinzelten Zigaretten echten Genuss oder Vorteile verschaffen, wieso nehmen sie dann die langen Abstände in Kauf? Und wenn nicht, wieso rauchen sie überhaupt?

Wenn Sie als Kettenraucher solche Gelegenheitsraucher beneiden – haben Sie schon einmal versucht, sich selbst auf eine oder zwei pro Tag zu beschränken? Wenn ja, wie war das für Sie? Wenn ich einem starken Raucher diese Frage stelle, höre ich sinngemäß immer, es sei die Hölle gewesen.

Raucher, die wochenlang ohne Zigarette aushalten, haben nicht einmal die Illusion, Rauchen würde einen Genuss oder Vorteil verschaffen, sondern absolvieren einfach die Routine, um dazuzugehören. So haben alle Raucher angefangen, in der festen Überzeugung, dass sie niemals süchtig werden würden. Sie sind wie eine Fliege, die über dem Rand der Kannenpflanze schwebt, und werden irgendwann oft starke Raucher.

Wenn es Ihnen attraktiv erscheint, nur ab und zu nur eine Zigarette zu wollen, wäre es dann nicht noch besser, niemals rauchen zu wollen? Alle Raucher, die ihren Zigarettenkonsum einschränken, schaffen sich dadurch einige große Probleme:

- Sie sorgen dafür, dass die körperliche Sucht nach Nikotin Bestand hat. Damit verlangt ihr Gehirn immer weiter nach Zigaretten.
- Sie sehnen sich ihr Leben lang nach der nächsten Dosis.
- Statt zu rauchen, wann immer sie Lust haben, und damit ihr Verlangen häufig zumindest teilweise zu lindern, erleben sie dauerhaft eine psychische Beeinträchtigung und einen inneren Konflikt.
- Sie verstärken die Illusion, dass Rauchen angenehm ist.

Die Einschränkung der Rauchmenge erhöht die Illusion von Genuss, denn je länger Sie sich nach Nikotin sehnen, desto wunderbarer fühlt es sich an, wenn Sie dem Verlangen nachgeben. »Was ist daran so schlimm?«, könnten Sie fragen. Nun, das ist kein echter Genuss, sondern die Erleichterung darüber, dass ein unangenehmes Gefühl nachlässt – etwa so, als würde man absichtlich zu enge Schuhe tragen, weil es so schön ist, sie wieder auszuziehen. Und die Illusion von Genuss lässt sich nur steigern, wenn auch das Unbehagen schlimmer wird.

Kein Raucher genießt dieses Unbehagen – und Gelegenheitsraucher müssen es länger ertragen als andere. Deshalb bleibt es in der Regel nicht beim gelegentlichen Rauchen. Die Sucht lässt dem Raucher keine Ruhe, sodass der Konsum meist mit der Zeit immer weiter ansteigt.

Gelegenheitsrauchen ist eine schreckliche Form der Sklaverei. Die Zigarettenmenge muss mit ständiger Willenskraft beschränkt werden, sodass man unablässig darüber nachdenkt, ob man rauchen sollte oder nicht. Machen Sie sich eines ganz klar:

DAS RAUCHEN KONTROLLIERT DEN RAUCHER,
NICHT UMGEKEHRT.

Die meisten Raucher wissen aus Erfahrung, dass eine Beschränkung der Rauchmenge nicht beim Aufhören hilft. Ganz im Gegenteil, es macht normalerweise noch süchtiger. Der Falle entkommt man viel leichter, wenn man gar nicht mehr raucht. Halbherzige Maßnahmen sind nicht sinnvoll. Selbst wenn Sie für den Rest Ihres Lebens nur noch dampfen – wozu soll das gut sein, wo Sie doch den ganzen widerlichen Albtraum einfach hinter sich lassen können?

Immer-mal-wieder-Raucher

Gelegenheitsraucher und Immer-mal-wieder-Raucher sind besonders schlimm dran: Sie können weder rauchen, wenn sie möchten, noch die Freiheit eines Nichtrauchers genießen.

Gleiches gilt für Raucher, die immer wieder aufhören und dann doch wieder anfangen.

Von starken Rauchern werden sie beneidet, weil es so wirkt, als hätten sie ihr Rauchverhalten genauso unter Kontrolle wie Gelegenheitsraucher. Da sie nicht dumm wirken wollen, bestärken sie diese Fehleinschätzung – dabei ist das natürlich eine Lüge.

Überlegen Sie einmal: Wenn diese Raucher wirklich gerne rauchen, wieso hören sie dann immer wieder auf? Und wenn sie nicht gerne rauchen, wieso fangen sie dann immer wieder an? Die Antwort liegt auf der Hand: Sie rauchen nicht gerne, sind aber auch nicht gerne Nichtraucher. Wie tragisch! Sie sitzen in der Zwickmühle, hören immer wieder mühsam auf und empfinden dann großen Selbsthass, wenn sie doch wieder anfangen.

Ein glücklicher Nichtraucher wird man nur mit der richtigen Einstellung. Wenn Sie meinen, dass Sie etwas »aufgeben« müssen, werden Sie immer das Gefühl haben, Verzicht zu üben.

Wenn Sie einen Zug an einer Zigarette als Genuss oder Hilfsmittel betrachten, bleiben Sie ein Leben lang anfällig.

Mit Easyway gelingt es mühelos, dauerhaft ganz aufzuhören, weil jedes Verlangen nach Zigaretten abgestellt wird. Das bedeutet nicht, dass Sie hin und wieder eine Zigarette rauchen und dann mit der Methode wieder davon loskommen können. Wenn Sie das Verlangen nach »nur einer« Zigarette verspüren, haben Sie die Gehirnwäsche nicht überwunden und glauben noch immer an den Mythos.

Wir wollen erreichen, Ihr Verlangen nach auch nur einem einzigen Zug an einer Zigarette zu beseitigen, denn nach der einen werden Sie eine Million weitere wollen. Wenn die Versuchung weiterhin Bestand hat, sind Sie auch dann kein glücklicher Nichtraucher, wenn Sie ihr widerstehen, sondern lediglich ein unglücklicher Ex-Raucher.

Und der unglücklichste Raucher von allen ist …

Der Heimlichraucher

Heimlichraucher können nicht einmal so tun, als würden sie gerne rauchen. Sie ziehen im Verborgenen an ihren Glimmstängeln, damit es niemand bemerkt, und versuchen den Geruch dann mit Pfefferminz, Lufterfrischern und anderen vergeblichen Mitteln zu übertünchen. Damit können sie niemanden außer sich selbst hinters Licht führen.

Kommt Ihnen das bekannt vor? Sie versprechen Ihren Lieben, dass Sie aufhören werden, rauchen jedoch weiter und erfinden Lügen, um das zu vertuschen. Das gebrochene Versprechen ist schon schlimm genug, doch dass es mit Lügen vertuscht werden soll, ist unglaublich demütigend.

Wer unverhohlen raucht, kann zumindest behaupten, dass er das aus freien Stücken tut. Heimlichraucher dagegen müssen sich eingestehen, dass sie erbärmliche Sklaven des Nikotins sind. Sie leben in ständiger Selbstverachtung. Äußerst ehrbare Menschen lügen, weil sie sich so schämen. Irgendwann glauben sie ihre Lügen sogar selbst, trotz der unleugbaren Beweise: gelbe Flecken an den Fingern, Lippen und Zähnen, schlechter Atem, der Geruch in Haar und Kleidung.

Das ist die Folge der Sucht. Wenn Sie alles versucht haben, um Ihren Konsum zu reduzieren oder ganz aufzuhören, und das Rauchen trotzdem nicht lassen können, werden Sie aus Verwirrung, Verzweiflung und Scham zum Lügner. Doch obwohl Sie Ihre Lieben und sich selbst beschwindeln, sind Sie sich insgeheim der schmerzlichen Wahrheit bewusst: Sie sind Sklave des Nikotins, ein trauriger, jämmerlicher Drogensüchtiger.

ALLE RAUCHER SIND GLEICH.

Es spielt keine Rolle, für welchen Rauchertyp Sie sich halten, denn alle Raucher haben etwas Grundsätzliches gemeinsam: Sie alle wünschen sich, sie hätten nie angefangen. Es gibt keinen Anlass, auch nur einen von ihnen zu beneiden. Sie alle sind Opfer der Falle, aus der Sie entkommen wollen. Und Sie sind auf dem besten Weg. Drei Tage haben Sie schon fast geschafft, und nach einem weiteren Tag werden Sie den Moment der Offenbarung erleben und endlich frei sein.

Jeder Raucher würde morgens liebend gerne in dem Zustand aufwachen, den Sie in nur einem Tag erreicht haben werden.

FREI

Kapitel sechzehn

Brennende Fragen

DEN ANSPRUCHSVOLLSTEN TAG DES VIERTÄGIGEN PROGRAMMS HABEN SIE FAST HINTER SICH. ES IST NICHT WEITER SCHWER, DIE GEHIRNWÄSCHE ZU DURCHSCHAUEN, DOCH MAN MUSS DAZU BEREIT UND AUFGESCHLOSSEN SEIN. ANSCHLIESSEND MÜSSEN SIE DAS GELERNTE RICHTIG VERARBEITEN UND IHRE EINSTELLUNG ENTSPRECHEND ÄNDERN. STATT ZU GLAUBEN, DASS RAUCHEN EINEN GEWISSEN GENUSS ODER VORTEIL BIETET, MÜSSEN SIE ERKENNEN, DASS ES IHNEN REIN GAR NICHTS BRINGT. SICHER FREUEN SIE SICH SCHON DARAUF, IHR NEUES WISSEN AUSZUPROBIEREN, DOCH VIELLEICHT HABEN SIE NOCH EINIGE FRAGEN. DIESE BEANTWORTE ICH GERNE.

Die Wahrheit über das Rauchen

Herzlichen Glückwunsch dazu, dass Sie es bis hierher geschafft haben. Das, was Sie in den letzten drei Tagen durchschaut haben, bleibt den meisten Rauchern ein Leben lang verborgen. Sie haben nun die besten Voraussetzungen, denn Sie halten nicht nur die Schlüssel zu Ihrem Gefängnis in der Hand, sondern wissen auch, wie sie zu benutzen sind.

Vielleicht sind Sie sich bereits ganz sicher, dass Sie kein Verlangen mehr nach Zigaretten haben und wirklich endgültig aufhören wollen. Wenn dem so ist, widerstehen Sie bitte der Versuchung, das Ritual der letzten Zigarette auszulassen. Damit könnte Ihnen etwas Wichtiges entgehen. Wenn Sie sich noch ein wenig oder gar ziemlich unsicher sind, ob Sie wirklich aufhören können, sollte Sie das nicht beunruhigen. Das ist ganz natürlich. Nehmen Sie sich die Zeit, das Buch komplett durchzulesen, und auch wenn Sie es sich jetzt noch nicht vorstellen können, werden Sie in Kürze ein glücklicher Nichtraucher sein.

Ihr letzter Tag als Raucher steht unmittelbar bevor – deshalb sollten wir noch einmal zusammenfassen, was Sie bisher gelernt haben.

RAUCHEN IST KEIN GENUSS

Jeglicher Genuss ist nur eine Illusion. Falls Sie beim Rauchen angenehme Gefühle empfinden, handelt es sich dabei nur um die vorübergehende und teilweise Befreiung von der Leere und Unsicherheit, die durch den Nikotinentzug entsteht.

Dieser löst in Ihrem Kopf einen Gedankenprozess aus, der dazu führt, dass Sie immer stärkeren Verzicht verspüren und die vermeintliche Erleichterung noch größer erscheint.

Wer raucht, um diese Erleichterung zu empfinden, könnte genauso gut zu enge Schuhe tragen, nur weil es so schön ist, wenn man sie wieder auszieht. Das ist, als würde man dem Dieb danken, der einem zehn der 100 Euro schenkt, die er heimlich gestohlen hat. Wären Sie ihm wirklich immer noch dankbar, wenn Sie wüssten, was er getan hat?

ZUM AUFHÖREN BRAUCHT MAN KEINE WILLENSKRAFT

Willenskraft ist nur erforderlich, wenn ein Willenskonflikt vorliegt. Wenn das Verlangen nach Zigaretten verschwindet, hat man nach dem Aufhören nicht das Gefühl, Verzicht zu üben. Wer jedoch glaubt, ein Opfer zu bringen, läuft ständig Gefahr, wieder anzufangen.

ES GIBT KEINE ANGEBORENE SUCHTANFÄLLIGKEIT

Wenn Sie meinen, Sie seien von Natur aus besonders suchtanfällig, so liegt das nur daran, dass Sie eine süchtig machende Droge nehmen, nicht umgekehrt. Selbst wenn Sie sich ganz sicher sind, dass Ihnen die Suchtanfälligkeit in den Genen liegt, können Sie dennoch mit Leichtigkeit aus der Falle entkommen. Die Sucht lässt sich mühelos überwinden, wenn man weiß, wie es geht … Gene und persönliche Veranlagung spielen dabei keine Rolle.

RAUCHEN KANN DIE KONZENTRATION NICHT FÖRDERN

Im Gegenteil, es schadet ihr sogar. Die Nikotinsucht ist eine ständige Ablenkung. Sobald der Entzug von der letzten Zigarette einsetzt, quengelt das kleine Monster nach seiner nächsten Dosis, sodass Sie sich unmöglich auf etwas anderes konzentrieren können, bis das Verlangen gestillt ist.

RAUCHEN HILFT NICHT GEGEN STRESS

Nikotinsucht ist eine der Hauptursachen für Stress. Der ständige Wunsch nach einer Zigarette, so schwach er auch sein mag, bedeutet, dass man nie ganz entspannt ist. Jedes Gefühl der Entspannung, das sich beim Rauchen einstellt, ist nur eine teilweise Linderung der Entzugserscheinungen sowie das Ende der psychischen Beeinträchtigung, die durch die Sucht (das große Monster) verursacht wird. Die Erleichterung ist nicht von Dauer, und sobald die Zigarette ausgedrückt wird, setzt allmählich wieder der unangenehme Entzug ein. Wenn Sie aufhören und sich vom kleinen Monster befreien, werden Sie insgesamt deutlich weniger Stress empfinden.

ALLE RAUCHER LÜGEN

Hören Sie nicht auf das, was andere Raucher von sich geben, ob sie nun die vermeintlichen Vorteile des Rauchens anpreisen oder erzählen, wie schrecklich traumatisch das Aufhören ist. Raucher lügen, um ihre Scham und Hilflosigkeit zu vertuschen. Sie wissen mittlerweile, wie es wirklich ist. Durchschauen Sie die Illusionen und konzentrieren Sie sich auf die Wahrheit.

RAUCHEN HAT NICHTS MIT FREIHEIT ZU TUN

Wer behauptet, die Entscheidung für das Rauchen sei Ausdruck des Individualrechts, hat die Sucht nicht verstanden. Sie rauchen nicht aus freien Stücken, sondern um Ihre Sucht zu stillen. Rauchen und Dampfen kontrollieren den Raucher, nicht umgekehrt. Das ist keine Freiheit, sondern Sklaverei.

LEINWANDSTARS SIND NICHT ECHT

Der starke Einfluss berühmter Vorbilder verleitet Millionen von Menschen zum Rauchen. Im Laufe der Jahre haben viele dieser Vorbilder zutiefst bedauert, dass sie den größten Killer der Welt unterstützt haben – oft nachdem sie selbst an Krebs erkrankt waren. Auf der Leinwand wird das Rauchen falsch dargestellt, denn der Geruch, die hässlichen Flecken, der schlechte Atem, die Nervosität, die Reizbarkeit, der Stress, die gesundheitlichen Beeinträchtigungen und die Sklaverei sind nicht zu sehen. Ansonsten würde das Rauchen sicherlich niemandem attraktiv erscheinen.

ERSATZSTOFFE HELFEN NICHT

Wenn Sie Nikotin statt in Zigaretten in anderer Form aufnehmen, bleiben Sie unter Garantie süchtig. Das Aufhören wird besonders schwierig, wenn die Nikotinzufuhr mithilfe von Ersatzstoffen allmählich reduziert werden soll. Wird die Nikotinaufnahme eingeschränkt, erhöht sich das Gefühl von Verzicht, und die Droge erscheint noch wertvoller. Am leichtesten können Sie aufhören, wenn Sie den Mythos durchschauen, dass Rauchen irgendeinen Genuss oder Vorteil verschafft, denn dann schwindet das Verlangen nach Zigaretten, und das Aufhören ist ganz einfach.

WEDER RAUCHEN NOCH DAMPFEN HALTEN SCHLANK

Die meisten starken Raucher sind übergewichtig. Sie leiden ständig unter dem Gefühl der Leere, das durch den Nikotinentzug verursacht wird und sich wie Hunger anfühlt. Wenn sie nicht rauchen, essen sie. Das Verlangen nach Nahrung oder Nikotin kann nicht durch das jeweils andere gestillt werden. Wenn Sie mit Easyway aufhören, erkennen Sie, dass das Gefühl der Leere und Unsicherheit während des Entzugs gar nicht weiter schlimm ist. Es handelt sich dabei um den kaum wahrnehmbaren Todeskampf des kleinen Monsters, und Sie wissen, dass Essen dagegen nicht hilft. Nach wenigen Tagen ist das kleine Monster tot und das Gefühl ein für alle Mal verschwunden.

ALLE RAUCHER SIND GLEICH

Es gibt keinen Grund, andere Raucher um die Zigaretten zu beneiden, die sie rauchen oder nicht rauchen. Alle Raucher sitzen in der gleichen Falle, werden von der Droge kontrolliert und kämpfen ständig gegen das Verlangen, noch mehr zu rauchen. Wenn Sie meinen, Sie könnten problemlos hin und wieder eine Zigarette rauchen, dann fragen Sie sich bitte: »Warum sollte ich das wollen?« Wenn Ihre Antwort lautet: »Weil es mir Genuss oder einen Vorteil verschafft«, dann haben Sie den Mythos nicht durchschaut. Sie müssen zurückblättern und die Kapitel zu Tag zwei und drei noch einmal lesen, bis Sie Folgendes verstanden haben:

WEDER RAUCHEN NOCH DAMPFEN
BRINGT IRGENDEINEN VORTEIL

Darüber müssen Sie sich unbedingt im Klaren sein. Bevor Sie Ihre letzte Zigarette rauchen, muss das große Monster, das die Schreie des kleinen Monsters als Verlangen nach einer Zigarette deutet, tot sein. Ansonsten werden Sie für immer Willenskraft brauchen, um der Versuchung des Rauchens zu widerstehen.

Mit Easyway wird die Versuchung komplett beseitigt. Wenn Sie Ihre letzte Zigarette ausdrücken, werden Sie kein Verlangen mehr verspüren, jemals wieder eine weitere zu rauchen.

WOHER WEISS ICH, DASS ICH EIN GLÜCKLICHER NICHTRAUCHER ODER NICHTDAMPFER ODER NICHT-NIKOTIN-SÜCHTIGER GEWORDEN BIN?

Dies ist die häufigste Frage aller Raucher, die aufhören wollen. Woran erkenne ich, ob ich Erfolg hatte? Diese Frage ist ganz natürlich, denn die meisten Raucher haben schon einmal versucht, mit Willenskraft aufzuhören, und kennen die Unsicherheit, die bei dieser Methode allgegenwärtig ist. Deshalb denken sie sich eigene Antworten aus:

»Ich bin ganz sicher ein glücklicher Nichtraucher, wenn …«

- »… ich mit Freunden etwas trinken gehen oder eine Mahlzeit genießen kann, ohne mich nach einer Zigarette zu sehnen.«
- »… ich einen ganzen Tag lang ohne Zigarette ausgekommen bin.«
- »… ich mich wie ein Nichtraucher fühle.«

In jedem Fall gehen die Raucher davon aus, dass sie anfangs eine Phase des Verzichts durchmachen müssen, deren Dauer nicht abzusehen ist.

Mit der Methode Willenskraft weiß man nie, wann man erfolgreich aufgehört hat, weil man ständig darauf wartet, dass etwas NICHT eintritt – der Augenblick, in dem man schwach wird und sich wieder eine Zigarette ansteckt. Man kann nur hoffen, dass es nicht dazu kommen wird. Doch in den meisten Fällen geschieht es leider allzu bald.

Bei Easyway gibt es keine solche Unsicherheit. Sie müssen auf nichts warten. Sie werden glücklicher Nichtraucher, sobald Sie die letzte Zigarette ausgedrückt haben. Wenn das große Monster tot ist, haben Sie die absolute Gewissheit, dass Sie sich niemals im Leben mehr nach einer Zigarette sehnen werden. So fühlen sich Nichtraucher. Sie wissen, dass es Zigaretten gibt – vielleicht schenken sie sogar dem Mythos etwas Glauben –, aber sie haben absolut kein Verlangen danach. Alle Raucher rauchen überhaupt nur deshalb, weil sie die Entzugserscheinungen der vorherigen Zigarette lindern wollen. Sobald Ihnen das ganz klar ist, lässt sich der Rest der Gehirnwäsche mühelos beseitigen, sodass das große Monster stirbt. Mit Easyway töten Sie das große Monster, bevor Sie Ihre letzte Zigarette rauchen. Mit der Methode Willenskraft dagegen wird nur das kleine Monster getötet, und Sie müssen hoffen, dass das große Monster Sie in Ruhe lässt. Solange es jedoch weiterlebt und Sie meinen, dass Rauchen einen gewissen Genuss oder Vorteil bedeutet, werden Sie sich niemals von der Sucht befreien.

Der Augenblick der Offenbarung

An Tag zwei und drei ging es darum, Ihre Einstellung zu ändern, sodass Sie nicht mehr nach Zigaretten verlangen und keinen Wunsch zu rauchen mehr verspüren. Falls Sie meinen, dass Ihnen das noch nicht gelungen ist, machen Sie sich bitte keine Sorgen – bald wird es so weit sein.

Diese neue Einstellung lässt sich ganz leicht erreichen, indem man die Mythen, die sich um das Rauchen ranken, genau unter die Lupe nimmt und der Reihe nach auflöst, sodass die Gehirnwäsche Schritt für Schritt rückgängig gemacht wird. Wenn Sie sich nicht sicher sind, ob Sie wirklich alle Illusionen komplett durchschaut haben, blättern Sie zu dem entsprechenden Kapitel zurück und lesen Sie es noch einmal.

Falls Sie Fragen haben, wenden Sie sich bitte an das nächstgelegene Allen-Carr-Zentrum. Dort wird man Ihnen am Telefon gerne etwaige Fragen beantworten. Nähere Informationen finden Sie unter www.allen-carr.de. Allerdings gehe ich fest davon aus, dass an Tag vier sämtliche Fragen oder Bedenken, die Sie möglicherweise noch haben, ausgeräumt sein werden.

Auch wenn sich das große Monster ganz leicht töten lässt, ist es weder ungewöhnlich noch dumm, bestimmte Punkte mehrmals durchzugehen. Sie sollten das Buch nicht eilig hinter sich bringen, sondern sich zu jedem Punkt völlige Klarheit verschaffen. Außerdem ist es weder ungewöhnlich noch dumm, wenn Sie es für äußerst schwierig halten, mit dem Rauchen aufzuhören. Das wird uns allen, ob Raucher oder Nichtraucher, durch die Gehirnwäsche weisgemacht, und dass anderen Rauchern das Aufhören mit der Methode Willenskraft so schwerfällt, scheint diese Auffassung zu bestätigen. Möglicherweise haben Sie das bei einem eigenen Aufhörversuch in der Vergangenheit auch festgestellt.

Deshalb mag es sein, dass Sie zwar alles, was Sie gelesen haben, richtig verstehen, aber trotzdem daran zweifeln, dass Ihnen das Aufhören tatsächlich gelingen wird. Insgeheim fürchten Sie, dass es doch nicht so einfach sein kann – es muss eine große Hürde geben, die nur darauf wartet, Sie ins Straucheln zu bringen.

DAS EINZIGE, WAS SIE JETZT NOCH AUFHALTEN KANN, SIND IHRE EIGENEN ZWEIFEL.

Die Illusionen zu durchschauen, bedeutet, an das zu glauben, was Sie mit eigenen Augen sehen. Vergessen Sie alles, was Sie jemals über das Rauchen gehört haben, und lassen Sie sich von der Logik leiten. Wenn Sie alle Informationen über die Sucht, über die Falle und die Mythen, nach denen Rauchen ein Genuss oder Vorteil sein soll, richtig verstanden haben, müssen Sie jetzt nur noch zulassen, dass Sie an den Erfolg glauben.

ES GIBT KEINEN HAKEN.

Es ist wirklich so einfach. Sobald Ihnen ohne jeden Zweifel klar ist, dass die Zigarette das Gefühl der Leere keineswegs abstellt, sondern es vielmehr verursacht, haben Sie das, was Sie bei dem Gedanken ans Aufhören in Panik geraten lässt, bereits abgestellt.

Sie sind kurz davor, etwas Erstaunliches zu leisten. Gut möglich, dass sich Ihr Leben von Grund auf ändern wird. Sie wissen jetzt, dass all das, was Sie jemals über die angeblichen Vorteile des Rauchens oder die Schwierigkeiten beim Aufhören gehört haben, Lügen waren. Sobald Sie dieses Wissen richtig verinnerlicht haben und jegliche Zweifel ausräumen, stirbt das große Monster. Wir nennen das »den Augenblick der Offenbarung«. Manche Menschen verspüren dabei ungeheure Begeisterung, es durchzuckt sie wie ein Lichtstrahl, wenn sie plötzlich die Wahrheit erkennen und die Gefängnistür aufschwingt. Bei anderen dagegen schließt sich in gewisser Weise ein Kreis, sie treffen eine logische Schlussfolgerung, sodass sie die letzte Zigarette in aller Ruhe ausdrücken und als glücklicher Nichtraucher weiterleben. Wieder andere erleben diesen Augenblick erst ein paar Tage oder sogar Wochen nach dem Aufhören. Plötzlich dämmert ihnen, vielleicht nach einem Ereignis oder Vorfall, bei dem sie in der Vergangenheit üblicherweise geraucht hätten: »WOW! Ich bin frei! Ich habe nicht einmal ans Rauchen gedacht!«

Auf jeden Fall sollten Sie nicht gespannt auf diesen Augenblick warten, weder bei der Beschäftigung mit diesem Buch noch danach. Sie können sich ganz sicher sein, dass Sie ihn irgendwann erleben werden. Genießen Sie ihn.

Wird das Leben noch schön sein?

Als Raucher glaubten Sie, dass Zigaretten Ihnen Genuss und einen Vorteil verschafften. Sie hatten ganz bestimmt Ihre »besonderen« Zigaretten, zum Beispiel unmittelbar nach einer Mahlzeit. Die meisten Raucher fürchten, dass sie genau diese Zigaretten am meisten vermissen werden, und meinen, dass sie die jeweiligen Situationen nicht mehr so genießen können, wenn sie nicht durch eine Zigarette abgerundet werden.

»Besondere« Zigaretten sind lediglich Einbildung. Allen Carr wurde einst von einem Raucher aufgesucht, der sich nicht zum Aufhören durchringen konnte, weil das bedeutet hätte, niemals in einem Café in Paris zu sitzen und bei einem Glas Wein und einer Gauloise die Passanten zu beobachten. Allerdings stellte sich heraus, dass der Mann noch nie in Paris gewesen war, geschweige denn in dieser Situation. Das war nur sein Wunschtraum, wahrscheinlich etwas, das er in einem Film gesehen hatte. Doch der Gedanke, dass er das niemals erleben sollte, erschien ihm unerträglich. Er trauerte einem Mythos nach.

Wenn Sie das Glück haben, an einem sonnigen Tag in Paris zu sein, setzen Sie sich vor ein Café, bestellen Sie sich einen Drink und beobachten Sie die Passanten. Sie werden feststellen, dass die Situation genauso bezaubernd und reizvoll ist, wie man sie sich ausmalt – und sogar umso schöner, wenn man sich dabei nicht die Lunge vergiftet.

Diese sogenannten »besonderen« Zigaretten erscheinen nur deshalb so besonders, weil sie nach längerer Abstinenz wie Schlaf, Essen, Sport und so weiter geraucht werden. Versuchen Sie einmal, sich an eine einzige Zigarette in Ihrer langen Zeit als Raucher zu erinnern, bei der Sie dachten: »Ich bin so froh, dass ich rauche.« Sicher werden Ihnen viele einfallen, die genau das gegenteilige Gefühl hervorgerufen haben, also Zigaretten, bei denen Sie husten und nach Luft schnappen mussten und sich vollkommen elend fühlten.

Ganz bestimmt kommen Ihnen auch Situationen in den Sinn, in denen Sie sich schlecht fühlten, weil Sie nicht rauchen durften, und später sehr erleichtert waren, als Sie sich endlich eine anstecken konnten, doch das ist etwas anderes. Wenn Sie ganz ehrlich sind, haben Sie sich nur dann richtig als Raucher gefühlt, wenn Sie sich nach einer Zigarette sehnten, aber keine rauchen durften, oder wenn Sie rauchten, obwohl Sie sich wünschten, es nicht zu tun. Wenn Sie nach wie vor glauben, dass Sie bestimmte Situationen ohne Zigaretten nicht genießen können, dann wird sich das bewahrheiten.

Zur Änderung Ihrer Sichtweise gehört die Erkenntnis, dass schöne Momente durch das Rauchen nicht besser, sondern beeinträchtigt werden.

Um das zu begreifen, müssen Sie Ihre Überzeugung umkehren. Befassen Sie sich eingehend mit den oben beschriebenen Situationen, damit Sie verstehen, warum sie mit einer Zigarette besser erscheinen, obwohl das Gegenteil der Fall ist.

Als glücklicher Nichtraucher werden Sie die schönen Zeiten im Leben noch mehr genießen. Ohne den Nikotinentzug werden Sie entspannter sein, nicht ängstlich für einen ausreichenden Zigarettenvorrat sorgen müssen, nicht mehr fürchten, andere Menschen zu stören, weil Sie ihnen giftigen Qualm ins Gesicht pusten oder sie mit Ihrem üblen Atem belästigen … und Sie werden eine ungeheure Befriedigung verspüren, weil Sie sich aus der schrecklichen Sklaverei der Nikotinsucht befreit haben.

Werden schwere Zeiten schlimmer sein?

Seien wir ehrlich, ganz ohne Probleme und Schwierigkeiten kommt niemand durchs Leben. Das ist völlig normal. Wir wollen nicht verhindern, dass Sie jemals wieder einen Schicksalsschlag erleiden, denn das wäre absolut unrealistisch. Allerdings werden Sie als Nichtraucher deutlich belastbarer sein, wenn das Schicksal es nicht gut mit Ihnen meint.

Raucher halten Zigaretten für eine Stütze – etwas, das ihnen hilft, die Schwierigkeiten des Lebens zu meistern. Ein typisches Szenario ist eine Autopanne. Es ist spät am Abend und schüttet wie aus Eimern, Sie befinden sich auf einem gefährlichen Straßenabschnitt, Ihr Telefon hat kein Signal, und alle anderen Fahrer rasen vorbei, anstatt anzuhalten und Hilfe anzubieten. Manche hupen sogar, als hätten Sie Ihr Auto zum Spaß dort abgestellt.

Das ist eine schlimme, missliche Lage, in der ein Raucher zweifellos zur Zigarette greifen würde, um den Stress und die Belastung ein wenig zu lindern. Wenn Sie Nichtraucher geworden sind, stellen derartige Situationen eine große Herausforderung dar. Unglücklich und wütend denken Sie sich: »Früher hätte ich in einer solchen Lage eine Zigarette geraucht.« Das ist ein entscheidender Moment, auf den Sie vorbereitet sein müssen.

Erinnern Sie sich bitte an Ihre letzte derartige Krise, in der Sie sich eine Zigarette angesteckt haben. Hat das Rauchen Ihr Problem gelöst? Hat sich Ihre Stimmung unvermittelt aufgehellt, sodass Sie fröhlich im Regen standen und dachten: »Das Auto ist zwar kaputt, und ich bin vollkommen durchnässt, aber zum Glück habe ich diese wunderbare Zigarette!«? Oder waren Sie immer noch absolut unglücklich? Jeder Trost durch die Zigarette war vergleichbar mit einem Dieb, der Ihnen zehn der gestohlenen 100 Euro zurückgibt. Ein Nichtraucher kann sich in einer solchen Situation auf das Problem konzentrieren und muss sich nicht darum sorgen, ob ihm die Zigaretten ausgehen oder ob er rauchen kann oder nicht.

Wenn jemand, der mit der Methode Willenskraft aufgehört hat, in eine derartige Lage gerät, sehnt er sich nach einer Zigarette. Er erkennt nicht, dass Rauchen die Situation keineswegs verbessert, sondern sie vielmehr verschlimmert, indem es in einer ohnehin stressigen Situation einen zusätzlichen Stressfaktor schafft.

Wenn sich Ihre Sichtweise ändert, müssen Sie unbedingt akzeptieren, dass es im Leben genau wie bei allen anderen Nichtrauchern immer Höhen und Tiefen geben wird und dass Sie einer Illusion nachtrauern, wenn Sie dann meinen, eine Zigarette könne helfen. Sie erhoffen sich etwas, das es nicht gibt, sodass ein Gefühl der Leere entsteht. Machen Sie sich eines ganz klar: Wenn Zigaretten aus Ihrem Leben schwinden, bleibt keine Leere zurück.

Zigaretten können die Leere nicht füllen, sondern lassen sie entstehen

Für Ex-Raucher, die das nicht verstehen, sind eigentlich schöne Tage unerfreulich und schlechte noch schlimmer. Mit Easyway ändert sich Ihre Sichtweise, sodass es sich genau andersherum verhält. Sie werden Zigaretten nicht vermissen und das Leben mehr genießen. Sie werden mit den natürlichen Belastungen und Ängsten des Lebens besser zurechtkommen. Und egal, wie schlimm das Leben auch wird, ein Gedanke sollte Sie jederzeit aufmuntern:

HURRA!
ICH BIN FREI!

Sind Sie bereit?

Nicht nur in kritischen Situationen kann der Wunsch nach Zigaretten entstehen. Auch fröhliche Anlässe wie Weihnachten, Hochzeiten und Feiertage werden Sie daran erinnern, dass Sie früher geraucht haben. Das sollte Sie nicht beunruhigen. Sie müssen sich lediglich darauf einstellen.

Ex-Raucher, die mit der Methode Willenskraft aufgehört haben, erwischt es oft unvorbereitet. Die Versuchung, bei gesellschaftlichen Anlässen wie Hochzeiten zu rauchen, kann immens sein, wenn man immer noch glaubt, dass man ohne Zigarette auf etwas verzichten muss. Überlegen Sie einmal genau, wann und in welchen Lebenslagen Sie zum Rauchen verleitet werden könnten und wie Sie dann am besten reagieren.

In einer Situation, die Sie ans Rauchen erinnern könnte, sollten Sie nicht denken: »Früher hätte ich mir eine Zigarette angesteckt«, sondern vielmehr: »Ein Glück! Ich muss nicht mehr rauchen. Ich bin frei!« So nutzen Sie die Verbindung zwischen dem Anlass und dem Rauchen zu Ihrem Vorteil und bestätigen die Wahrheit, dass Rauchen Ihnen rein gar nichts bringt und Sie nicht rauchen müssen oder wollen.

In den letzten beiden Tagen haben wir Illusionen durch Wahrheiten ersetzt. Nun müssen Sie sich nur noch selbst davon überzeugen, dass Sie diese Wahrheiten nicht nur verstehen, sondern uneingeschränkt daran glauben. Sie wissen ja: Wenn Sie eine Illusion erst einmal durchschaut haben, werden Sie nicht mehr darauf hereinfallen.

Es gibt kein Hindernis, über das Sie stolpern könnten. Wenn Sie heute Abend im Bett liegen, sollten Sie freudige Erwartung verspüren. Ihnen steht ein fantastischer Erfolg bevor. Wie ein Gefangener, der weiß, dass er am nächsten Tag entlassen wird, können Sie sich die vielen wunderbaren Vorteile ausmalen, die die Freiheit mit sich bringen wird: bessere Gesundheit, mehr Geld, mehr Selbstachtung, weniger Stress, bessere Konzentration, keine Angst, keine Schuldgefühle, keine Sklaverei. Anders gesagt:

UNEINGESCHRÄNKTES GLÜCK!

Gehen Sie noch einmal alles durch, was Sie bisher gelernt haben. Rufen Sie sich alle Mythen in Erinnerung und stellen Sie sicher, dass Sie alles durchschaut haben und die Dinge so sehen, wie sie wirklich sind, nicht durch die verzerrte Linse der Sucht und Gehirnwäsche. Wenn Sie noch Zweifel haben, blättern Sie zurück zu dem jeweiligen Kapitel und lesen Sie es erneut. Morgen ist ein sehr großer Tag – der Tag, an dem Sie Ihre letzte Zigarette rauchen und für immer ein glücklicher Nichtraucher werden. Sie können sich dazu beglückwünschen, dass Sie so weit gekommen sind. Millionen von Rauchern wären nur zu gerne in der Lage, in der Sie sich gerade befinden. Sie halten den Schlüssel zu Ihrer Gefängniszelle selbst in der Hand. Stellen Sie sich noch einige abschließende Fragen:

MÖCHTE ICH DEN SCHLÜSSEL BENUTZEN?
ODER WILL ICH FÜR DEN REST MEINES LEBENS
IN DER SKLAVEREI BLEIBEN?

Es kann nur eine Antwort geben, die man von allen Rauchern hören würde, wenn sie das wüssten, was Sie jetzt wissen. Schlafen Sie gut … Sie erwartet die

FREIHEIT.

Checkliste

Mir ist klar:

- Alle Raucher lügen sich selbst und andere an.
- Rauchen hat mit Freiheit nichts zu tun, sondern bedeutet Sklaverei.
- Ich habe das Rauchen nicht unter Kontrolle, sondern es kontrolliert mich.
- Rauchen bedeutet keinen Genuss.
- Raucher rauchen nur, um sich mit ihrer Droge zu versorgen.
- Rauchen ist keine Angewohnheit, sondern eine Drogensucht.
- Jeder Raucher neigt dazu, immer mehr zu rauchen.
- Rauchen hält nicht schlank.
- Die nächste Zigarette könnte mich das Leben kosten.
- Rauchen hilft nicht gegen Stress.
- Zigaretten füllen die Leere nicht, sondern lassen sie erst entstehen.

Kapitel siebzehn

Es gibt nichts zu befürchten

JETZT, DA SIE BALD IHRE LETZTE ZIGARETTE RAUCHEN, IST ES GANZ NATÜRLICH, DASS SIE SCHMETTERLINGE IM BAUCH HABEN UND DAS FÄLSCHLICHERWEISE FÜR ANGST VOR DEM ERFOLG HALTEN. FÜHREN SIE SICH VOR AUGEN, DASS ANGST EIN WERTVOLLER TEIL IHRER ÜBERLEBENSAUSRÜSTUNG IST. DIE ANGST VOR EINEM LEBEN ALS NICHTRAUCHER IST JEDOCH VOLLKOMMEN IRRATIONAL.

Rauchen bringt Ihnen rein gar nichts

Als Sie dieses Buch zum ersten Mal zur Hand nahmen, glaubten Sie, dass Rauchen Ihnen Genuss oder einen Vorteil verschafft, und suchten nach einem Mittel, um Ihr Verlangen nach diesem Genuss oder diesem Vorteil zu überwinden. Während Sie dieses Buch lasen, veränderte sich Ihre Sichtweise komplett, sodass Ihnen nun zahlreiche Fakten klar sein sollten, die der gängigen Überzeugung aller Raucher vollkommen widersprechen. Dazu gehört:

RAUCHEN ODER DAMPFEN ODER
JEDE ANDERE FORM DES NIKOTINKONSUMS
KANN IHR VERLANGEN NICHT STILLEN,
SONDERN LÖST ES AUS.

NIKOTIN HILFT NICHT GEGEN STRESS,
SONDERN IST EIN GROSSER STRESSFAKTOR.

RAUCHER HABEN DAS RAUCHEN NICHT
IM GRIFF, SONDERN DAS RAUCHEN
KONTROLLIERT DIE RAUCHER.

Bei Easyway werden wir oft gefragt: »Wenn das Rauchen überhaupt nichts bringt, warum sollen wir dann bis zur letzten Zigarette weiterrauchen?«

Die Frage ist nachvollziehbar. Auch hier müssen Sie aus der anderen Richtung denken. Sie sollen beim Lesen nicht etwa weiterrauchen, weil es Ihnen etwas bringt, sondern weil es bestimmte Auswirkungen hätte, wenn Sie damit aufhören würden.

Das große Monster verlangt nach Nachschub, wenn das Nikotin der letzten Zigarette aus Ihrem Körper verschwindet. Wenn Sie nicht rauchen dürfen, werden Sie unruhig und abgelenkt. Dieser Mangel an Konzentration wird durch Zigaretten verursacht, deshalb müssen wir verhindern, dass Sie dadurch abgelenkt werden. Sobald Sie Ihre letzte Zigarette geraucht haben, wird Ihre Konzentration nicht mehr durch Zigaretten gestört, doch bis dahin sollten Sie unbedingt weiterrauchen.

Außerdem können Sie all die Illusionen, Mythen und Missverständnisse selbst auf die Probe stellen, wenn Sie weiterhin rauchen, dampfen oder Nikotin nehmen. Das gilt zum Beispiel für den Geschmackstest.

Echte und eingebildete Ängste

Nikotinsüchtigen muss man nicht sagen, dass Rauchen Schwachsinn ist. Sie sind durchaus in der Lage, die Vor- und Nachteile kritisch zu prüfen und zu dem Schluss zu kommen, dass es viel besser wäre, ohne Sucht zu leben – doch sie wissen auch, dass die Kraft, die sie zum Weiterrauchen zwingt, sehr real ist. Außerdem wissen sie, wie es sich anfühlt, wenn sie dieser Kraft nicht nachgeben.

Niemand will sich für den Rest seines Lebens so fühlen wie ein Nikotinsüchtiger, der seine Droge nicht bekommt, deshalb fürchten sie die Vorstellung, sich davon zu befreien. Dabei übersehen sie, dass Nikotin dieses Gefühl verursacht und dass man es nur dann endgültig loswird, wenn man die Droge nicht mehr zu sich nimmt.

Die Kraft, die Sie in der Falle hält, ist die Angst. Gespeist wird sie durch die Gehirnwäsche und die vielen Mythen, mit denen Sie von klein auf bombardiert wurden. Sie müssen unbedingt erkennen, dass diese Angst im Gegensatz zu den echten, instinktiven Ängsten, die einen wichtigen Teil Ihrer Überlebensausrüstung bilden, nur durch die Nikotinsucht verursacht wird.

Übung: DER GESCHMACKSTEST

Die erste Übung am ersten Tag bestand darin, dass Sie auf jede Empfindung achten sollten, die sich bei einer Zigarette oder E-Zigarette einstellt, besonders auf den Geschmack und den Geruch, während Sie den Rauch in die Lunge saugen. Diese Übung wollen wir jetzt noch einmal wiederholen. Zünden Sie sich eine Zigarette an oder dampfen Sie los, nehmen Sie fünf oder sechs tiefe Züge und fragen Sie sich, worin genau der Genuss besteht. Wenn Sie ganz ehrlich sind, werden Sie feststellen, dass Sie rein gar nichts genießen.

Je weiter Raucher und Dampfer mit der Easyway-Methode gekommen sind, desto weniger gerne absolvieren sie solche Übungen. Sie können es meist kaum erwarten, das Nikotin loszuwerden und stolz zu sagen: »Ich bin ein glücklicher Nichtraucher« oder »Ich habe mich vom Nikotin befreit«.

Wenn es Ihnen genauso geht, ist das toll. Es zeigt, dass Ihr Wunsch nach Nikotin schwindet, das große Monster im Sterben liegt oder vielleicht schon tot ist und Sie auf dem besten Weg sind, dauerhaft aufzuhören. Wenn Sie noch nicht so fühlen, sollte Sie das nicht beunruhigen: Ich habe nur gute Nachrichten für Sie.

Ich bitte Sie lediglich um etwas Geduld. Bald schon ist es so weit, doch Sie müssen unbedingt dafür sorgen, dass das große Monster tatsächlich besiegt ist.

Die instinktiven Ängste, die uns vor Feuer, Stürzen, Ertrinken und dergleichen schützen, sind allesamt vollkommen logisch. Die Angst, nicht rauchen zu können, ist dagegen vollkommen unlogisch. Diese Angst entspringt nur Ihrer Einbildung. Wer nicht raucht, kennt diese Angst gar nicht.

DIE ANGST VOR EINEM LEBEN
OHNE NIKOTIN IST ENTSTANDEN,
ALS SIE MIT DEM RAUCHEN ANFINGEN.

Für Raucher, die noch in der Nikotinfalle stecken, ist diese Angst jedoch sehr real. Die Methode Willenskraft rät ihnen, die Angst zu unterdrücken, obwohl ihnen ganz eindeutig nur zu helfen ist, indem man ihnen unmissverständlich vor Augen führt, dass die Angst keine reale Grundlage hat. Die Easyway-Methode beseitigt die Angst, indem sie Ihnen zeigt, dass es nichts zu befürchten gibt, kein Opfer, keinen Verzicht, keinen Schmerz und auch kein Unbehagen. Rauchen bringt Ihnen rein gar nichts, und wenn Sie aufhören, wird sich all das, was Sie zu vermissen fürchten, in Luft auflösen.

Die Angst verschwindet jedoch nicht erst dann, wenn Sie Nichtraucher sind. Sie können sie leicht abstellen, indem Sie sich aufgeschlossen mit dem Thema auseinandersetzen und versuchen, entspannt, logisch und vernunftgesteuert zu bleiben. Dann werden Sie die Wahrheit hinter den Illusionen erkennen und müssen das Leben ohne Zigaretten nicht mehr fürchten.

Kein Sicherheitsnetz erforderlich

Sobald manche Raucher erkennen, dass nur die Angst sie am Aufhören hindert, versuchen sie, ihre Angst zu verdrängen, indem sie sich einreden, sie könnten ja jederzeit wieder mit dem Rauchen anfangen, wenn ihnen das Aufhören schwerfällt – es müsse schließlich nicht für immer sein. Das ist ein großer Fehler. Wer seinen Versuch mit dieser Einstellung angeht, wird sehr wahrscheinlich wieder in die Falle tappen.

Wenn Hochseilakrobaten ohne Sicherheitsnetz auftreten, wirkt das meist besonders spektakulär – doch das ist nicht der einzige Grund, aus dem sie darauf verzichten. Im Training benutzen diese Artisten das Netz, weil sie die Abläufe noch nicht mit absoluter Perfektion beherrschen, doch sobald der Termin für die Vorstellung gekommen ist, sind sie sich so sicher, dass ein Netz sogar hinderlich wäre – es würde von einem Hauch von Zweifel zeugen, der sie aus dem Gleichgewicht bringen könnte.

Das Gleiche gilt für Ihre eigene große Tat – die Flucht aus der Nikotinfalle. Um leicht, mühelos und dauerhaft frei zu werden, müssen Sie ganz genau wissen, was Sie tun. Wenn Sie sich einreden, Sie könnten ja jederzeit wieder anfangen, wenn es Ihnen zu schwerfällt, ist das quasi ein Sicherheitsnetz für Ihren Aufhörversuch.

Ein Sicherheitsnetz sollte möglichst ungenutzt bleiben. Ihr Weg in die Freiheit ist deshalb so toll, weil dabei keinerlei Gefahr besteht. Sie werden nicht stürzen und sich nicht verletzen, es wird nichts Schlimmes passieren. Deshalb ist ein Sicherheitsnetz genauso überflüssig wie ein Geländer in einem vollkommen leeren Raum. Die Sicherheit, die Sie brauchen, haben Sie selbst in der Hand. Vielleicht meinen Sie, dass es im Leben niemals absolute Sicherheit gibt. Die Wahrscheinlichkeit, von einem Meteoriten getroffen zu werden, ist zum Beispiel außerordentlich gering, doch komplett ausschließen kann man es nicht. Das stimmt zwar, doch es gibt hier einen entscheidenden Unterschied. Gegen einen Meteoriten können Sie rein gar nichts tun, es liegt nicht in Ihrer Hand, ob Sie getroffen werden oder nicht. Die Entscheidung für oder gegen das Rauchen ist dagegen Ihnen überlassen. Wenn Sie sich dagegen entscheiden, wird es mit absoluter Gewissheit nicht geschehen.

FRAGE: WARUM ZÜNDET MAN SICH ÜBERHAUPT EINE ZIGARETTE AN?

ANTWORT: WEIL MAN ES WILL.

Moment mal! Zu Beginn dieses Kapitels hatte ich noch einmal betont, dass Raucher das Rauchen nicht unter Kontrolle haben, sondern umgekehrt. Widerspricht das nicht der Aussage, dass man nur raucht, weil man es will?

Damit kommen wir zu dem Schlüssel, mit dem Easyway das Aufhören ermöglicht. Jeder Raucher entscheidet selbst, wann er eine Zigarette raucht. Niemand sonst zwingt ihn dazu. Wichtig ist allerdings, wovon diese Entscheidungen gesteuert werden. Bei Rauchern bestimmt die Nikotinsucht, ob sie sich für das Rauchen entscheiden oder nicht.

Ohne Sucht kann man ganz leicht beschließen, nicht zu rauchen. Sie haben es selbst in der Hand. Wenn Sie Ihre letzte Zigarette ausdrücken, haben Sie die absolute Gewissheit, dass Sie nie wieder eine Zigarette rauchen werden. Dazu müssen Sie lediglich sicherstellen, dass Sie nie wieder von dem Gedanken »Ich will eine Zigarette« überrascht werden. Das gelingt Ihnen, wenn drei wichtige Fakten fest in Ihrem Kopf verankert sind:

1. Rauchen, Dampfen oder der Konsum anderer Nikotinprodukte bringt Ihnen rein gar nichts. Sie müssen verstehen, warum das so ist. Dann werden Sie kein Gefühl des Verzichts verspüren.
2. Sie müssen keine Übergangsphase durchmachen (oft fälschlicherweise als »Entzug« bezeichnet), bevor das Verlangen vollständig verschwindet. Das Verlangen ist nur psychisch bedingt, nicht körperlich, und wird bereits verschwunden sein, wenn Sie dieses Buch durchgelesen haben. Der körperliche Entzug dagegen ist so schwach, dass man ihn kaum wahrnimmt.
3. »Nur eine« oder »ab und zu eine« Zigarette gibt es nicht. Denken Sie niemals an nur eine Zigarette, sondern denken Sie an 100 000 Zigaretten, eine lebenslange Kette von Schmutz, Krankheit und Elend.

Entscheiden Sie sich

Viele Raucher zweifeln daran, dass sie selbst entscheiden können, ob sie ein Verlangen nach Zigaretten verspüren oder nicht. Sie meinen fälschlicherweise, dass man entweder Verlangen nach etwas hat oder nicht und dass man nichts dagegen tun kann. Glücklicherweise liegen sie damit falsch. Ihr Körper wird noch einige Tage nach dem Aufhören einen Nikotinentzug durchmachen, solange der Todeskampf des kleinen Monsters andauert, aber das bedeutet nicht, dass Sie sich schlecht fühlen oder nach einer Zigarette sehnen müssen.

Wie Sie auf die Todeszuckungen des kleinen Monsters reagieren, liegt ganz bei Ihnen. Die körperlichen Symptome sind kaum wahrnehmbar, so schwach, wie man es sich nur vorstellen kann, nicht beunruhigender als eine Fluse auf Ihrer Schulter, die Sie aus den Augenwinkeln wahrnehmen. Vielleicht wundern Sie sich kurz darüber, doch dann pusten Sie die Fluse einfach sanft weg. Sie würden dabei nicht in Panik geraten und sich auch nicht vor der nächsten Fluse ängstigen, die auf Ihrer Schulter landen könnte.

Dieses schwache Gefühl weckt das große Monster in Ihrem Kopf, das einen psychischen Prozess in Gang setzt, der wiederum unangenehme körperliche Empfindungen auslöst. Zum Glück werden diese Gedankengänge angenehmer, sobald sich Ihre Einstellung zu den leichten körperlichen Symptomen geändert hat.

Das Unbehagen, das Sie früher erlebt haben, entstand

deshalb, weil die leichten Entzugssymptome den folgenden Gedankengang auslösten:

»Ich will eine Zigarette! Ich darf nicht rauchen! HILFE!«

Wenn das Rauchen keinen Genuss, keinen Vorteil und keine Hilfe bedeutet, dann wollen Sie auch keine Zigarette. Stimmt das? Natürlich!

Wenn Sie keine Zigarette wollen, werden Sie nicht »HILFE!« denken. Stimmt das? Natürlich!

Wenn Sie das begreifen, sind Sie kurz davor, ein glücklicher Nichtraucher zu werden.

Wenn Sie nach dem heutigen Tag jemals merken, dass Sie »Ich will eine Zigarette« denken, machen Sie sich bitte keine Sorgen. Nach Jahren des Rauchens wäre das kein Wunder. Sie wissen ja, das ist genauso, als würden Sie eine Fluse auf Ihrer Schulter entdecken. Pusten Sie sie einfach weg und lassen Sie sich davon nicht in Panik versetzen.

Ein solcher Gedanke bedeutet lediglich, dass Sie kurzzeitig vergessen haben, dass Sie nicht mehr rauchen, aber nicht, dass Sie rauchen wollen. Wenn Sie nach einem Umzug aus Gewohnheit in die falsche Richtung zu Ihrer alten Wohnung abbiegen, bedeutet das schließlich auch nicht, dass Sie aus Ihrem tollen neuen Heim ausziehen wollen, in dem Sie seit Kurzem wohnen. Unser Gehirn braucht einfach etwas Zeit, um sich an eine neue Situation zu gewöhnen.

Bei der Methode Willenskraft müssen Raucher sich auf das Verlangen konzentrieren, da es im Mittelpunkt ihres Kampfes steht. Sie müssen sich mit Willenskraft davon abhalten, ans Rauchen zu denken. Wenn Sie schon jemals versucht haben, ganz gezielt NICHT an etwas zu denken, wissen Sie sicher, dass das vollkommen sinnlos ist. Probieren wir es einmal aus.

Übung: WORAN DENKEN SIE?

Mit Easyway können Sie das kleine Monster einfach wegpusten. Das ist wirklich nicht schwer, denn das Gefühl ist kaum spürbar. Oder Sie freuen sich über dieses Gefühl, denn schließlich zeigt es Ihnen, dass Ihr Todfeind im Sterben liegt. Das ist ein sehr wichtiger Aspekt. Viele Raucher halten Zigaretten für ihren Freund, ihren Helfer, die Quelle von Zuversicht und Selbstvertrauen, ja sogar für einen Teil ihrer Identität. Sie fürchten, dass sie das Aufhören genauso hart treffen wird wie der Verlust eines engen Freunds oder dass sie vielleicht sogar einen Teil von sich selbst verlieren werden. Deshalb entwickeln sich diese Raucher zu jammernden Ex-Rauchern. Dabei ist ihr Verhalten mit echter Trauer nicht zu vergleichen. Wenn man einen engen Freund verliert, trauert man, steht unter Schock und empfindet im ersten Augenblick einen ungeheuren Verlust. Später erholt man sich bis zu einem gewissen Grad von diesem Schlag und lebt weiter, doch der Verlust hinterlässt eine Lücke, die nie mehr gefüllt werden kann. Zu Recht hält man besondere Erinnerungen an den geliebten Menschen am Leben und blickt voller Zuneigung zurück, doch man muss die Situation akzeptieren und tut es irgendwann auch.

Heute jedoch verlieren Sie keinen Freund. Rauchen wäre auch ein ziemlich fragwürdiger Freund: Es stinkt, kontrolliert jede Ihrer Bewegungen, raubt Ihnen das Geld, lässt Sie nicht in Ruhe und wird Sie das Leben kosten. Das ist kein Freund, sondern ein schlimmer Feind! Wenn Sie sich von einem Todfeind befreien, gibt es keinen Grund zur Trauer. Im Gegenteil, Sie können von Anfang an feiern … und danach ein Leben lang glücklich sein und sich jedes Mal aufs Neue freuen, wenn Ihnen der Gedanke an dieses böse Monster in den Sinn kommt.

Also machen Sie sich bitte ganz klar: Die Zigarette ist nicht Ihr Freund, sie ist es nie gewesen. Sie hat Ihnen rein gar nichts gebracht, sondern Ihnen seit dem Tag, an dem Sie mit dem Rauchen anfingen, unablässig geschadet. Sie ist Ihr schlimmster Feind, und wenn Sie sie aus Ihrem Leben verbannen, bringen Sie kein Opfer, sondern sichern sich wunderbare Vorteile.

Die Antwort auf die Frage, wann das Verlangen verschwinden wird, lautet also schlicht und einfach:

DAS VERLANGEN VERSCHWINDET,
WENN SIE ES WOLLEN.

Sie können in den nächsten Tagen oder auch für den Rest Ihres Lebens weiter glauben, dass Zigaretten Ihr Freund sind, und darauf hoffen, dass Sie ihnen endlich nicht mehr nachtrauern. Dann fühlen Sie sich sehr schlecht, das Verlangen lässt unter Umständen niemals nach, und Sie werden entweder auf immer das Gefühl haben, ein Opfer zu bringen, oder, was wahrscheinlicher ist, irgendwann wieder rauchen und sich noch schlechter fühlen,

ODER

Sie können durchschauen, dass die Zigarette in Wirklichkeit ein böser Feind ist. Dann werden Sie weder Verlangen danach verspüren noch darauf warten, dass etwas passiert. Wenn Ihnen der Gedanke an Zigaretten in den Sinn kommt, können Sie sich dann freuen: »Hurra! Ich bin Nichtraucher!«

Das Gehirn neu programmieren

In den ersten Tagen nach Ihrer letzten Zigarette wird das kleine Monster protestieren und Ihrem Gehirn Signale schicken, die Sie als Verlangen nach einer Zigarette deuten sollen.

Da Sie mittlerweile die Wahrheit erkannt haben, fühlen Sie sich jedoch nicht zum Rauchen verleitet und leiden nicht darunter, dass Sie nicht rauchen dürfen, sondern wissen, dass es keinen Grund zur Panik gibt. Halten Sie kurz inne. Holen Sie tief Luft und pusten Sie das Gefühl einfach weg wie eine Fluse von Ihrer Schulter.

Im Laufe der letzten vier Tage haben wir Ihr Gehirn umprogrammiert, damit Sie die Wahrheit erkennen und auf unterschiedliche Auslöser mit logischer Vernunft reagieren können statt unlogisch und suchtgesteuert wie früher.

Als Sie noch süchtig waren, deutete Ihr Verstand die Entzugssymptome des kleinen Monsters als »Ich will eine Zigarette«, weil eine Fülle von Falschinformationen die Überzeugung geweckt hatte, eine Zigarette könne das Gefühl der Leere und Unsicherheit verdrängen. Jetzt jedoch verfügen Sie über eine Reihe von Informationen – die Wahrheit –, die Ihnen klarmachen, dass Zigaretten dieses Gefühl keineswegs beheben, sondern vielmehr auslösen. Also entspannen Sie sich, bleiben Sie aufgeschlossen und erkennen Sie, warum dieses Gefühl entsteht – weil das kleine Monster stirbt. Mit dieser Einstellung sind solche Augenblicke kein Kampf mehr, sondern Momente des Glücks.

Nun müssen Sie sich innerlich auf andere Auslöser vorbereiten, die besonders in den ersten Tagen nach Ihrer letzten Zigarette auftreten können. So könnten Sie zum Beispiel versehentlich vergessen, dass Sie aufgehört haben. Das kann jederzeit passieren, oft früh am Morgen, wenn Sie gerade erst aufgewacht sind. Wie gewohnt wollen Sie nach dem Aufstehen eine rauchen. Dann fällt Ihnen wieder ein, dass Sie aufgehört haben, und Sie befürchten vielleicht, dass Sie wieder in die Denkweise eines Rauchers verfallen.

Gleiches kann in Gesellschaft anderer geschehen. Plötzlich hält Ihnen jemand eine Schachtel Zigaretten unter die Nase, und Sie wollen instinktiv zugreifen. Dann durchzuckt es Sie, und Sie ziehen die Hand wieder zurück. »Aha!«, ertönt es von den anderen Rauchern. »Ich dachte, du wolltest aufhören!« Man ergötzt sich förmlich daran und will scheinbar nichts lieber, als Sie erwischen und zurück in die Falle locken.

Wenn Sie nicht darauf vorbereitet sind, können beide Situationen beunruhigend sein und Zweifel schüren, deshalb seien Sie bitte auf so etwas vorbereitet. Hin und wieder werden Sie vergessen, dass Sie Nichtraucher sind, und wieder in Ihre alte Denkweise verfallen. Im Grunde ist das ein gutes Zeichen, denn es zeigt, dass Sie nicht vom Rauchen oder Nichtrauchen besessen sind. Sie leben einfach unbeschwert wie jeder andere Nichtraucher. Solche Situationen weisen keineswegs darauf hin, dass Sie sich insgeheim noch nach Zigaretten sehnen. Wenn Sie sich darauf einstellen, erwischt es Sie nicht unvorbereitet, sondern Sie können ganz ruhig bleiben und voller Selbstvertrauen reagieren, indem Sie über sich selbst lachen: »Ist das nicht toll? Ich muss nicht mehr rauchen. Ich bin frei!« Diese Situationen sind nicht beunruhigender, als wenn man kurz nach einem Umzug in die falsche Richtung zur alten Wohnung abbiegt.

Raucher werden Sie beneiden, weil jeder Einzelne von ihnen nur zu gerne in Ihrer Lage wäre.

Dem schmutzigen Albtraum entkommen

Andere Auslöser können nach einer Mahlzeit, bei alkoholischen Getränken, nach dem Sex auftreten … also bei all jenen Gelegenheiten, zu denen Sie früher eine »besondere« Zigarette rauchten. Obwohl Sie die Illusion von der »besonderen Zigarette« durchschaut haben, ist es möglich, dass Sie in diesen Situationen aus Gewohnheit noch eine Zeit lang ans Rauchen denken. Das sollte, wie bereits erwähnt, Anlass zur Freude sein. Freuen Sie sich, dass Sie diese Momente jetzt genießen und wirklich schätzen können, statt sie wie früher mit einer Zigarette zu unterbrechen und mit giftigem Qualm zu verpesten. Ob jemand Zigaretten raucht, dampft oder andere Nikotinprodukte verwendet, all das bedeutet eine Unterbrechung solcher Augenblicke der Entspannung (nach einer Mahlzeit), der Geselligkeit (mit einem Drink) oder der ungezügelten Leidenschaft (nach dem Sex). Das nicht mehr zu erleben, ist unbezahlbar. Wenn Ihr Partner oder Ihre Partnerin raucht, sollte Sie das nicht beunruhigen – sorgen Sie dafür, dass er oder sie etwas Freiraum für die nötigen Raucherpausen hat und sich deshalb nicht schlecht fühlt. Weil Ihnen das Aufhören so leichtgefallen ist, wird Ihr Partner oder Ihre Partnerin höchstwahrscheinlich bald Ihrem Beispiel folgen.

Wenn Sie sich entsprechend vorbereiten, werden Sie nicht ins Straucheln geraten. Wie der Hochseilakrobat sind Sie sich absolut sicher, und jedes kleine Wackeln macht das Kunststück nur noch spannender. Statt der Angst von früher werden Sie nun ein unglaubliches Gefühl der Freiheit genießen – die Freiheit, ein glücklicher Nichtraucher zu sein.

Kapitel achtzehn

Die Kontrolle übernehmen

ALLE RAUCHER HABEN IHRE GANZ PERSÖNLICHEN WICHTIGEN GRÜNDE, WARUM SIE AUFHÖREN WOLLEN, FÜRCHTEN JEDOCH, DASS SIE ALS NICHTRAUCHER AUF ETWAS VERZICHTEN MÜSSEN. WENN SIE AUFHÖREN UND FESTSTELLEN, DASS SIE AUF REIN GAR NICHTS VERZICHTEN, WISSEN SIE DEN GRÖSSTEN GEWINN ÜBERHAUPT ZU SCHÄTZEN: DIE FREIHEIT VON DER SKLAVEREI.

Ein einfacher Schritt

Anfangs sind alle Raucher davon überzeugt, dass sie alles im Griff haben. Auch nach Jahren in der Falle reden sie sich ein, dass sie nur deshalb rauchen, weil sie es genießen. Tief im Inneren wissen sie zwar, dass das nicht wahr ist, doch sie können sich nicht erklären, was sie immer wieder zur Zigarette greifen lässt. Es ist, als würden sie von einer unsichtbaren Kraft zum Rauchen gezwungen, obwohl sie sich wünschen, sie könnten es lassen.

Diese unsichtbare Kraft ist die Angst, die durch Sucht erzeugt wird.

Wie ich bereits erklärt habe, ist es keine echte Angst – das heißt, sie hat keine reale Ursache und ist damit nicht logisch begründet –, doch der Raucher empfindet sie als sehr echt. Es handelt sich um die Angst, dass das Leben ohne Zigarette unerträglich sein wird.

Raucher werden ihr gesamtes Raucherleben lang von dieser Angst kontrolliert und sind damit Sklaven der Sucht. Und weil sie das nicht verstehen können, verschließen sie die Augen davor und erfinden fadenscheinige Ausflüchte, zum Beispiel »Zigaretten schmecken mir«, »Rauchen entspannt mich« oder »Mit Zigaretten kann ich mich besser konzentrieren«.

Das ist der große Schwindel, der alle Raucher in diesem erbärmlichen Gefangenenlager hält. Das Gefangenenlager ist wirklich genial. Es hat keine Mauern, keine Tore, keine Wächter, rein gar nichts, die Gefangenen werden nur durch ihre eigene Überzeugung und ihre eigenen Ängste gefangen gehalten, die ihnen ein schlimmer Tyrann einredet, nämlich

DIE SUCHT.

Die Gefangenen hindern nicht nur sich selbst an der Flucht. Indem sie die Ängste, die der Tyrann ihnen eingeredet hat, weiterverbreiten, sorgen sie gemeinsam dafür, dass alle anderen ebenfalls gefangen bleiben. Was im Falle einer Flucht wirklich geschehen wird, weiß keiner der Gefangenen so genau, doch sie haben solche Angst davor, dass sie lieber im Lager bleiben, obwohl der Tyrann keinen Zweifel daran gelassen hat, dass er sie töten wird! Sie fürchten sich so sehr vor schrecklichen Folgen, dass sie nichts gegen die verhängnisvolle Lage unternehmen, in der sie stecken.

Machen Sie sich eines ganz klar: Heute wird nichts Schlimmes geschehen. Sie müssen auf nichts verzichten, sondern Sie befreien sich aus lebenslangem Unglück.

Wenn Sie immer noch die leise Vermutung haben, dass Zigaretten Sie irgendwie glücklich machen, Sie aufmuntern, die Entspannung oder die Konzentration fördern, gegen Stress helfen, den Genuss bei Mahlzeiten und Drinks erhöhen oder eine Pause schöner machen, dann müssen Sie der Wahrheit ins Auge sehen.

Was brauchen Raucher oder Dampfer, wenn sie glücklich sind?

Was brauchen Raucher oder Dampfer, wenn sie traurig sind?

Was brauchen Raucher oder Dampfer, wenn sie sich entspannen wollen?

Was brauchen Raucher oder Dampfer, wenn sie sich konzentrieren müssen?

Was brauchen Raucher oder Dampfer, wenn sie Stress verspüren?

Was brauchen Raucher oder Dampfer, wenn sie einen Drink genießen wollen?

Was brauchen Raucher oder Dampfer, wenn sie eine Mahlzeit genießen wollen?

Was brauchen Raucher oder Dampfer in einer Pause bei der Arbeit?

Sie brauchen das Rauchen! In all diesen Situationen entscheiden sich Raucher nicht bewusst dafür. Sie haben keine Wahl. Sie müssen Tag für Tag rauchen oder dampfen, an jedem einzelnen Tag ihres Lebens. Davor, danach oder währenddessen können sie nichts ohne Zigarette oder E-Zigarette erledigen. Die Sucht bewirkt sogar, dass sie ohne Zigarette nicht einmal richtig trauern können. Ist das nicht absolut traurig? Diese Argumente sprechen nicht für das Rauchen, sondern sind die stärksten Gegenargumente.

So ist es, und so wird es immer bleiben. Das Leben der Raucher oder Dampfer wird sich niemals ändern. Es sei denn, sie hören auf zu leben oder sie ENTKOMMEN! Raucher müssen ihr Dasein nicht als elende, gedemütigte Sklaven fristen.

Im Laufe der Geschichte gab es immer wieder böse Staatsführer, die die Angst der Bevölkerung für ihre Zwecke ausgenutzt haben. Der Tyrann der Nikotinsucht ist nicht minder böse. Allerdings mit einem entscheidenden Unterschied: Der Versuch, einem der schrecklichen Tyrannen zu entkommen, die die Menschheit so oft hervorgebracht hat, hätte verheerende Folgen haben können.

Die Flucht aus den Fängen der Nikotinsucht bringt dagegen keinerlei Nachteile. Ganz im Gegenteil, Sie werden sich viele wunderbare Vorteile sichern. Sie müssen keinen riskanten Fluchtweg planen, keine Mauern oder Zäune überwinden, es gibt keine Wachtposten, die ihre Waffen auf Sie richten. Sie müssen lediglich dafür sorgen, dass Sie nicht mehr auf den großen Schwindel hereinfallen, dann können Sie ohne Weiteres aus dem Gefangenenlager spazieren.

So einfach ist das.

Stellen Sie sich vor, wie Sie mit all den anderen Rauchern, die allesamt leiden, krank und versklavt sind und sich selbst und andere belügen, in einem überfüllten Lager hausen, und malen sich dann aus, wie Sie diesen einen einfachen Schritt in die Freiheit tun, wo die Luft sauber ist, der Kopf frei und die Sicht klar. Auf dieses Gefühl von Freiheit und Glück können Sie sich als Nichtraucher freuen. Das ist die Freiheit von der Sklaverei, der wunderbarste aller wunderbaren Vorteile, die man sich sichert, wenn man mit dem Rauchen aufhört.

Faule Ausreden

Wir alle haben unseren Stolz. Die Selbstachtung leidet schrecklich, wenn man sich unfrei und versklavt fühlt. Die Demütigung der Sklaverei macht allen Rauchern schwer zu schaffen. Deshalb verändern sich ihre Ausreden, wenn sie schon eine Zeit lang in der Falle sitzen – statt mit Lügen wie »Zigaretten schmecken mir« verteidigen sie sich mit negativen Argumenten:

»Ich kann es mir eben leisten.«

Wahrscheinlich können Sie sich auch Heroin leisten – warum nehmen Sie es dann nicht? Ein Raucher gibt im Leben durchschnittlich mehr als 100 000 Euro für Zigaretten aus. Dass Raucher kein Heroin nehmen, liegt nicht am Preis, sondern daran, dass es eine schlimme Droge ist, die den Konsumenten versklavt und in einen erbärmlichen, kranken Süchtigen verwandelt.

Wo also liegt der Unterschied?

»Meine Gesundheit hat sich bisher nicht verschlechtert.«

Wollen Sie also erst dann ans Aufhören denken, wenn Sie krank geworden sind? Oder wollen Sie etwa leugnen, dass Rauchen schädlich ist? Jeder Dampfer weiß instinktiv, dass er sich selbst schadet.

»Das ist mein einziges Laster.«

Sie rauchen oder dampfen also nur, weil Sie meinen, dass Sie ein Laster brauchen? Das würde bedeuten, dass Sie genau wissen, wie schädlich es ist, und genau deshalb aus freien Stücken zur Zigarette greifen. Wieso sollten Sie so etwas tun? Es ist auch schädlich, wenn man abgestandenes Brackwasser trinkt. Sie könnten sich also genauso gut dafür »entscheiden«. Oder finden Sie Rauchen etwa angenehmer als abgestandenes Brackwasser? Wirklich? Inwiefern? Zigaretten schmecken und riechen widerlich. Brackwasser ist immerhin kostenlos und macht nicht süchtig. Das Gleiche gilt für das Dampfen. Würden Sie sich für Brackwasser entscheiden, wenn es mit Karamell aromatisiert wäre? Natürlich nicht.

Diesen Ausreden fehlt nicht nur jede Grundlage, sondern sie sind auch keine Argumente für das Rauchen, sondern begründen lediglich, weshalb Sie nicht aufhören. Also eine doppelte Verneinung.

Vergleichen Sie das einmal mit den Argumenten, die für echte Vergnügen sprechen, zum Beispiel Sport, Kinobesuche oder Tanzen.

»Ich genieße die Gesellschaft.«

»Ich lasse gerne meine Fantasie anregen.«

»Dabei kann ich den Alltag vergessen.«

»Dabei fühle ich mich wunderbar.«

Das sind starke, positive Gründe für echte Freuden, keine faulen Ausreden, um nicht aufhören zu müssen.

Damit wird deutlich, wie sich das Leben als Raucher vom Leben als Nichtraucher unterscheidet. Es ist vollkommen sinnlos, etwas Dummes zu tun, das Sie irgendwie rechtfertigen müssen. Die Wahrheit können Sie mit hocherhobenem Kopf voller Freude und Begeisterung verkünden.

ICH BIN GLÜCKLICHER NICHTRAUCHER.
ICH BIN FREI!

Der große Schwindel hält Raucher im Gefangenenlager fest, weil sie die Wahrheit nicht durchschauen. Die Easyway-Methode ermöglicht Rauchern den einfachen Schritt in die Freiheit, indem sie die Wahrheit aufzeigt. Und die allereinfachste Wahrheit lautet:

SIE MÜSSEN SICH NICHT VERSKLAVEN LASSEN!

Nichtraucher, die noch nie geraucht haben, können meist nicht verstehen, wieso man Raucher auf diese einfache Wahrheit hinweisen muss. Sie waren noch nie im Gefangenenlager und wissen deshalb nicht, wie es dort ist. Die Wirtschaftszweige, die von unserer Unwissenheit profitieren, verschweigen uns viele Wahrheiten, so zum Beispiel die Junkfood-Industrie. Zahlreiche Nichtraucher werden fettleibig, weil sie minderwertige Nahrung zu sich nehmen. Auch sie übersehen eine einfache Wahrheit. Sie sind nicht klüger oder dümmer als Raucher – woher sollen sie die Wahrheit kennen, wenn man sie ihnen nicht verrät?

Ich hatte das Glück, die einfache Wahrheit zu erkennen, dass ich wegen meiner Nikotinsucht rauchte und nicht etwa deshalb, weil mir das Rauchen Genuss oder einen Vorteil verschaffte. Bis dahin war mir das Aufhören undenkbar erschienen, doch diese einfache Wahrheit machte es möglich, dass ich mich mit nur einem Schritt befreite.

Wenn Sie mit dem Rauchen aufhören, übernehmen Sie selbst die Kontrolle und erkennen, dass die Entscheidung bei Ihnen liegt. Sie müssen sich nicht weiter versklaven lassen, sondern können sich befreien. Sie werden das Rauchen nicht vermissen, das Leben mehr genießen, besser mit Stress zurechtkommen und das Aufhören nicht als schreckliches Trauma empfinden. Das ist die Wahrheit.

Alle Raucher wollen aufhören.

Auch diese Wahrheit wird durch den großen Schwindel verheimlicht. All die armen Seelen im Gefangenenlager wünschen sich insgeheim, dass sie entkommen könnten, doch aus Angst vor den Folgen gestehen sie sich das nicht ein. Wenn sie es zugeben würden, müssten sie entsprechend handeln und einen Fluchtversuch starten, und diese Aussicht macht ihnen Angst. Man hat ihnen eingeredet, die Flucht sei im besten Fall qualvoll und mühselig, im schlimmsten Fall sogar unmöglich. So behalten sie ihren geheimen Wunsch nach Freiheit für sich und unterstützen weiter den Tyrannen, indem sie den Mythos verbreiten, dass sie aus freien Stücken rauchen.

Dabei gibt es viele Beweise dafür, dass alle Raucher aufhören wollen, so zum Beispiel den gigantischen Markt der Nikotinersatzstoffe. Wer kauft all die Pflaster, Kaugummis, Pillen, Snus, Dampf-Sets und so weiter? Sind das nicht allesamt Raucher, die nicht mehr rauchen wollen? Dass immer mehr Dampfer unsere Zentren besuchen, lässt sich nicht bestreiten. Die meisten rauchen und dampfen gleichzeitig, einige wenige beschränken sich ausschließlich auf das Dampfen. Wenn das Leben als Dampfer so großartig wäre, warum sollten sie uns dann für unsere Hilfe bezahlen? Wenn Sie als Dampfer dieses Argument nicht wahrhaben wollen, sollten Sie sich fragen, wieso Sie dieses Buch lesen. Doch nur deshalb, weil Sie die Macht und Sklaverei der Sucht satt sind und endlich frei sein wollen!

Ein weiterer Beweis ist die Tatsache, dass fast alle Eltern, die selbst rauchen, ihren Kindern dringend davon abraten. Wenn sie wirklich meinen, dass Rauchen einen gewissen Vorteil bringt, warum wollen sie ihre Kinder dann daran hindern? In Wirklichkeit wünschen sich alle rauchenden Eltern, sie hätten niemals damit angefangen, und würden alles daransetzen, um ihre Kinder vor der Falle zu bewahren.

Umfragen zufolge möchten 70 Prozent aller Raucher aufhören. Ich versichere Ihnen, die restlichen 30 Prozent wollen es nur nicht zugeben. Sie vermitteln lieber den Eindruck, sie hätten alles im Griff, indem sie behaupten: »Ich rauche, weil ich es möchte, und will gar nicht aufhören«, statt zuzugeben: »Ich rauche, weil ich hilflos der Sucht verfallen bin, und würde alles dafür geben, um aufzuhören, doch dazu fehlt mir die Willenskraft.«

Easyway hat sich zu einer weltweiten Organisation entwickelt, weil sich alle Raucher der Welt nach einem Weg aus der Sucht sehnen. Die überwiegende Mehrheit der Menschen, die unsere Zentren auf der ganzen Welt besuchen, unsere Bücher lesen oder unseren Video-on-Demand-Service nutzen, werden nicht durch Werbung und Marketing dazu bewogen, sondern weil sie einen ehemaligen Raucher kennen, der mit der Methode Erfolg hatte. Meist kennen sie sogar viele solcher ehemaligen Raucher.

Jeder, der raucht, dampft oder nach einem anderen Nikotinprodukt süchtig ist, ob offen oder heimlich, wäre nur zu gerne in der Lage, in der Sie sein werden, wenn Sie dieses

Buch durchgelesen haben. Die meisten Raucher sind willensstark und ärgern sich ungeheuer darüber, dass sie ihr Rauchverhalten nicht in den Griff bekommen. Sie werden in Kürze feststellen, wie wunderbar es sich anfühlt, diesen Ärger, dieses ständige Gefühl der Kontrolle loszuwerden. Es ist wunderbar, draußen vor dem Gefangenenlager zu stehen und die armen Raucher zu betrachten, nicht voller Neid oder mit einem Gefühl des Verzichts, sondern mit dem echten Mitleid, das Sie jedem anderen Drogensüchtigen auch entgegenbringen würden. Das Schönste am Aufhören ist nicht die Gesundheit oder der finanzielle Vorteil, sondern das Ende des Selbsthasses, weil man sich nicht mehr dafür verachtet, dass man sich von etwas Widerlichem versklaven lässt.

Allen Carrs Fallsammlung:

Kostenlose Zigaretten für alle!

»In meinem ersten Buch, *Endlich Nichtraucher!*, biete ich sogenannten überzeugten Rauchern – denjenigen, die gar nicht aufhören wollen – lebenslang kostenlose Zigaretten an, wenn sie mir im Gegenzug das Geld geben, das sie in nur einem Jahr für Zigaretten opfern. Das Buch hat sich über vierzehn Millionen Mal verkauft, aber noch nie hat jemand das Angebot angenommen. Warum nicht? Weil es lebenslange Unfreiheit bedeuten würde. Alle

Raucher und Dampfer denken kurzfristig. Sie alle wollen aufhören … bald.

Ist Ihnen schon einmal aufgefallen, wie sich die Rauchutensilien im Laufe der Zeit verändert haben? Früher einmal schenkte man sich zu besonderen Anlässen teure Feuerzeuge, Zigarettenetuis oder Aschenbecher, zum Beispiel zur Volljährigkeit oder zur Hochzeit. Heutzutage sieht man so etwas nur noch selten. Raucher bevorzugen Einwegfeuerzeuge.

Sie wollen sich nicht eingestehen, dass sie noch länger rauchen werden.«

Zurück zur Gesundheit

Kein Raucher oder Dampfer, der ganz bei Sinnen ist, wird leugnen, dass Rauchen der Gesundheit schadet. Zwar mögen sie den Gedanken verdrängen und den Kopf in den Sand stecken, aber absolut jeder kennt die erwiesenen gesundheitlichen Gefahren, die das Rauchen mit sich bringt, und die ganz offensichtlichen Gesundheitsrisiken beim Konsum von E-Zigaretten, Snus, Dip oder irgendwelchen anderen Nikotinprodukten. Die meisten Raucher wissen aus eigener Erfahrung, dass das Rauchen ihnen die Energie nimmt und bewirkt, dass sie husten, keuchen und nicht weiter als ein paar Meter laufen können, ohne nach Luft zu schnappen. Zudem beeinträchtigt es den Sexualtrieb, was insofern sehr paradox ist, da so viele Menschen mit dem Rauchen anfangen, weil sie es für sexy halten.

Und das sind nur einige kleinere Auswirkungen. Über allen Rauchern und Dampfern sowie den Menschen, die ihnen nahestehen, hängt das schreckliche Damoklesschwert ernsthafter Erkrankungen wie Lungenkrebs, Herzleiden, Arteriosklerose, Emphysem, Angina Pectoris und Thrombose. Es ist klar erwiesen, dass alle diese Krankheiten eng mit dem Rauchen zusammenhängen, und Raucher wissen das besser als jeder andere. Auf jeder Schachtel prangen eine unmissverständliche Gesundheitswarnung und ein abschreckendes Foto von einem fürchterlichen Leiden, das durch das Rauchen verursacht wird. Alle Raucher, selbst die dümmsten, wissen, dass sie ihre Gesundheit in schreckliche Gefahr bringen.

Die Tabakkonzerne sind verpflichtet, Zigarettenschachteln mit Warnhinweisen zu versehen. Das soll bewirken, dass Raucher vor jeder Zigarette genau überlegen, ob sie wirklich rauchen wollen. Erfolg hat das jedoch nicht. Wenn Abschreckung sinnvoll wäre, würde ich sie ohne Weiteres bei Ihnen anwenden. Aber man muss Sie nicht mehr über die abscheulichen Dinge informieren, die das Rauchen in Ihrem Körper anrichten kann. Raucher kennen die Gesundheitsrisiken, und je genauer sie sich damit auseinandersetzen müssen, desto mehr ziehen sie sich in ihr Gefängnis zurück und suchen Trost bei ihrer kleinen Stütze. So raffiniert ist die Sucht:

RAUCHER SUCHEN BEI DER SACHE TROST,
DIE SIE DAS LEBEN KOSTET.

Dass ich hier auf die gesundheitlichen Auswirkungen des Rauchens oder Dampfens eingehe, soll Sie nicht schockieren, sondern Ihnen zeigen, dass Sie eine weitere Belastung loswerden, wenn Sie aufhören – die Belastung durch die Angst. Das Tauziehen der Angst, unter dem alle Raucher leiden, ist so, als wäre man in einem Gebäude gefangen, das in Flammen steht. Man hat zwei schreckliche Alternativen: Im brennenden Haus bleiben oder aus dem Fenster springen. Die meisten Raucher entscheiden sich, zu bleiben, und hoffen, irgendwie gerettet zu werden. Sie werden erst dann aktiv, wenn die Angst vor dem Flammentod größer wird als die Angst vor dem Sprung.

Raucher haben Angst vor dem Sprung, weil sie glauben, dass dem Leben als Nichtraucher etwas Wichtiges fehlt. Vor dem Weiterrauchen fürchten sie sich jedoch ebenfalls, weil sie wissen, dass es sie vermutlich das Leben kosten wird. Wenn Sie nicht aufhören, liegt die Wahrscheinlichkeit, dass Sie an einer unmittelbaren Folge des Rauchens sterben, bei über 50 Prozent. Doch genau wie Menschen in einem brennenden Gebäude springen Raucher erst dann, wenn es gar nicht mehr anders geht. Sie schieben das, was sie als »schrecklichen Tag« betrachten, vor sich her und hoffen, dass sie wie durch ein Wunder irgendwie gerettet werden.

Die Nikotinfalle ist jedoch eine viel subtilere Gefahr als ein Brand, deshalb ist die Lage eines Rauchers komplizierter als die eines Menschen in einem brennenden Haus. Wenn es brennt, kann man die Gefahr nicht ausblenden. Sie ist eindeutig und unübersehbar, und Sie wissen, dass das Feuer Sie erwischen wird, wenn Sie nicht fliehen.

Für den Raucher ist die Gefahr nicht sofort ersichtlich, und bis eine schreckliche Krankheit diagnostiziert wird, machen sich Raucher selbst etwas vor: »Mich wird es schon nicht treffen« oder »Ich höre auf, bevor es so weit kommt – ich bin schließlich nicht blöd.« Sie sehen keine dringende Notwendigkeit, das Problem unmittelbar anzugehen, deshalb neigen Raucher in der Regel dazu, das Aufhören aufzuschieben.

Nichtraucher können schwer verstehen, warum Raucher und Dampfer bereit sind, diese Risiken für das zweifelhafte Vergnügen in Kauf zu nehmen, giftige Dämpfe in die Lunge zu saugen. Aber Nichtraucher sind auch nicht in das Tauziehen der Angst verwickelt. Sie wissen, wie einfach es ist, ohne Zigaretten zu leben, und haben kein Verlangen danach, deshalb gilt ihre ganze Aufmerksamkeit den Gefahren, die von dem Brand ausgehen. Für den Nichtraucher ist die Lösung offensichtlich …

NICHTS WIE RAUS!

Zum Glück müssen Sie nicht aus einem brennenden Gebäude springen. Sie können sich mit einem einfachen Schritt befreien. Ich verspreche Ihnen auch keine sanfte Landung, denn es gibt überhaupt keine »Landung«. Sie drehen einfach den Schlüssel im Schloss und sind frei.

Allerdings sind Raucher oft sehr willensstark, und zusammen mit der Illusion, dass ihnen nichts passieren wird, veranlasst sie das zum Weiterrauchen.

Raucher drehen die Statistik so, wie es zu ihren Ausreden passt. Wenn die Chancen auf den Jackpot 45 Millionen zu eins stehen, dann meinen sie: »Dieser eine könnte ich sein.« Liegt die Wahrscheinlichkeit für eine tödliche Erkrankung jedoch bei eins zu zwei, dann reden sie sich ein: »Mich wird es schon nicht treffen.« Tritt der tragische Fall doch ein, und sie erkranken an einem rauchbedingten Leiden, lautet ihre Logik: »Jetzt brauche ich auch nicht mehr aufzuhören. Ich habe zu lange gewartet.«

Auch wenn Raucher die schrecklichen Folgen des Rauchens meist verleugnen, ist ihnen durchaus klar, wie dumm sie sich verhalten. Wenn sie der Tatsache ins Auge sehen müssten, dass ihre Sucht sie 100 000 Euro kostet und ausgerechnet die nächste Zigarette Krebs auslösen könnte, würde jede Illusion von Genuss verschwinden und das Rauchen unerträglich werden.

Allen Carrs Fallsammlung:

Der Star ohne Beine

Das Buerger-Syndrom ist eine Art rauchbedingte Thrombose, bei der die Blutgefäße in den Beinen so geschädigt werden, dass das Blut nicht mehr richtig fließen kann. Dadurch bilden sich Gerinnsel, und der Sauerstoffmangel lässt das Gewebe absterben. Werden diese Gewebeschäden nicht aufgehalten, müssen die Beine amputiert werden.

Ich weiß noch genau, dass dies dem armen Arthur Askey widerfuhr, einem früher sehr bekannten Komiker. Dass er die Beine verlor, war eine direkte Folge seines Zigarettenkonsums, und dennoch hörte er nicht auf. Gut möglich, dass er dachte: »Ich habe schon keine Beine mehr, was soll mir noch passieren?« Als ich von seinem Schicksal erfuhr, rauchte ich selbst noch und dachte damals: »In seinem Alter braucht man die Beine eigentlich gar nicht mehr so dringend.« Genau wie bei Arthur war meine Wahrnehmung vollkommen verzerrt. »Man kann zwar ohne Beine leben, aber Zigaretten sind unerlässlich.« Tatsächlich war mir das Rauchen wichtiger als meine eigenen Beine! So wirkt die Sucht auf das Gehirn. Falls Sie noch Zweifel daran hatten, dass die Nikotinsucht ein fürchterlicher Tyrann ist, sollte dieses Beispiel sie restlos beseitigen.

Je unglücklicher und ängstlicher ein Raucher wird, je tiefer er in die Falle gerät, desto häufiger sucht er Trost bei seiner »kleinen Stütze«. Jede Zigarette zieht Sie immer weiter abwärts. Dabei haben Sie dreifach zu leiden: unter dem Nikotinentzug, unter der schweren Beeinträchtigung durch das Rauchen und unter der Angst, die sich einstellt, weil Sie die Kontrolle verloren haben. Irgendwann landen Sie an dem Punkt, an dem Sie sich mit Ihrem Schicksal abfinden. Die Sucht raubt Ihnen den Überlebenswillen. Das große Monster beherrscht Sie nun und wird Ihnen so lange zusetzen, bis Sie tot sind.

Setzen Sie zum Gegenschlag an

Diese Leiden der Raucher sind Nichtrauchern vollkommen unbekannt. Das ganze Elend, die ganze Angst kann schnell, leicht, mühelos und dauerhaft abgestellt werden, indem Sie das große Monster töten und mit dem Rauchen oder Dampfen aufhören. Dann müssen Sie nie mehr die Augen davor verschließen, wie es mit Ihrer Gesundheit bergab geht. Im Gegenteil, Sie können sich darüber freuen, dass es Ihnen immer besser geht.

Ob Sie nun zu den Rauchern oder Dampfern gehören, die noch keine gesundheitlichen Beeinträchtigungen bemerkt haben, oder bereits unter rauchbedingten Gesundheitsproblemen leiden, spielt dabei keine Rolle. Alle Raucher bewegen sich auf dünnem Eis, sodass jederzeit die Katastrophe droht.

Vielleicht sehen Sie Ihre Lage philosophisch und meinen, jeder von uns müsse schließlich irgendwann sterben, deshalb seien Sorgen fehl am Platz. Diese Einstellung übersieht, dass man als Raucher niemals sorgenfrei durchs Leben geht. Raucher haben mehr zu befürchten als Nichtraucher. Sie haben zu diesem Buch gegriffen, weil Sie sich Sorgen machen.

Den Tod fürchten Sie immerhin so sehr, dass Sie nach links und rechts schauen, bevor Sie eine Straße überqueren, oder? Obwohl »wir alle irgendwann gehen müssen«, wollen Sie trotzdem nicht unter einem vorbeirasenden Bus landen.

Es ist höchste Zeit, sich ein für alle Mal von den Ängsten zu verabschieden, die das Leben als Raucher mit sich bringt. Den philosophischen Ansatz möchte ich gerne auf den Kopf stellen: Wer nicht weiß, wie lange er noch leben wird, sollte das Leben nicht mit unnötigen Sorgen oder gar den Unannehmlichkeiten der Sucht belasten. Wäre es nicht viel schöner, jeden Moment zu genießen, ohne Sorgen um die Gesundheit und ohne das Gefühl, ein Sklave zu sein?

Kapitel neunzehn

Die Wahrheit über Entzug

*WENN RAUCHER BEFÜRCHTEN,
DASS DAS AUFHÖREN SCHMERZHAFT SEIN WIRD,
MEINEN SIE DAMIT DIE ENTZUGSPHASE NACH DEM
LETZTEN KONSUM, WENN SÄMTLICHE RESTE DER
DROGE AUS IHREM SYSTEM VERSCHWINDEN.
DIE GEHIRNWÄSCHE HAT SIE DAVON ÜBERZEUGT,
DASS DIE KÖRPERLICHEN AUSWIRKUNGEN
DES ENTZUGS TRAUMATISCH SIND.
DAS STIMMT ALLERDINGS KEINESWEGS.*

Keine Qualen, enormer Gewinn

Ich habe den Nikotinentzug als leichtes Unbehagen, das schwache Empfinden einer gewissen Leere und Unsicherheit beschrieben. Ich habe auch gesagt, dass Raucher sich nur deshalb eine Zigarette anstecken, weil sie dieses Gefühl abstellen wollen, und dass dadurch letztendlich ein psychischer Prozess ausgelöst wird. Das große Monster lässt Sie denken: »Ich will eine Zigarette! Ich darf nicht rauchen! Hilfe!«

DER ENTZUG IST ZU EINEM PROZENT KÖRPERLICH UND ZU 99 PROZENT PSYCHISCH.

Das körperliche Entzugsgefühl ist so schwach, dass man es kaum wahrnimmt.

Raucher verwenden viel Zeit auf sorgfältige Planung, damit sie niemals in die gefürchtete Situation geraten, keine Zigaretten zu haben. Schon allein die Vorstellung kann sie in Panik versetzen, lange bevor die Zigaretten ausgehen. Wie oft waren Sie abends unterwegs und haben nachgerechnet, dass Sie vielleicht noch vier Stunden wach sein werden, aber nur noch Zigaretten für eine Stunde haben? Die Erkenntnis sorgt für Panik, die noch viel schlimmer wird, wenn Sie die letzte Zigarette aus der Schachtel rauchen. Obwohl Sie rauchen und Nikotin in Ihren Körper strömt, verspüren Sie wegen dieser Panik genau die gleichen Symptome wie bei einem Entzug. Das ist das große Monster.

Allen Carrs Fallsammlung:

Der panikfreie Raucher

Die meisten Raucher nicken zustimmend, wenn von dem »Gefühl der Panik« die Rede ist, das Raucher überkommt, wenn sich ihr Vorrat dem Ende zuneigt. Immer wieder gibt es jedoch jemanden, der das angeblich gar nicht kennt. »Tut mir leid«, wendet er ein, »ich habe keine Ahnung, was ihr meint.« Der Rest der Gruppe reagiert darauf mit verblüfften Blicken.

Geradezu ungläubig werden sie dann, wenn ich später erwähne, dass Raucher lieber Kamelkot rauchen würden als gar nichts, der panikfreie Raucher jedoch behauptet: »Das stimmt nicht. Wenn ich meine Stammmarke nicht bekomme, verzichte ich lieber ganz.«

Sagt er die Wahrheit? Wir wissen ja bereits, dass sich alle Raucher selbst belügen, doch bei unseren Seminaren nutzen die meisten die Gelegenheit, endlich ehrlich zu sein und ihr Gewissen zu erleichtern. Ist der panikfreie Raucher also die Ausnahme, die die Regel bestätigt?

Keineswegs. Panikfreie Raucher sind immer sehr starke Raucher und kennen das Gefühl der Panik nur deshalb nicht, weil sie es bislang um jeden Preis vermieden haben. Panikfreie Raucher haben derartige Angst vor dieser Panik, dass sie alle erdenklichen Vorsichtsmaßnahmen ergreifen, damit ihnen niemals die Zigaretten ausgehen.

Und sie glauben nur deshalb, dass es immer die Stammmarke sein muss, weil sie noch nie auf die Probe gestellt wurden. Panikfreie Raucher lügen nicht, sagen aber auch nicht die Wahrheit. Sie haben einfach noch nie erlebt, wie es sich anfühlt, wenn man keine Zigaretten hat. Jeder Raucher, der nicht rauchen kann, empfindet Panik.

Ich selbst bin früher immer in Panik geraten, wenn ich nur noch wenige Schachteln hatte! In Ruhe Golf spielen konnte ich nur mit drei ganzen Schachteln in der Tasche. Pro Runde schaffte ich allerdings höchstens 40 Stück, wieso brauchte ich dann drei Schachteln? Daran war ein einziger Vorfall schuld: Einmal hatte ich nur zwei Schachteln dabei, von denen mir eine in eine Pfütze fiel. Die Zigaretten waren völlig durchweicht und nicht mehr zu gebrauchen. Aus diesem Fehler lernte ich und achtete künftig darauf, für alle Eventualitäten immer drei Schachteln dabeizuhaben.

Die Panik des Entzugs spielt sich ausschließlich im Kopf ab. Das große Monster bewirkt, dass Sie vollkommen verkrampft sind, keine Ruhe finden und mitten in der Nacht zum Zigarettenautomaten laufen, damit Sie auch wirklich gut versorgt sind. Körperliche Schmerzen verspüren Sie nicht. Das körperliche Empfinden, von dem das große Monster geweckt wird, ist kaum wahrnehmbar. Die Panik entsteht durch Unsicherheit. In einem früheren Kapitel war von Studierenden die Rede, die während einer Prüfung kein Verlangen nach einer Zigarette verspüren. Genauso ergeht es Ihnen, wenn Sie in ein Flugzeug steigen. Sie haben die Gewissheit, dass Sie in den nächsten Stunden nicht rauchen dürfen, also verschwenden Sie keinen Gedanken daran.

Unruhe und Panik setzen erst dann ein, wenn Sie gerne eine Zigarette hätten und meinen, sich eine beschaffen zu müssen.

Übung: TESTEN SIE IHRE SCHMERZGRENZE

Immer wieder müssen wir Schmerzen ertragen: Kopfweh, Muskelschmerzen, Blasen an den Füßen, Schnittverletzungen und Prellungen. Schon als Kinder lernen wir, diese Schmerzen auszuhalten, ohne zu viel Wirbel darum zu machen. Meist ertragen wir sie klaglos, weil wir niemanden damit behelligen wollen. Wir können viel besser mit Schmerzen umgehen, als Sie vielleicht denken.

Probieren Sie das nun einmal aus. Bohren Sie sich die Fingernägel in den Oberschenkel und drücken Sie immer fester zu. Sie werden feststellen, dass Sie ganz erhebliche Schmerzen aushalten können, ohne Panik oder Angst zu bekommen. Das liegt daran, dass Sie selbst die Kontrolle haben. Sie kennen die Ursache für Ihre Schmerzen und wissen, dass sie nicht unerträglich werden können.

Nun stellen Sie sich bitte vor, nicht Sie selbst würden die Schmerzen hervorrufen, sondern sie seien aus dem Nichts ohne erkennbare Ursache aufgetaucht, und Sie hätten keine Ahnung, wie lange sie noch anhalten werden. Jetzt malen Sie sich aus, Sie würden diesen Schmerz in der Brust oder im Kopf verspüren. In diesem Fall würden Sie auf der Stelle in Panik geraten. Nicht der Schmerz an sich ist unerträglich, sondern die Angst, die durch die Ungewissheit hervorgerufen wird.

In den letzten vier Tagen haben wir mit sämtlichen Illusionen und Mythen aufgeräumt, sodass Sie nun die Gewissheit haben, dass Rauchen Ihnen keinerlei Vorteil bringt und Sie es kein bisschen vermissen werden. Wenn Sie diese Gewissheit erlangen, rufen die verschwindend geringen körperlichen Symptome des Entzugs keine Angst oder Panik hervor, weil Sie genau wissen, was sie verursacht und dass sie innerhalb weniger Tage verschwunden sein werden.

Die Symptome entstehen, weil das kleine Monster stirbt, und schon bevor es endgültig tot ist, können Sie das Leben als glücklicher Nichtraucher genießen.

Immer, wenn Sie dieses ganz leichte Gefühl verspüren, sollten Sie sich an der Gewissheit erfreuen, dass Ihr Todfeind im Sterben liegt und Sie auf dem Weg in die Freiheit sind.

Der große Schwindel von den schrecklichen Qualen

Höchstwahrscheinlich haben Ihnen andere Raucher, die einen Aufhörversuch hinter sich haben, geschildert, es sei schrecklich traumatisch gewesen. Oder vielleicht haben Sie dieses traumatische Erlebnis sogar selbst durchgemacht. Sucht man im Internet, kommt schnell eine ganze Liste ziemlich unerfreulicher Symptome des Nikotinentzugs zusammen:

- Kopfschmerzen
- Husten und Halsschmerzen

- Übelkeit und Darmkrämpfe
- Kribbeln an Händen und Füßen
- Schweißausbrüche
- Gewichtszunahme
- Angstzustände
- Reizbarkeit
- Schlaflosigkeit
- Konzentrationsschwierigkeiten
- Depressionen.

All diese Symptome sind auf die innere Panik zurückzuführen, die sich einstellt, wenn man mit der Methode Willenskraft aufhören will. Auf die meisten dieser Symptome ab dem Punkt Gewichtszunahme sind wir bereits eingegangen, und es sollte Ihnen klar sein, dass diese nicht durch das Nichtrauchen verursacht werden, sondern durch das Rauchen. Depressionen, Konzentrationsschwierigkeiten, Schlaflosigkeit, Reizbarkeit, Angst und Gewichtszunahme sind allesamt psychische Probleme. Die ersten fünf Symptome betreffen tatsächlich den Körper, sind jedoch auf die große Belastung zurückzuführen, die sich einstellt, wenn man mit Willenskraft aufhören will.

Wer auf die Methode Willenskraft setzt, macht einen Sprung ins Ungewisse. Diese Raucher wissen nicht, wie das Aufhören ablaufen wird, und erst recht nicht, ob sie wirklich dazu in der Lage sein werden. Sie haben keine Ahnung, wie lange sie Willenskraft aufbringen müssen, bis ihr Verlangen vergeht. Sie wissen nicht einmal, wann sie die Gewissheit haben werden, dass sie erfolgreich aufgehört haben. All diese Unsicherheiten entstehen durch die Überzeugung, dass sie ein Opfer bringen. »Wie lange kann ich das Gefühl von Verzicht aushalten?« Kein Wunder, dass sie nervös werden, sobald sie ihre letzte Zigarette ausdrücken! Es ist, als müssten sie mit verbundenen Augen aus einem brennenden Gebäude springen und einfach darauf hoffen, dass es nicht zum Schlimmsten kommt.

Kopfschmerzen, Übelkeit, Schweißausbrüche und andere körperliche Entzugssymptome entstehen durch den Stress. Ohne Stress verschwinden auch diese Symptome. Und beachten Sie bitte, dass diese Symptome nicht bei allen Rauchern auftreten, die mit der Methode Willenskraft aufhören. Die meisten stellen fest, dass die Entzugsphase viel harmloser verläuft, als sie es sich vorgestellt hatten.

Sie haben die Nase vorn – Sie wissen bereits ganz genau, was Sie erwartet. Auch wenn ein ganz leichtes körperliches Empfinden auftritt, haben Sie die Gewissheit, dass Sie ein Leben lang keine weitere Zigarette mehr brauchen oder wollen. Höchstwahrscheinlich werden Sie gar keine körperlichen Symptome wahrnehmen. Und wenn doch, werden diese nicht lästiger sein als eine Fluse, die Sie aus den Augenwinkeln auf Ihrer Schulter entdecken.

Umgang mit dem Entzug

Nachdem Sie Ihre letzte Zigarette ausgedrückt haben, wird Ihr Körper noch einige Tage lang einen Nikotinentzug erleben. Wie Sie damit umgehen, liegt bei Ihnen. Nur verdrängen sollten Sie dieses kaum merkliche körperliche Gefühl nicht. Wenn Sie es ignorieren wollen, wird es Ihnen weiter zusetzen. Es gibt keinen Grund, es zu ignorieren. Lassen Sie uns noch einmal zusammenfassen, was genau vor sich geht.

Mit der ersten Zigarette, die Sie sich jemals angesteckt haben, ist ein böses kleines Monster in Ihrem Körper entstanden, ein Parasit, der sich von einem starken Gift namens Nikotin ernährt. Sobald Sie mit dem Rauchen aufhören und die Nikotinzufuhr unterbrechen, ist der eine Schritt getan, mit dem Sie das böse Monster wieder loswerden.

Von diesem Augenblick an stirbt das kleine Monster. In seinem Todeskampf wird es versuchen, Sie dazu zu verleiten, dass Sie es wieder mit Nikotin versorgen. Stellen Sie sich bildlich vor, wie sich dieser abscheuliche kleine Parasit in Qualen windet, und erfreuen Sie sich daran, dass Sie ihn aushungern.

Wenn Sie dieses Bild im Hinterkopf behalten, werden Sie die Entzugssymptome nicht mit dem Verlangen nach einer Zigarette verwechseln. Indem Sie sich auf das Gefühl konzentrieren, können Sie es richtig deuten. Achten Sie auch darauf, wie schwach diese Empfindung ist – ein Gefühl der Leere und Unsicherheit, das Sie etwas unruhig werden lässt. Rufen Sie sich in Erinnerung, dass dieses Gefühl durch die letzte Zigarette hervorgerufen wurde. Es mag zwar etwas unangenehm sein, doch unerträglich ist es keineswegs. Es lässt sich sehr leicht aushalten. Schließlich haben Sie es jeden Tag ausgehalten, als Sie noch rauchten.

Der einzige Unterschied besteht nun darin, dass Sie sich keine Zigarette mehr anzünden, wenn Sie das Gefühl verspüren, sondern einfach gar nichts tun. Wenn Sie diese harmlose Fluse wegpusten, können Sie sich freuen: »HURRA – ICH BIN FREI!«

Sie vernichten damit das Monster, das Ihnen nach dem Leben getrachtet hat. Sehr bald wird es ein für alle Mal verschwunden sein – es sei denn, Sie reagieren auf die Todeszuckungen, indem Sie eine Zigarette rauchen.

Keine Wartezeit

Nikotin wirkt sehr schnell, und der Großteil der Droge ist schon nach einigen Stunden wieder aus dem Körper verschwunden. Vielleicht spüren Sie noch einige Tage lang, wie die letzten Überreste aus Ihrem System weichen.

Bei Rauchern, die mit Willenskraft aufhören, ist die Zeit nach dem Tod des kleinen Monsters oft besonders riskant. Anfangs haben sie genau darauf geachtet, nur nicht wieder zu rauchen, doch dann stellen sie plötzlich fest, dass sie schon eine ganze Zeit lang gar nicht an das Rauchen gedacht haben. Das geschieht in der Regel etwa drei oder mehr Wochen nach Ende der Entzugsperiode.

Damit scheint die größte Hoffnung der Raucher Wirklichkeit geworden zu sein. Sie haben drei Wochen ohne Rauchen ausgehalten und scheinen es nicht einmal zu vermissen. Wow! So schwer war es also gar nicht. Das verdient eine kleine Belohnung. Und es kann doch wohl nicht so schlimm sein, sich mit einer einzigen Zigarette zu belohnen?

Sofern sie wirklich so dumm sind und sich eine anstecken, werden sie feststellen, dass sie nicht wie gewohnt schmeckt und ihnen keine Illusion von Genuss verschafft. Sie wissen ja, dass Raucher Zigaretten nur als Genuss empfinden, weil sie die Entzugssymptome lindern, die seit der vorherigen Zigarette entstanden sind. In diesem Fall ist jedoch schon so lange kein Nikotin mehr im Körper, dass es nichts zu lindern gibt.

Dass die Zigarette ihnen gar nichts bringt, stimmt die Raucher umso zuversichtlicher. Allerdings ist erneut Nikotin in ihren Körper gelangt, sodass schon bald wieder Entzugserscheinungen einsetzen. Eine kleine Stimme wird sagen: »Das schmeckte schrecklich«, doch eine andere wird einwenden: »Mag sein, aber ich will trotzdem noch eine.« Mit Selbstbeherrschung halten sich die Raucher davon ab, sofort noch eine zu rauchen. Schließlich wollen sie nicht direkt wieder in die Falle geraten, deshalb warten sie eine Weile.

Sie meinen, alles im Griff zu haben, doch ihre Willenskraft wird bereits untergraben. Wenn sie das nächste Mal in Versuchung geraten, können sie sich einreden:

»Ich habe ja schon einmal wieder geraucht und bin nicht süchtig geworden, also kann ich mir ruhig noch eine genehmigen.«

Kommt Ihnen das bekannt vor?

Bald sitzen sie wieder in der Falle, verfluchen die eigene Schwäche und finden sich mit einem Leben in der Sucht ab.

Tatsache ist, dass sich die meisten Menschen, die mit Willenskraft aufhören wollen, monatelang unbehaglich fühlen. Obwohl sie das kleine Monster getötet haben, setzt ihnen das große Monster weiter zu. Die unangenehmen Symptome sind die Folge eines Gedankengangs, der nicht mehr durch Nikotinentzug ausgelöst wird, sondern durch die Erinnerung daran, dass sie früher geraucht haben.

Wer mit der Methode Willenskraft aufhört, behält stets die Uhr im Blick, hakt Tag um Tag ab, hat unablässig das Gefühl, eine Belohnung zu verdienen. Mit Easyway muss man die Zeit nicht überstehen und braucht auch keine Belohnung, weil man nicht das Gefühl hat, dass man sich etwas vorenthält. Nein, Sie belohnen sich schon in dem Augenblick, in dem Sie Ihre letzte Zigarette ausdrücken.

Bei Easyway ist die Freiheit die Belohnung

Wenn das kleine Monster stirbt, sind Sie also bereits ein glücklicher Nichtraucher und werden die Entzugserscheinungen vermutlich gar nicht richtig wahrnehmen – und erst recht nicht die Tatsache, dass Sie aufgehört haben.

Die Entzugsphase nach dem Aufhören ist nämlich kein bisschen zu fürchten. Sie müssen diese nicht durchstehen oder sich irgendwie anders verhalten, wenn sie vorüber ist. Sie müssen sich lediglich immer wieder vor Augen führen, dass die Entzugssymptome so harmlos sind, dass man sie kaum wahrnimmt, und zeigen, dass gerade etwas Wunderbares geschieht.

Lampenfieber

Bald werden Sie Ihre allerletzte Zigarette rauchen. Der Gedanke an diesen Augenblick und die Befreiung von der Nikotinsucht ist unglaublich aufregend und kann Sie nervös, angespannt und unruhig machen. Das könnten Sie fälschlicherweise für Panik halten, doch wenn Sie sich alles in Erinnerung rufen, was Sie gelernt haben, und sich fragen, welchen Grund es für Panik geben könnte, sehen Sie wieder klar. Dass Sie mit dem Rauchen aufhören, kann keine schlimmen Folgen haben, sondern nur gute.

Achten Sie genau darauf, warum Sie so aufgeregt sind. Die tyrannische Nikotinsucht hat Sie schon viel zu lange im Griff und wird Sie nun bald loslassen. In nur vier Tagen haben Sie die Gehirnwäsche, die für Ihre Unfreiheit und Ihr Unglück verantwortlich war, rückgängig gemacht und werden schon sehr bald den einfachen Schritt in die Freiheit tun. Ab morgen werden Sie körperlich und geistig stärker sein. Sie werden mehr Geld, mehr Energie, mehr Selbstvertrauen und mehr Selbstachtung haben.

Sie stehen unmittelbar vor einer großartigen Leistung. War es schwer, so weit zu kommen? Haben Sie sich gequält? Oder sind Sie mittlerweile überzeugt davon, dass Sie mühelos und dauerhaft mit dem Rauchen aufhören können? Wenn ja, sind Sie bereit für das Ritual der

LETZTEN ZIGARETTE
(ODER E-ZIGARETTE ODER SONSTIGEN DOSIS
NIKOTIN).

Kapitel zwanzig

Ihre letzte Zigarette

DAMIT IST DER GROSSE MOMENT GEKOMMEN. SIE STEHEN KURZ DAVOR, EIN GLÜCKLICHER NICHTRAUCHER ZU WERDEN, EINE WUNDERBARE LEISTUNG, DIE IHNEN ENORME VORTEILE BRINGEN WIRD. NUN MÜSSEN SIE NUR NOCH DAS RITUAL DER LETZTEN ZIGARETTE ODER LETZTEN DOSIS NIKOTIN ABSOLVIEREN. ICH WERDE IHNEN GENAU SAGEN, WANN ES SO WEIT IST.

Warum wollen Sie aufhören?

Es mag Ihnen seltsam erscheinen, dass diese Frage erst jetzt gestellt wird, doch sie kommt vielen Rauchern in den Sinn, wenn die letzte Zigarette naht. Sie müssen unbedingt überprüfen, ob Sie aus dem richtigen Grund aufhören. Es gibt viele gute Gründe, nicht zu rauchen – zum Beispiel Gesundheit, Geld, das schlechte Gewissen gegenüber Ihren Lieben und Angehörigen –, doch diese Gründe allein reichen nicht aus, denn sonst würde niemand mehr rauchen. Sie müssen sich klarmachen: Ich höre auf, denn …

ES GIBT KEINERLEI GRUND, WEITERZURAUCHEN.

Nichtrauchern ist das sonnenklar, doch viele Nikotinsüchtige übersehen ein Leben lang die einfache Wahrheit, dass Rauchen rein gar nichts bringt, keinen echten Genuss oder Vorteil bedeutet und ihnen nicht fehlen wird. Die Easyway-Methode von Allen Carr hat das Leben unzähliger Raucher verändert, indem sie ihnen zur richtigen Sichtweise verhalf. Wenn der Groschen fällt, stellt sich ein wunderbares Gefühl der Erleichterung ein. Außerdem ist es wichtig, dass Sie nicht für jemand anderes aufhören wollen. Viele Raucher hören für ihre Kinder oder ihren Partner auf. Wer das tut, hat das Gefühl, ein Opfer zu bringen, und ist früher oder später versucht, sich mit einer Zigarette zu »belohnen«. Schon mit dieser einen Zigarette kann der gesamte Teufelskreis erneut seinen Lauf nehmen.

Sie hören aus dem besten Grund von allen auf: damit es Ihnen selbst gut geht. Sie werden die Freiheit genießen, Sie werden die wahren Freuden des Lebens wiederentdecken, Sie werden die Fesseln der Sklaverei abschütteln. Als Raucher kann man viele Gefühle, die das Leben erst richtig schön machen, nicht mehr empfinden, man vergisst, wie es ist, gesund, voller Energie, unbeschwert, unbelastet, selbstsicher und glücklich zu sein. Als Nichtraucher werden Sie all diese Gefühle wiederentdecken und sich fragen, wie Sie das Leben ohne Zigaretten jemals fürchten konnten.

Hören Sie aus dem einfachen, egoistischen Grund auf, dass Sie das Leben als Nichtraucher so viel mehr genießen werden. Alle anderen Aspekte – die gesundheitlichen Vorteile, die Befreiung aus der Sklaverei, die Geldersparnis, die Freiheit von Schuldgefühlen und Angst – sind nur großartige zusätzliche Vorteile, die Sie genießen können.

Das Rauchen hält Sie in der Sklaverei der Sucht gefangen. Es verzerrt die Realität und gaukelt Ihnen Mythen und Illusionen vor, die Sie in der Falle halten. Wenn Sie weiterrauchen, werden Sie daran sterben, doch dabei werden Sie keinen Genuss empfinden.

Manche Menschen verlieren ihr Leben bei gefährlichen Aktivitäten, die sie aufregend finden, zum Beispiel beim Klettern, Fallschirmspringen, Drachenfliegen oder Motorsport. Sie entscheiden sich bewusst dafür und nehmen ihren möglichen Tod in Kauf, weil ihnen der Nervenkitzel das Risiko wert ist. Sie sind bereit, für das, was sie lieben, zu sterben.

Manche Raucher äußern sich genauso über das Rauchen, doch damit machen sie sich selbst etwas vor.

Beim Rauchen gibt es keinen Nervenkitzel. Es gibt überhaupt keinen Genuss, sondern es handelt sich um einen großen Betrug. Lohnt es sich wirklich, für ein derartiges Gefühl zu sterben? Und wenn ja, könnte man dann mit Fug und Recht sagen, dass man für das gestorben ist, was man liebt?

Raucher und Dampfer oder vielmehr alle Nikotinsüchtigen hassen ihre Sucht und wünschen sich, diese loszuwerden. Nichts ist so elend, wie von der Nikotinsucht vorzeitig ins Grab gezerrt zu werden. Obwohl sie es sich nicht anmerken lassen, wissen sämtliche Opfer des Nikotins nur zu gut, dass sie etwas Dummes tun, und würden damit aufhören, wenn das mühelos möglich wäre.

Zum Glück haben Sie einen Weg gefunden, mit dem das gelingen wird. Sie wissen nun alles, was Sie wissen müssen, um leicht, mühelos und dauerhaft aus der Nikotinfalle zu entkommen.

Der richtige Augenblick

Wenn sie bis hierher gekommen sind, haben viele Menschen das Gefühl, dass sie niemals wieder Verlangen nach oder Lust auf eine Zigarette verspüren werden. Deshalb fragen sie sich, ob sie das Ritual der letzten Zigarette oder der letzten Dosis Nikotin wirklich absolvieren müssen. Wenn das auf Sie nicht zutrifft, machen Sie sich bitte keine Gedanken, selbst wenn Sie skeptisch sind. Ihnen steht eine wunderbare Überraschung bevor.

Das Ritual ist sehr wichtig.

Es ist ein bedeutsamer Anlass, eine große Leistung, auf die Sie jederzeit voller Stolz und Freude zurückblicken werden. Dieser Augenblick sollte sich unauslöschlich einprägen. Mit der letzten Zigarette oder der letzten Dosis Nikotin können Sie ein letztes Mal verinnerlichen, wie abscheulich das Rauchen ist, und dann einen endgültigen Schlussstrich ziehen. Falls Sie jedoch schon seit ein paar Tagen nicht mehr geraucht oder Nikotin genommen haben, ist dieses Ritual nicht nötig. Wenn ich Sie dazu auffordere, Ihre letzte Zigarette anzuzünden, bestätigen Sie sich einfach noch einmal, dass Sie Ihre letzte Dosis Nikotin bereits zu sich genommen haben, und schwören, das Gift nie wieder in Ihren Körper zu lassen.

Nun müssen Sie nur noch den richtigen Augenblick auswählen. Vielleicht war es Ihnen nicht klar, aber Sie haben den Augenblick bereits gewählt, als Sie dieses Buch zur Hand nahmen. Es ist so konzipiert, dass Sie es an vier Tagen lesen und damit in weniger als einer Woche vom unglücklichen Raucher zum glücklichen Nichtraucher werden können. Als Sie das Buch zur Hand nahmen, haben Sie also die Entscheidung getroffen, in vier Tagen Nichtraucher zu sein – oder das zumindest gehofft.

Jetzt ist es so weit. Es gibt keinen Grund, noch länger zu warten.

Wenn Sie für dieses Buch weniger oder mehr als vier Tage benötigt haben, ist das kein Problem. Jetzt ist genau der richtige Zeitpunkt für Sie.

Der Entschluss, mit dem Rauchen aufzuhören, fällt meist mit einem bestimmten Anlass zusammen. Besonders typisch ist der Neujahrstag. Neues Jahr, neuer Anfang. Leider haben Aufhörversuche, die an Neujahr beginnen, die niedrigste Erfolgsquote von allen besonderen Tagen.

Haben Sie schon einmal versucht, am Neujahrstag aufzuhören? Über Weihnachten hatten Sie vermutlich so viel geraucht, dass Sie es einfach leid waren. Ihre Motivation, damit aufzuhören, war hoch, und das neue Jahr schien der ideale Zeitpunkt für einen sauberen Neuanfang. Also rauchten Sie feierlich die letzte Zigarette, während die Uhr am Silvesterabend zwölf schlug, und warfen den Rest der Schachtel ins Feuer.

So weit, so gut, doch ein paar Tage später waren die Exzesse der Weihnachtstage vergessen, die Gesundheit hatte sich durch den Rauchverzicht verbessert, und das kleine Monster verlangte nach seiner Dosis. Die Motivation zum Nichtrauchen war verschwunden, Sie fühlten sich stark, und weil Ihnen nicht klar war, dass das Rauchen lediglich neue Unruhe hervorrufen würde, nahmen Sie eine angebotene Zigarette an. Es war schön, das Verlangen zu lindern, deshalb rauchten Sie bald noch eine und noch eine.

Besondere Tage wie Neujahr oder ein Geburtstag machen das Aufhören nicht leichter. An diesen Tagen ist die Motivation zum Aufhören zwar besonders hoch, doch das ist nicht von Dauer. Schon bald weicht der Wunsch, nicht mehr zu rauchen, dem Gefühl von Verzicht, sodass wir uns Ausreden einfallen lassen, um wieder rauchen zu können. Nachdem wir wieder angefangen haben, fühlen wir uns als jämmerliche Versager und sind überzeugter denn je, dass Aufhören sehr schwer ist. Darüber hinaus gibt es Anlässe, von denen wir immer dachten, dass sie uns ganz sicher zum Aufhören bewegen würden, zum Beispiel eine bedrohliche Diagnose. Im ersten Schreck werden oft direkt alle Zigaretten entsorgt, doch auf den anfänglichen Schock folgen Stress und Angst, zwei Gefühle, die uns üblicherweise zu unserer kleinen Stütze greifen lassen. Solange Sie glauben, dass Rauchen gegen Angst und Stress hilft, werden Sie unweigerlich bald wieder rauchen.

Manche Raucher legen einen Aufhörversuch in einen Zeitraum, in dem die üblichen Versuchungen fehlen, zum Beispiel in den Urlaub oder eine Phase, in der wenige gesellschaftliche Anlässe anstehen. Dieser Ansatz ist deshalb problematisch, weil er bewirkt, dass Zweifel bleiben: »Gut, bislang habe ich es geschafft, aber wie wird es sein, wenn der Alltag wieder seinen Lauf nimmt?«

Falls Sie dieses Buch zufällig an einem der oben genannten »besonderen Tage« durchlesen, ist das allerdings kein Grund zur Sorge. Sie werden Erfolg haben, wenn Sie dem Termin keine besondere Bedeutung zumessen.

Sie brauchen die Gewissheit, dass Sie unter keinen Umständen mehr Verlangen nach oder Lust auf eine Zigarette haben werden. Ihr Leben sollte sich nicht ändern: Gehen Sie weiterhin aus und vergnügen Sie sich bei gesellschaftlichen Anlässen, genießen Sie Mahlzeiten und stellen Sie sich Stress von Anfang an.

Wenn Sie das große Monster getötet haben, brauchen Sie keine Phase der Anpassung. Sie können das Leben als glücklicher Nichtraucher genießen, sobald Sie Ihre letzte Zigarette ausgedrückt haben.

In dem Augenblick, in dem Sie dieses Buch zur Hand nahmen, haben Sie sich entschieden, mit dem Rauchen aufzuhören. Nun ist es so weit.

JETZT WERDEN SIE MIT DEM RAUCHEN AUFHÖREN – IN WENIGEN AUGENBLICKEN IST ES SO WEIT.

Ihre Checkliste

Ich bin mir sicher, dass Sie absolute Gewissheit darüber haben, weshalb Sie aufhören wollen, und dass es keinerlei Grund gibt, weiterzurauchen, -dampfen oder Nikotin in irgendeiner Form -verwenden. Vielleicht können Sie sich noch nicht vorstellen, wie großartig Sie sich fühlen werden, wenn Sie endlich frei sind, aber Sie sollten sich auf etwas Wunderbares freuen, wie ein Fallschirmspringer, der in der offenen Tür des Flugzeugs steht. Noch dazu droht Ihnen dabei nicht der leiseste Hauch von Gefahr.

Ein paar Schmetterlinge im Bauch sind vollkommen verständlich. Ihnen steht ein großer Sprung bevor, aber Sie springen nicht ins Leere. Sie können sich vollkommen sicher sein, dass Sie nur Elend, Erniedrigung, Schmutz und Sklaverei hinter sich lassen. Ich kann Ihnen versichern, dass das Gefühl, endlich frei zu sein, einfach unglaublich ist. Ihnen steht nichts Schlimmes bevor, sondern wunderbare, berauschende Freiheit.

Um endgültig zu bestätigen, dass Sie uneingeschränkt bereit sind, lesen Sie sich die Checkliste »VERNÜNFTIG« durch und stellen Sie sicher, dass Sie an keiner Stelle Zweifel verspüren.

V Verdrängen

Sie müssen sich nicht bemühen, nicht mehr ans Rauchen zu denken. Wenn Sie solche Gedanken verdrängen wollen, werden sie Ihnen keine Ruhe lassen.

E Eine Zigarette
Es gibt nicht »nur eine«. Schon eine Zigarette wird Sie zurück in die Nikotinfalle locken.

R Ratschläge
Diese werden Sie von Rauchern und Nichtrauchern gleichermaßen hören. Ignorieren Sie alle, die dem widersprechen, was Sie in diesem Buch gelernt haben.

N Nie wieder
Ihre Sucht ist ein für alle Mal vorbei. Sie werden nie wieder Verlangen nach oder Lust auf eine Zigarette haben.

Ü Überzeugung
Zweifeln Sie niemals an Ihrem Entschluss. Sie haben die vernünftigste Entscheidung Ihres Lebens getroffen.

N Naturgegebene Suchtanfälligkeit
So etwas gibt es nicht. Sie sind süchtig geworden, weil Sie eine süchtig machende Droge genommen haben. Genauso leicht können Sie die Sucht wieder loswerden.

F Freuen Sie sich!
Heute ist ein großer Tag. Sie haben nichts zu verlieren und viel Wunderbares zu gewinnen.

T Trauer
Trauern Sie dem Rauchen nicht nach – Sie bringen kein Opfer.

I Illusionen
Nikotin bedeutet weder Genuss noch Vorteile. Lassen Sie es niemals wieder in Ihren Körper gelangen, egal in welcher Form.

G Genießen
Endlich können Sie wieder echte Freuden genießen. Sobald Sie Ihre letzte Zigarette ausdrücken, werden Sie ein glücklicher Nichtraucher.

Das Wort »VERNÜNFTIG« soll Ihnen alles in Erinnerung rufen, was Sie nun wissen, damit Sie niemals daran zweifeln, dass Aufhören die richtige Entscheidung war, und niemals wieder Verlangen nach einer Zigarette verspüren.

Übung: IHRE LETZTE ZIGARETTE

An Tag eins hatte ich Sie gebeten, eine Zigarette zu rauchen und dabei sorgfältig auf jeden einzelnen Schritt zu achten. Nun möchte ich Sie bitten, diese Übung zu wiederholen. Bitte zünden Sie sich jetzt Ihre letzte Zigarette oder E-Zigarette an oder verwenden Sie zum letzten Mal Snus, Dip oder andere Nikotinprodukte.

Wie sieht die Zigarette aus, und wie fühlt sie sich an, wenn Sie sie aus der Schachtel ziehen? Und wie fühlen Sie sich selbst? Halten Sie die Zigarette an die Nase und achten Sie darauf, was Sie empfinden, wenn Sie den Tabak riechen. Wie schlägt Ihr Herz?

Bleiben Sie so aufmerksam, während Sie die Zigarette zwischen die Lippen nehmen, sie anzünden, den ersten Zug mit widerlichem Qualm einatmen und ihn von Gesicht und Augen wegpusten. Wie riecht das? Wie schmeckt es? Welches Gefühl entsteht auf der Zunge? In Ihrem Hals? In der Nase? Wie sieht die Zigarette in Ihrer Hand aus?

Gehen Sie genauso vor, wenn Sie E-Zigaretten oder andere Nikotinprodukte verwenden. Registrieren Sie genau, wie der Konsum abläuft. Analysieren Sie, was Sie tun.

Wenn Sie rauchen, betrachten Sie bitte die Filterspitze. Sie werden feststellen, dass sie sich bereits verfärbt.

Während die Zigarette langsam abbrennt, denken Sie bitte daran, dass Sie gerade einen der wenigen Augenblicke im Leben erfahren, in dem Sie nichts verlieren und unendlich viel gewinnen. Diese Freude ist unbezahlbar, und Sie werden keinen Verzicht verspüren, weil Sie nichts »aufgeben«. Sie werden einen Todfeind los. Also freuen Sie sich.

Wenn die Zigarette aufgeraucht ist und Sie den Stummel ausgedrückt haben, betrachten Sie ihn im Aschenbecher, um sich einzuprägen, wie schmutzig und erbärmlich er aussieht. Achten Sie darauf, welcher Geschmack in Ihrem Mund zurückgeblieben ist. Jetzt schließen Sie die Augen und schwören Sie feierlich, dass Sie niemals wieder rauchen wollen. Nie wieder werden Sie sich dem Schmutz und der Erniedrigung aussetzen. Legen Sie einen entsprechenden Schwur ab, wenn Sie ein anderes Nikotinprodukt verwenden.

Jetzt öffnen Sie bitte die Augen, beseitigen Sie alle Spuren der Zigarette sowie sämtliche anderen Zigaretten oder Nikotinprodukte, die vielleicht noch übrig sind, und leben Sie ganz normal weiter. Mit dem einzigen Unterschied, dass Sie sich jetzt

GANZ UNGLAUBLICH FÜHLEN.

Kapitel einundzwanzig

Die Hypnosetherapie

Zu diesem Buch gehört eine Audio-Hypnosetherapie. Sie können darauf über den folgenden Link **http://delivr.com/2q63r** oder den nachfolgenden QR-Code zugreifen.

Die Hypnosetherapie ist ausdrücklich zur Nutzung mit diesem Buch gedacht und wird nur dann Wirkung zeigen, wenn Sie bereits das Buch gelesen und Ihre letzte Zigarette geraucht haben. Bitte erledigen Sie das, ehe Sie die Audioaufnahme anhören.

Achtung: Hören Sie die Aufnahme nicht beim Fahren, bei der Bedienung schwerer Geräte oder wenn Sie an Epilepsie leiden. Wenn Sie sich unsicher sind, lassen Sie sich ärztlich beraten.

In Allen Carrs Easyway-Zentren kommt die Hypnosetherapie zwar seit jeher zum Einsatz, doch dass Rauchern das Aufhören dort leichtfällt, liegt nicht an der Hypnose, sondern daran, dass mit der Illusion aufgeräumt wird, sie müssten auf einen echten Genuss oder ein Hilfsmittel verzichten. Dabei kann die Hypnosetherapie sehr hilfreich sein. Die Behauptung, durch Hypnosetherapie allein könne man zum Nichtraucher werden, ist jedoch genauso übertrieben wie die Behauptung, das ließe sich durch ein Buch erreichen. Entscheidend ist immer, welche Informationen die Hypnosetherapie oder das Buch vermittelt und wie gut diese funktionieren.

In diesem Buch, das durch Hypnosetherapie unterstützt wird, haben Sie die bewährte Methode des weltweit führenden Rauchstopp-Experten kennengelernt. Die Hypnosetherapie ist eine gute Möglichkeit, die Methode ohne Ablenkung oder Störung in entspannter Atmosphäre zu verinnerlichen.

HYPNOSETHERAPIE – EIN KANAL FÜR DIE RICHTIGE BOTSCHAFT

Stellen Sie sich vor, Sie möchten in einer sehr trockenen Gegend Getreide anbauen. In der Nähe gibt es keine natürliche Wasserquelle, doch zum Glück existiert eine Wasserleitung, die Wasser aus der Ferne herbeischafft. Lässt diese Leitung Ihre Pflanzen wachsen? Natürlich nicht, dass sie gedeihen, liegt an dem Wasser, das hindurchfließt. Würde die Leitung statt Wasser Öl transportieren, würde das dem Getreide nichts nützen. Die Hypnosetherapie lässt sich mit einer solchen Leitung vergleichen: Nur bei richtigem Inhalt kann sie Wirkung zeigen.

In unseren Easyway-Zentren wird großer Wert auf ein besonders behagliches, entspanntes Umfeld mit idealen Bedingungen für die Hypnosetherapie gelegt: Bequeme Sitzmöbel, gedämpfte Beleuchtung und eine angenehme Raumtemperatur. Hier kann man es sich gemütlich machen und die Botschaft auf sich wirken lassen.

Möglicherweise haben Sie jedoch Hemmungen, sich »fallen zu lassen«, oder »einzuschlafen« oder »die Kontrolle abzugeben«, wie es oft heißt.

Ich kann Ihnen versichern:

ES WIRD NICHTS UNHEIMLICHES GESCHEHEN.

Sie müssen nicht fürchten, die Kontrolle zu verlieren. Manche Menschen nicken während der Hypnosetherapie ein, und das ist absolut in Ordnung, denn das Unterbewusstsein wird die Botschaft dennoch hören und aufnehmen. Das eigentliche Ziel besteht jedoch darin, nicht einzuschlafen, sondern einfach zu entspannen. Sie behalten die ganze Zeit über die Kontrolle und müssen keinerlei negative Wirkung fürchten. Sie können sicher sein, dass Sie im Notfall ganz normal reagieren werden, auch dann, wenn Sie eingenickt sind. Es gibt wirklich nichts zu befürchten.

Unter Umständen fühlen Sie sich, als würden Sie schweben, oder verspüren ein warmes, geborgenes Gefühl tiefer Entspannung. Vielleicht schweifen Ihre Gedanken auch wie bei einem Tagtraum auf angenehme Weise ab – das kann sehr schön sein.

Die meisten Menschen nehmen jedoch keine besondere Wirkung wahr, und um für den Rest Ihres Lebens ein glücklicher Nichtraucher oder eine glückliche Nichtraucherin zu werden, müssen Sie lediglich schön entspannt bleiben und bereit sein, alle Informationen aufzunehmen.

Der Inhalt der Hypnosetherapie ist speziell zur Verwendung mit diesem Buch gedacht und unterscheidet sich erheblich von der Version, die in unseren Zentren eingesetzt wird. **SIE WIRD NUR DANN WIRKUNG ZEIGEN, WENN SIE BEREITS DAS BUCH GELESEN UND IHRE LETZTE ZIGARETTE GERAUCHT HABEN. SOFERN SIE DAS NOCH NICHT GETAN HABEN, ERLEDIGEN SIE ES BITTE, EHE SIE DIE HYPNOSETHERAPIE HÖREN.**

Kapitel zweiundzwanzig

Frei bleiben

HERZLICHEN GLÜCKWUNSCH! SIE SIND JETZT EIN GLÜCKLICHER NICHTRAUCHER UND HABEN DIE NIKOTINSUCHT ERFOLGREICH ÜBERWUNDEN! DIE FOLGENDEN TIPPS WERDEN DAZU BEITRAGEN, DASS SIE IN IHREM NEUEN LEBEN IN FREIHEIT NIEMALS WIEDER IN DIE FALLE GERATEN. SIE MÜSSEN AUF NICHTS WARTEN. SIE SIND BEREITS NICHTRAUCHER UND HABEN SICH MIT DER LETZTEN ZIGARETTE, DER LETZTEN E-ZIGARETTE ODER DEM LETZTEN ANDEREN NIKOTINPRODUKT ENDGÜLTIG VON DER SUCHT BEFREIT. SIE HABEN DIE NIKOTINZUFUHR EINGESTELLT UND DIE TÜR ZU IHREM GEFÄNGNIS AUFGESTOSSEN.

Akzeptieren Sie, dass Sie gute und schlechte Tage erleben werden und das nichts damit zu tun hat, dass Sie kein Nikotin mehr konsumieren. So ist es nun einmal im Leben. Da Sie jedoch körperlich und psychisch stärker sein werden, können Sie die guten Zeiten künftig mehr genießen und die schlechten Zeiten besser bewältigen. Wenn Sie bei der Arbeit oder in der Familie einen schlechten Tag haben, sollten Sie das niemals darauf zurückführen, dass Sie mit dem Rauchen aufgehört haben. Machen Sie sich klar, dass in Ihrem Leben eine wichtige Veränderung eintritt. Wie bei allen großen Veränderungen, insbesondere zum Positiven, kann es einige Zeit dauern, bis sich Geist und Körper daran gewöhnt haben. Machen Sie sich keine Gedanken, wenn Sie sich ein paar Tage lang anders als sonst oder etwas orientierungslos fühlen. Akzeptieren Sie das einfach. Nehmen Sie es wahr. Ein Gefühl der Ruhe. Ein Gefühl des Friedens. Eine Zeit lang mag es Ihnen etwas komisch vorkommen. Haben Sie schon einmal in einem Film gesehen, wie jemand aus einem finsteren Verlies befreit wurde? Kommt er dann ins helle Sonnenlicht und spürt eine Brise im Gesicht, muss er einen Moment lang die Augen abschirmen. Dann jedoch hört er auf zu blinzeln, schlägt die Augen auf und erfreut sich an seiner Freiheit. Genauso geht es Ihnen. Genießen Sie es.

Ihre Nikotinsucht ist vorbei, Ihr Leben jedoch nicht. Ganz im Gegenteil, nun können Sie es endlich in vollen Zügen genießen. Sie müssen sonst nichts an Ihrem Leben ändern, es sei denn, Sie möchten es. Machen Sie bei der Arbeit wie üblich Pause – nennen Sie das »Nichtraucherpause«. Warum sollten Sie auf den Klatsch und die Geselligkeit in der Raucherecke verzichten, nur weil Sie aufgehört haben?

Versuchen Sie nicht, Raucher oder Rauchsituationen zu meiden. Gehen Sie aus und genießen Sie gesellschaftliche Anlässe und gehen Sie Stress keineswegs gezielt aus dem

Weg. Wenn Ihr Partner, Ihre Partnerin oder Ihr Freundeskreis raucht, meiden Sie sie nicht, machen Sie ihnen keine Vorhaltungen und hindern Sie sie nicht am Rauchen. Haben Sie Mitgefühl, denn schließlich sind Sie diese schreckliche Qual losgeworden. Bald werden die anderen feststellen, wie cool, ruhig und gelassen Sie als Nichtraucher sind, sodass ihre Neugier irgendwann die Angst vor dem Aufhören besiegt und sie versuchen werden, Ihrem Beispiel zu folgen.

Sie sollten Raucher niemals beneiden. Machen Sie sich stets klar, dass nicht Sie ein Opfer bringen, sondern die anderen. Man wird Sie beneiden, weil jeder gerne so wäre wie Sie: FREI.

Vergessen Sie Ersatzstoffe wie Nikotinpflaster, Kaugummi oder Dampf-Sets. So etwas brauchen Sie nicht, denn es hilft nicht beim Aufhören. Selbst scheinbar harmlose Ersatzstoffe wie nikotinfreies Kaugummi, Karottensticks oder Süßigkeiten führen zu Problemen. Sie brauchen keine Ersatzstoffe – Sie sind eine Krankheit losgeworden und haben nichts aufgegeben. Jeder Ersatzstoff kann ein Gefühl von Verzicht hervorrufen, sodass das große Monster bald wieder zum Leben erweckt wird. Genießen Sie Ihre Freiheit ohne Ersatzstoffe und freuen Sie sich darüber.

Zweifeln Sie niemals an Ihrer Entscheidung aufzuhören – Sie wissen, dass sie richtig war. Wenn Sie denken: »Ich hätte gerne eine Zigarette«, geraten Sie bitte nicht in Panik. Das Gefühl ist nur ein Überbleibsel aus Rauchertagen. Nutzen Sie solche Augenblicke, um sich in Erinnerung zu rufen, wie glücklich Sie über Ihre Freiheit sein können.

Pusten Sie die Fluse von der Schulter und lächeln Sie darüber.

Stellen Sie sich darauf ein, dass man Ihnen »nur eine Zigarette« oder »nur einen Zug« anbieten könnte. Sie wissen ja, dass ein Zug an einer Zigarette schon ausreicht, um Sie wieder in die Nikotinfalle zu locken. Sie haben die Gewissheit, dass Sie das nicht brauchen, und wenn Ihnen »nur eine« angeboten wird, achten Sie darauf, dass Sie »HURRA – ICH BIN FREI!« denken. Bald wird sich Ihr Gehirn daran gewöhnen.

Haben Sie niemals Zigaretten dabei und bewahren Sie auch keine im Haus auf. Sonst schaffen Sie Platz für Zweifel und werden so gut wie sicher scheitern. Würden Sie einem Alkoholiker etwa raten, eine Flasche Whisky bei sich zu haben? Sofern jedoch Ihr Partner oder Ihre Partnerin raucht oder dampft, ist das nicht weiter schlimm, und Sie können seine oder ihre Rauchutensilien ruhig im Haus dulden. Machen Sie sich klar, dass es psychologisch ein riesiger Unterschied ist, ob die Zigaretten oder das Nikotin im Haus Ihnen selbst gehören oder anderen. Sie müssen lediglich das entsorgen, was Ihnen gehört, sonst nichts.

Versuchen Sie nicht, den Gedanken an das Rauchen zu verbannen. Man kann unmöglich erreichen, dass man nicht an etwas denkt. Wenn Sie das versuchen, werden Sie unweigerlich frustriert und unglücklich. Der Gedanke an das Rauchen muss Sie nicht unglücklich machen, sondern kann große Freude hervorrufen. Sorgen Sie dafür, dass Sie nicht denken: »Ich darf nicht rauchen«, oder »Zigaretten sind verboten«, sondern sich in Erinnerung rufen, wie es

Ihnen während Ihrer Sucht ergangen ist und wie Sie sich jetzt fühlen. Dann werden Sie denken:

»HURRA! ICH BIN NICHTRAUCHER!
ICH BIN FREI!«

Sie dürfen keine Angst davor haben, wieder süchtig zu werden, sondern können sich von ganzem Herzen freuen, dass Sie endlich frei sind.

Noch ein letzter Hinweis: Warten Sie nicht darauf, dass etwas passiert. Warten Sie nicht darauf, dass Sie Nichtraucher werden oder die Sucht überwinden. Das ist bereits in dem Augenblick geschehen, in dem Sie das Ritual der letzten Zigarette, der letzten E-Zigarette oder des letzten Nikotinkonsums absolvierten.

Endlich

Sie haben etwas Unglaubliches vollbracht, doch Sie sind damit nicht allein. Mit Easyway haben zig Millionen Raucher aufgehört. Bitte lassen Sie andere an Ihrem Erfolg teilhaben. Das ist keine Angeberei, sondern trägt dazu bei, den großen Schwindel aufzudecken, damit viele weitere Millionen Raucher und Nikotinsüchtige entkommen und Freiheit und Glück genießen können.

Sollten Sie jemals Zweifel, Sorgen oder Fragen haben, können Sie sich jederzeit an das nächste Easyway-Zentrum wenden. Alle Therapeuten rund um den Globus haben mit dieser Methode mit dem Rauchen aufgehört und hören immer gerne von anderen, die sich ebenfalls von der Sucht befreit haben.

Herzlichen Glückwunsch!

Zum Abschluss möchte ich Ihnen zu Ihrer Freiheit gratulieren. Genießen Sie die Befreiung aus dem Albtraum – aus dem Leben als Raucher, als Nikotinsüchtiger.

Register

Werden Sie Teil der Allen-Carr-Community

Rund um die Welt gibt es Allen-Carr's-Easyway-Kliniken/Zentren. Allen Carr ist nun in 150 Städten in 45 Ländern vertreten. Diese Entwicklung wurde von uns nicht aktiv vorangetrieben: Vormalige Raucher waren einfach so beeindruckt von der Methode, dass sie mit Easyway in Kontakt traten, um Allen Carr auch in ihrer Region erreichbar zu machen.

Wenn Sie diesem Beispiel folgen möchten, können Sie gerne mit uns in Verbindung treten, um mehr über das Franchise zu erfahren. Eine E-Mail an join-us@allencarr.com (mit Ihrem vollen Namen, Ihrer Adresse und dem Gebiet, für das Sie sich interessieren) genügt.

Unterstützen Sie uns!

Nein, wir wollen keine Spenden!

Sie haben etwas Großartiges erreicht. Es erfüllt uns jedes Mal mit Begeisterung, wenn es wieder jemand geschafft hat, die Sucht hinter sich zu lassen. Deshalb würden wir

uns freuen, wenn wir von Ihnen hören würden, dass Sie sich von der Sklavenherrschaft Ihrer Süchte befreit haben. Besuchen Sie deshalb gerne unsere Website, auf der Sie uns von Ihrem Erfolg berichten und dabei andere inspirieren können. Außerdem erhalten Sie Informationen darüber, wie Sie diesen Erfolg weiterverbreiten können:
www.allencarr.com/fanzone

Sie können uns auch auf Facebook erreichen:
www.facebook.com/Allen Carr

Zusammen können wir Allen Carrs Ziel erreichen, die Welt von Süchten zu befreien.

Die Allen-Carr's-Easyway-Zentren

Allen Carr's Easyway International

Internationale Website: www.allencarr.com
Auf der folgenden Liste sind die Länder aufgeführt, in denen zum Zeitpunkt der Drucklegung Allen-Carr's-Easyway-Zentren betrieben werden.
Aktuelle Neueröffnungen finden Sie auf der Website www.allen-carr.de.
Die dreimonatige Geld-zurück-Garantie zeigt, dass die Erfolgsquote in den Zentren bei über 90 Prozent liegt. Einige Zentren bieten auch Seminare zu Problemen mit Alkohol, Übergewicht oder anderen Drogen an. Genauere Einzelheiten erfahren Sie in einem Zentrum in Ihrer Nähe, das Sie in der nachfolgenden Liste finden.
In unseren Seminaren fällt es Ihnen mit der Easyway-Methode garantiert leicht, Ihr Problem zu lösen – wenn nicht, bekommen Sie Ihr Geld zurück.

ALLEN CARR'S EASYWAY – weltweit
> *John Dicey, Colleen Dwyer, Crispin Hay, Emma Hudson, Rob Fielding, Sam Kelser, Sam Cleary*
Park House, 14 Pepys Road, Raynes Park, London SW20 8NH
Tel.: +44 (0) 208 944 7761
Fax: +44 (0) 20 8944 8619
E-Mail: mail@allencarr.com Website: www.allencarr.com

Pressebüro
> *John Dicey*
Tel.: +44 (0) 7970 88 44 52
E-Mail: media@allencarr.com

AUSTRALIEN
New South Wales, A. C. T., Queensland, Northern Territory, Victoria
> *Natalie Clays*
Tel. & Fax: 1300 848 028
E-Mail: natalie@allencarr.com.au

Südaustralien – Adelaide
> *Jaime Reed*
Tel.: 1300 848 028
E-Mail: sa@allencarr.au

Westaustralien – Perth
> *Dianne Fisher*
Tel.: 1300 55 78 01
E-Mail: wa@allencarr.com.au

BELGIEN
Antwerpen
> *Dirk Nielandt*
Tel.: +32 (0) 3 281 6255
Fax: +32 (0) 3 744 0608
E-Mail: info@allencarr.be

BRASILIEN
São Paulo
> *Alberto Steinberg, Lilian Brunstein*
Tel. Lilian: +55 11 99456-0153
Tel. Alberto: +55 11 99325-6514
E-Mail: contato@easywaysp.com.br

BULGARIEN
> *Rumyana Kostadinova*
Tel.: 0800 14104 / +359 899 889 907
E-Mail: rk@nepushaveche.com

CHILE
> *Claudia Sarmiento*
Tel.: +56 2 4 744 587
E-Mail: contacto@allencarr.cl

DÄNEMARK
> *Mette Fonss*
Tel.: +45 7026 7711
E-Mail: mette@easyway.dk

DEUTSCHLAND
> *Erich Kellermann & Team*
Tel.: +49 (0) 8031 90190-0
Freephone: 0800 07 282 436
E-Mail: info@allen-carr.de

ESTLAND
> *Henry Jakobson*
Tel.: +372 733 0044
E-Mail: info@allencarr.ee

FINNLAND
> *Janne Ström*
Tel.: 045 3 544 099
E-Mail: info@allencarr.fi

FRANKREICH
Freephone: 0800 386 387
Tel.: 04 9133 5455
E-Mail: info@allencarr.fr

GRIECHENLAND
> *Panos Tzouras*
Tel.: +30 210 522 4087
E-Mail: panos@allencarr.gr

GROSSBRITANNIEN
Freephone: 0800 389 2115

Cambridge, Milton Keynes, Oxford, Stevenage, Watford
> *Emma Hudson, Sam Kelser*
Tel.: 020 8944 7761
E-Mail: mail@allencarr.com

Belfast (Nordirland), Cumbria
> *Mark Keen*
Tel.: 0800 077 6187
E-Mail: mark@easywaycumbria.co.uk

Birmingham
> *John Dicey, Colleen Dwyer, Crispin Hay, Rob Fielding*
Tel. & Fax: 0121 423 1227
E-Mail: info@allencarr.com

Brighton, Reading, Southampton, Staines/Heathrow
> *John Dicey, Colleen Dwyer, Emma Hudson*
Tel.: 0800 028 7257
E-Mail: info@allencarr.com

Brentwood, Bristol, Swindon, Kent
> *John Dicey, Colleen Dwyer, Emma Hudson, Sam Kelser*
Tel.: 0800 028 7257
E-Mail: mail@allencarr.com

Coventry, Leicester, Lincoln
> *Rob Fielding*
Tel.: 0800 321 3007
E-Mail: info@easywaycoventry.co.uk, info@easywayleicester.co.uk

Crewe, Derby, Nottingham, Shrewsbury, Stoke, Telford
> *Debbie Brewer-West*
Tel.: 01270 664 176
E-Mail:
debbie@easyway2stopsmoking. co.uk

Guernsey, Isle of Man, Jersey, Lancashire, Southport
> *Mark Keen*
Tel.: 0800 077 6187
E-Mail:
mark@easywaylancashire.co.uk

Leeds, Liverpool, Manchester, Newcastle/North East
> *Mark Keen*
Tel.: 0800 077 6187
E-Mail: mark@easywayyorkshire.co.uk, mark@easywayliverpool.co.uk, mark@ easywaymanchester.com, mark@ easywaynortheast.co.uk

Edinburgh, Glasgow (Schottland)
> *Paul Melvin, Jim Mc Creadie*
Tel.: +44 (0) 131 449 7858
E-Mail: info@easywayscotland.co.uk

Manchester – Alkoholtherapie
> *Mike Connolly*
Tel.: 07936 712 942
E-Mail: info@stopdrinkingnorth.co.uk

London, Surrey
> *John Dicey, Colleen Dwyer, Crispin Hay, Emma Hudson, Rob Fielding, Sam Kelser Park House, 14 Pepys Road, Raynes Park, London SW20 8NH*
Tel.: 020 8944 7761
Fax: 020 8944 8619
E-Mail: mail@allencarr.com

Sheffield
> *Joseph Spencer*
Tel.: 01924 830 768
E-Mail: joseph@easywaysheffield.co.uk

GUATEMALA
> *Michelle Binford*
Tel.: +502 2362 0000
E-Mail:
bienvenid@dejedefumarfacil.com

HONGKONG
E-Mail: info@easywayhongkong.com

INDIEN
Bangalore, Chennai
> *Suresh Shottam*
Tel.: 080 41 603 838
E-Mail: info@easywaytostopsmoking.co.in

IRLAND
Dublin, Cork
> *Brenda Sweeney & Team*
Tel.: +353 (0) 1 499 9010
E-Mail: info@allencarr.ie

ISLAND
Reykjavik
> *Petur Einarsson*
Tel.: +354 588 7060
E-Mail: easyway@easyway.is

ISRAEL
> *Ramy Romanovsky, Orit Rozen*
Tel.: 03 6 212 525
E-Mail: info@allencarr.co.il

ITALIEN
> *Francesca Cesati & Team*
Tel. & Fax: 02 7060 2438
E-Mail: info@easywayitalia.com

JAPAN
www.allencarr.com

KANADA
Montréal/Toronto/Vancouver
> *Damian O'Hara (Englisch) / Rejean Belanger (Französisch)*
Freephone: +1 866 666 4299
Tel.: +1 905 849 7736
E-Mail:
info@theeasywaytostopsmoking. com

KOLUMBIEN
> *Felipe Sanint Echeverri*
Tel.: +57 3 158 681 043
E-Mail: info@nomascigarillos.com

LIBANON
> *Sadek El-Assaad*
Mobil: +961 76 789 555
E-Mail:
stopsmoking@allencarreasyway. me

LITAUEN
> *Evaldas Zvirblis*
Tel.: +370 694 29591
E-Mail: info@mestirukyti.eu

MAURITIUS
> *Heidi Hoareau*
Tel.: +230 5727 5103
E-Mail: info@allencarr.mu

MEXIKO
> *Jorge Davo, Mario Campuzano Otero*
Tel.: +52 55 2623 0631
E-Mail: info@allencarr-mexico.com

NEUSEELAND
Auckland
> *Vickie Macrae*
Tel.: 09 817 5396
E-Mail: vickie@easywaynz.co.nz

Dunedin, Invercargill
> *Debbie Kinder*
Tel.: 027 4139 381
E-Mail: easywaysouth@icloud.com

NIEDERLANDE
Allen Carr's Easyway »stoppen met roken«
Tel.: +31 53 478 43 62 /
+31 900 786 77 37
E-Mail: info@allencarr.nl

NORWEGEN
Oslo
> *René Adde*
Tel.: +47 93 20 09 11
E-Mail: post@easyway-norge.no

ÖSTERREICH
> *Erich Kellermann & Team*
Tel.: +43 (0) 3512 44755
Freephone: 0800 728 2436
E-Mail: info@allen-carr.at

PERU
Lima
> *Luis Loranca*
Tel.: +511 637 7310
E-Mail:
lloranca@dejardefumaraltoque. com

POLEN
> *Anna Kabat*
Tel.: +48 (0) 22 621 3611
E-Mail: info@allen-carr.pl

PORTUGAL
Porto
> *Ria Slof*
Tel.: +351 22 995 8698
E-Mail: info@comodeixardefumar.com

RUMÄNIEN
> *Diana Vasiliu*
Tel.: +40 (0) 7321 3 8383
E-Mail: raspunsuri@allencarr.ro

RUSSLAND
Krim, Simferopol
> *Yuri Zhvakolyuk*
Tel.: +38 095 781 8180
E-Mail: zhvakolyuk@gmail.com

Moskau
> *Alexander Fomin*
Tel.: +7 495 644 64 26
E-Mail: info@allencarr.ru
St. Petersburg
www.allencarr.com

SCHWEDEN
> *Nina Ljungqvist, Renée Johansson*
Tel.: +46 70 695 6850
E-Mail: info@easyway.se

SCHWEIZ
> *Cyrill Argast & Team*
Freephone: 0800 728 2436
Tel.: +41 (0) 52 383 3773
Fax: +41 (0) 52 383 3774
Tel. (rom. & ital.): 0800 386 387
E-Mail: info@allen-carr.ch

SERBIEN
Belgrad
Tel.: 011 308 8686
E-Mail: office@allencarr.co.rs

SINGAPUR
> *Pam Oei*
Tel.: +65 6329 9660
E-Mail: pam@allencarr.com.sg

SLOWAKEI
> *Peter Sánta*
Tel.: +421 233 04 69 92
E-Mail: peter.santa@allencarr.sk

SLOWENIEN
> *Gregor Server*
Tel.: +386 (0) 40 77 61 77
E-Mail: easyway@easyway.si

SÜDAFRIKA
Helpline: 0861 100 200
15 Draper Square, Draper St,
Claremont 7708
Kapstadt
> *Dr. Charles Nel, Malcolm Robinson & Team*
Tel.: 021 851 5883
Mobile: 083 600 5555
E-Mail: easyway@allencarr.co.za

SÜDKOREA
Seoul
> *Yousung Cha*
Tel.: +82 (0) 70 4227 1862
E-Mail: master@allencarr.co.kr

TSCHECHIEN
> *Dagmar Janecková*
Tel.: +420 234 261 787
E-Mail: dagmar.janeckova@allencarr.cz

TÜRKEI
> *Emre Ustunucar*
Tel.: +90 212 358 5307
E-Mail: info@allencarrturkiye.com

UKRAINE
Kiew
> *Kirill Stekhin*
Tel.: +38 044 353 2934
E-Mail: kirill@allencarr.kiev.ua

UNGARN
> *Gabor Szasz*
Tel.: +36 06 80 624 426 / +36 20 580 9244
E-Mail: szasz.gabor@allencarr.hu

USA
> *Damian O'Hara, Colleen Curran, David Skeist*
Freephone: +1 866 666 4299
Tel.: 212-330 9194
E-Mail:
info@theeasywaytostopsmoking. com
1133 Broadway, Suite 706, New York, NY 10010

Milwaukee (und South Wisconsin)
> *Wayne Spaulding*
Tel.: +1 262 770 1260
E-Mail:
wayne@easywaywisconsin.com
New Jersey – eröffnet 2018
www.allencarr.com

VEREINIGTE ARABISCHE EMIRATE
Dubai, Abu Dhabi
> *Sadek El-Assaad*
Tel.: +971 56 693 4000
E-Mail:
iwanttoquit@allencarreasyway.me